HAUT

Kultur und Geschichte

HAUT

Kultur und Geschichte

Ernst G. Jung

UNIVERSITÄTS-
BIBLIOTHEK
HEIDELBERG

Bis auf zwei Ausnahmen sind die hier versammelten Beiträge erstmals in den Jahren 2004 bis 2018 in der Zeitschrift „Aktuelle Dermatologie" im Verlag Georg Thieme, Stuttgart, erschienen.

Bibliografische Information der Deutschen Nationalbibliothek
Die Deutsche Nationalbibliothek verzeichnet diese Publikation in der Deutschen Nationalbibliografie; detaillierte bibliografische Daten sind im Internet über http://dnb.dnb.de abrufbar.

UNIVERSITÄTS-
BIBLIOTHEK
HEIDELBERG

Publiziert bei heiBOOKS,
Universitätsbibliothek Heidelberg 2020.

Die Online-Version dieser Publikation ist auf heiBOOKS, der E-Book-Plattform der Universitätsbibliothek Heidelberg, https://books.ub.uni-heidelberg.de/heibooks, dauerhaft frei verfügbar (Open Access).
urn: urn:nbn:de:bsz:16-heibooks-book-744-4
doi: https://doi.org/10.11588/heibooks.744

ISBN 978-3-948083-28-1 (Softcover)
ISBN 978-3-948083-27-4 (PDF)

Mein letztes Buch
ist meiner Frau Lilian S. Jung, geb. Schmid,
und unseren Kindern Monique, Martin
und Philipp gewidmet.

Inhaltsverzeichnis

Vorwort

Die Haut ist unser größtes Organ und von vielfältiger Bedeutung. Sie schützt uns vor Schäden aus der Umwelt, ist betroffen von einer großen Zahl an Hautkrankheiten, Infektionen sowie Schäden, und sie prägt unser Erscheinungsbild. Die Haut trägt aber auch Informationen jeglicher Art und sie wurde als Todesstrafe zubemessen (Häutung). Haut ist lebensnotwendig. Sie spielt eine große Rolle bei der Selbstdarstellung und gestaltet unsere Außenwirkung mit. Somit ist sie beteiligt an der „prima vista"-Wirkung auf unsere Mitmenschen und deren Reaktionen. Solches spielt offenbar seit jeher eine bemerkenswerte Rolle und wird in jeglicher Region und in allen Epochen unserer Kulturgeschichte durch spezielle Darstellungen gewichtet und tradiert. Es sind dies die Erzählungen der Mythen, die Ursprungslegenden und die Dokumentationen in Stein, auf Schriftträgern, in Büchern und neuerdings auch digital.

Dies zu vertiefen, wurde in den Jahren 2004 bis 2006 jedem Heft der dermatologischen Monatszeitschrift „Aktuelle Dermatologie" des Georg Thieme Verlags in Stuttgart ein Aperçu zur Rubrik „Kleine Kulturgeschichte der Haut" beigegeben. 32 sind es geworden von 14 Autoren, und sie fanden eine gute Resonanz, weshalb sie im Jahre 2007 beim Steinkopff Verlag in Darmstadt als „Kleine Kulturgeschichte der Haut" in Buchform herausgegeben worden sind. Die Texte sind entlang eines thematischen Fadens aufgereiht und wurden gut angenommen. Schon nach einem Jahr war dieses Buch vergriffen.

Nun haben mich die Themen zur Kultur und Geschichte der Haut im nachfolgenden Dezennium weiter beschäftigt und ich habe in unregelmäßiger Folge Texte verfasst, die sich mit Besonderheiten der Kulturgeschichte der Haut befassen. Von den Zeiten der Mythologie durch die Jahrhunderte geht es bis in die Gegenwart. Schönheit und Hässlichkeit ergänzen sich zu einer neuen Qualität der Attraktivität. Und immer wieder interessiert der Wandel in der Zeit. Dieser betrifft die Bedeutung der Haut und deren Funktionen sowie die Kosmetik. Letztere gar in „Wellenform“ mit ihren dekorativen und invasiven Bemühungen. Zum Abschluss erschienen auch noch einige Krankheiten der Haut mit besonders interessanten Bezügen. Dies alles ist im vorliegenden Band zusammengefasst. Er möge vertiefte Einblicke in die Kulturgeschichte der Haut vermitteln und zum Mitdenken anspornen.

Dank gebührt Frau Sibylle Rettenmaier vom Georg Thieme Verlag Stuttgart für die Überlassung derjenigen Texte mit Abbildungen, die vorab in der Zeitschrift „Aktuelle Dermatologie“ erschienen sind.

Besonders danke ich Herrn Dr. Veit Probst, dem Direktor der Universitätsbibliothek der Universität Heidelberg, und dem Publikationsdienste-Team unter der Leitung von Dr. Maria Effinger. Sie haben mit Energie und exzellenter Expertise zum Gelingen des Unterfangens bei heiBOOKS wesentlich beigetragen.

Heidelberg, im Herbst 2020

Ernst G. Jung

100 Years of Dermatology in Germany

100 Jahre Dermatologie in Deutschland

Zusammenfassung Die Dermatologie in Deutschland organisierte sich in der zweiten Hälfte des 19. Jahrhunderts mit Universitätskliniken, Praxen und städtischen Hautkliniken, mit wissenschaftlichen Gesellschaften und Fachzeitschriften. Die Deutsche Dermatologische Gesellschaft (DDG) wird 1889 gegründet und schon im Jahre 1904 wird der 5. Internationale Dermatologenkongress in Berlin ausgerichtet.

Es folgt die „hohe Zeit der Ernte“ der klinischen Dermatologie, welche aus einer morphologisch-pathologischen Ära übergeht in eine bakteriell-ätiologische Phase.

Die folgende Entwicklung wird ganz wesentlich durch die beiden Weltkriege gebrochen und geprägt, was sich auf die verschiedenen Zweige unseres Faches in unterschiedlicher Weise auswirkt. Dies wird anhand der Lichtforschung und der Venerologie dargestellt.

Abstract Dermatology in Germany is organized in the second half of the 19th century and structured by dermatological units at the Universities, the city hospitals, by privat ambulances and cabinets as well as by dermatological societies and journals. The German Society for Dermatology (DDG) was founded in 1889. In addition the 5th International Congress of Dermatology took place in Berlin 1904.

It was "the high time of harvest" of the clinical dermatology. And there is a transition from the morphologic and pathologic era to a phase of bacteriology and etiology.

The subsequent development was gravely broken and characterized by the two world wars. This had different consequences on the various research fields. It will be demonstrated along Photobiology and Venerology.

Die Geschichte eines Faches, auch unserer Dermatologie, stellt einen bedeutenden Teil der Identität desselben dar. Selbstbewusstsein und gelegentlich berechtigter Stolz resultiert daraus und Mängel, Versäumnisse und gravierende Fehler sind nicht zu übersehen. Ändern kann man die Geschichte nicht, aber die Betrachtungsweise und Einschätzung bedarf der regelmäßigen Überprüfung, Korrektur oder Bestätigung. Lernen aus der Geschichte ist ein hohes Gut.

Die Geschichte unserer Dermatologie ist vielfältig und reichhaltig. Dies gilt auch für die letzten 100 Jahre. Daraus Strömungen herauszuarbeiten und exemplarisch Schwerpunkte darzustellen, ist eine besondere Aufgabe des Chronisten. So soll es geschehen.

Der Ursprung der Dermatologie sind die Hautkrankheiten

In der grauen Frühzeit der Menschheit trachteten die Götter, das Menschengeschlecht wegen Ungehorsam, lautem und störendem Verhalten und Vernachlässigung der Huldigung in der Sintflut zu ertränken. Sie waren gewillt, ihr Schöpfungswerk wieder rückgängig zu machen. Vereitelt wurde dies durch den von Mitleid gesteuerten Rat, ein besonders gottesfürchtiger Mensch möge eine „Arche“ bauen und darin seine Familie, Fauna und Flora retten. Also geschah es und wird in mehreren Kulturkreisen ähnlich überliefert.

Anschließend verzichteten die Götter vertraglich, und durch den Regenbogen gesichert, auf die Wiederholung solch drastischer Maßnahmen. Sie beschränkten die Mittel zur Bevölkerungsregulierung auf Naturkatastrophen, Kriege und Seuchen. Seither gibt es Hautkrankheiten.

Hautkrankheiten wurden erkannt und beschrieben, einzeln und als Epidemien, infektiös oder als Geißel Gottes (wie gedacht!). Anekdotisch oder in Systeme zusammengefasst beschäftigten sie die Gelehrten und die Mediziner im Altertum, in der arabischen Welt, im Mittelalter, in der Neuzeit und bis jetzt.

Als Stammväter der modernen „Lehre von den Hautkrankheiten“ gelten aufgrund ihrer exakten Beobachtungen und der systemischen Ordnungsversuche der Wiener Joseph Plenck (1738–1807), in London Robert Willan (1757–1812), in Paris Louis Alibert (1766–1837) und viele andere mehr.

In Europa entwickeln sich früh und wirkungsvoll universitäre Zentren der dermatologischen Forschung und Lehre, in London 1790, Paris 1801, Pisa 1810 und Wien 1849, welche eine weltweite Ausstrahlung hatten und an denen viele junge Dermatologen aus aller Welt ihre Weiterbildung erfuhren.

Fachzeitschriften entstanden national und international für Forschung und Wissenstransfer. Regionale Fachgesellschaften (8 allein in Deutschland) dienten der Weiterbildung und dem Erfahrungsaustausch.

Internationale Entwicklung

Der Drang zum Zusammenschluss und zur Weiterbildung, zum Gedankenaustausch und zum Gespräch über Forschung nahm überhand, als 1885 in Straßburg unter der Führung von Prof. A. Wolff eine „Sektion für Dermato-Syphilidologie der Versammlung deutscher Naturforscher und Ärzte" gegründet wurde. Als „Sektion für Dermatologie" hatte sie in den folgenden Jahren in Berlin, Wiesbaden und München großen Erfolg, so dass 1889 die **„Deutsche Dermatologische Gesellschaft" (DDG)** von J. F. Pick (Prag) und A. Neisser (Breslau) mit 101 Dermatologen aus dem deutschsprachigen Raum gegründet werden konnte, wovon 51 anwesend waren [1, 2].

Im selben Jahr 1889 fand der 1. Internationale Dermatologenkongress in Paris statt, zu dessen Organisation und Durchführung die „Societé Française de Dermatologie et Syphilidologie" gegründet wurde. Der 2. Internationale Kongress fand 1892 in Wien statt, zu dessen Vorbereitung 1890 die „Wiener Dermatologische Gesellschaft" von Moritz Kaposi gegründet wurde. Der 3. Kongress fand 1896 in London, der 4. 1900 wiederum in Paris und der 5. vom 13.–19.9.1904 in Berlin statt. Eben heute vor 100 Jahren. Prof. Edmund Lesser (1852–1918) aus Berlin war der Kongresspräsident und Dr. O. Rosenthal sein Generalsekretär. Ehrenpräsident war Prof. E. Besnier aus Paris.

Die Dermatologie entwickelt und organisiert sich in Deutschland im 19. Jahrhundert

Die Dermatologie wurde an den medizinischen Fakultäten teilweise von der Inneren Medizin, teilweise in der Chirurgie, der „äußeren Medizin", mitbetreut. Früh im 19. Jahrhundert bemühte sich die Chirurgie, die Geschlechtskrankheiten und andere Infektionen der Haut, als nicht zum operativen Kerngeschäft passend, abzuspalten. So entstanden die ersten Abteilungen für syphilitische Krankheiten 1822 in Berlin und 1831 in München. Diese Entwicklung setzte sich fort, bis auch die Innere Medizin im Zuge ihrer Spezialisierung die „Krätzezimmer", die Mykosen und andere Hautkrankheiten aussonderte. Beide Tendenzen vereinigend, entstanden die ersten Universitätshautkliniken (Tab. 1).

Tab. 1 Die ersten neun Universitätshautkliniken in Deutschland entstanden vor 1900. Hier mit ihren ersten Direktoren

Berlin	1858	Friedrich Wilhelm Felix von Bärensprung
München	1863	Josef von Lindwurm
Breslau	1869	Heinrich Köbner
Straßburg	1872	Friedrich Wieger
Würzburg	1872	Franz von Rinecker
Bonn	1882	Joseph Doutrelepont
Königsberg	1892	Walter Scholtz
Leipzig	1896	Gustav Riehl
Freiburg	1899	Eduard Jacobi

Der Deutsch-Französische Krieg 1870/71 und die Einigung des Reiches führten zu einer Gründungs- und Innovationswelle, welche auch das Gesundheitswesen erfasste. Die heimkehrenden Angehörigen der siegreichen Armee brachten aber nicht nur Siegesfreude, Aufbruchsstimmung und politischen Ordnungswillen in die bürgerlichen Heimatstädte zurück, sondern auch Geschlechtskrankheiten. Dies beschleunigte die Etablierung der Hautkliniken und besonders deren Abteilungen zur Bekämpfung der Geschlechtskrankheiten.

Bis 1917 waren es dann 19 Universitätshautkliniken mit ordentlichen Lehrstühlen unseres Faches. Dazu kamen bis 1925 nochmals 6 dazu. Die Situation mit Verdoppelungen der Ordinariate, Neugründungen von Ausbildungsstätten der klinischen Medizin (seit 1960) und Stiftungsprofessuren wurde zunehmend differenziert und reichhaltig, bis es in den letzten Jahren wieder zu einer Straffung und damit zu einer gewissen Reduktion selbstständiger Lehrstühle und Kliniken unseres Faches kommt. Dieser Prozess ist noch nicht abgeschlossen.

Seit 1837 schon wurden Privatkliniken und private Polikliniken für Haut- und Geschlechtskranke gegründet, die an vielen Orten als Vorläufer der später etablierten städtischen Hautkliniken dienten. Andere kamen zu den aufwachsenden Universitätskliniken hinzu oder wurden vom Chefarzt in Personalunion versehen. Dazu kamen seit 1874 in raschem Aufwuchs Hautarztpraxen, zunächst in den großen Städten, bald aber wurden sie zur Deckung der ländlichen Räume auch zwischen den Hautkliniken unterschiedlicher Trägerschaft angesiedelt.

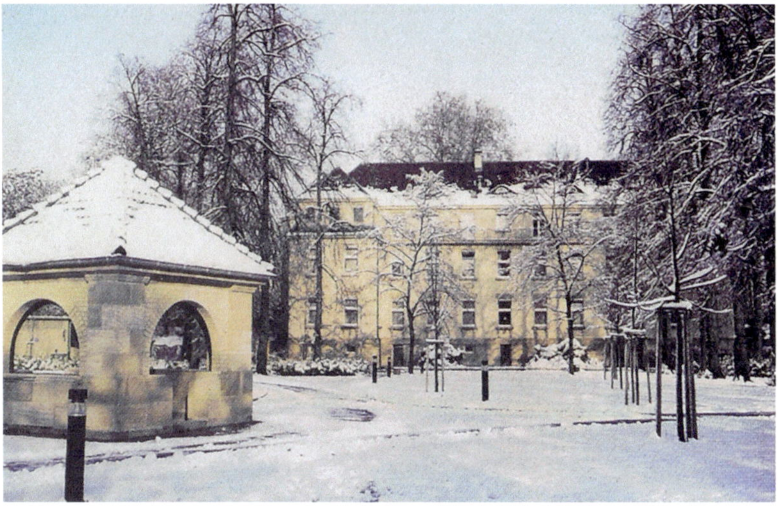

Abb. 1 Die 80-jährigen Gebäude der Universitätsklinik für Dermatologie und Allergologie in Mannheim (Teil der Universität Heidelberg).

1904 gibt es schon über 20 städtische Hautkliniken, so seit 1901 in Mannheim (Abb. 1), wo ich wirkte, oder in Minden seit 1904, wo wir eben die 100 Jahre feiern.

Das Jahr 1904 ist ein ganz besonderes Jahr für die Dermatologie und speziell für unsere Dermatologie in Deutschland. Zum ersten Mal fand ein Internationaler Dermatologen-Kongress in Deutschland, der fünfte eben, vom 12.–17. September in Berlin statt. Der 8. Internationale Kongress wurde 1967 in München und 1987 der siebzehnte wiederum in Berlin abgehalten.

Zur Makromorphologie ergänzte die Histologie mit Serienschnitten dreidimensional die Mikromorphologie und ermöglichte durch Verlaufsbiopsien Einblicke in die Pathogenese der Morphen. Parasitologie, Bakteriologie und Mykologie erweiterten die Kenntnisse und Möglichkeiten. Damit wird die morphologische und pathologisch-anatomische Ära abgelöst durch eine bakteriologisch-ätiologische Phase, die sich als besonders fruchtbringend und hilfreich erwies [3].

Das Jahr 1904 liegt mitten in der „hohen Zeit der Ernte" der klinischen Dermatologie

Die damaligen Protagonisten sind in ihren analytischen und synthetischen Leistungen verewigt. Personen also und Leistungen sind es, die uns erinnerlich bleiben [3].

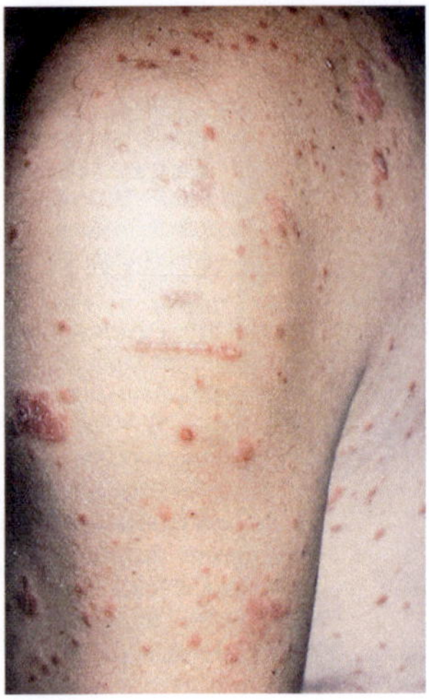

Abb. 2 Köbner-Effekt: Isomorpher Reizeffekt bei Psoriasis nach dem Breslauer, dann Berliner Dermatologen Heinrich Köbner (1838–1904).

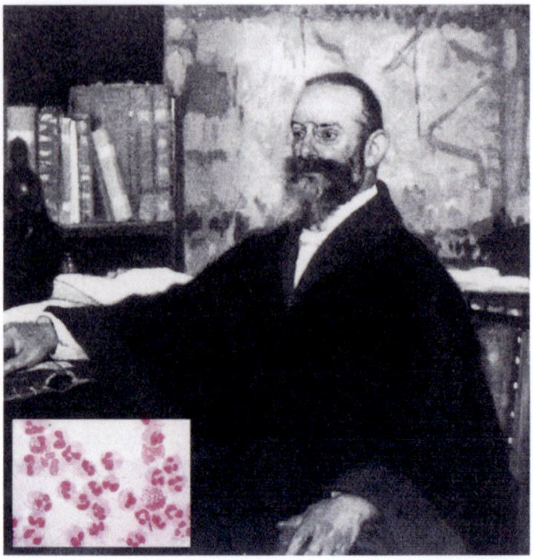

Abb. 3 Albrecht Neisser (1855–1916), Ordinarius in Breslau von 1882–1916, war 1889 Mitgründer der Deutschen Dermatologischen Gesellschaft (DDG) und 1892 Initiant der Deutschen Gesellschaft zur Bekämpfung der Geschlechtskrankheiten (DGBG). Er entdeckte 1879 die Gonokokken (inset) als Erreger des Trippers.

Heinrich Köbner, der Berliner Kollege, verstarb 1904, lebt aber im Köbner-Phänomen, dem isomorphen Reizeffekt bei der Psoriasis, weiter (Abb. 2). Albrecht Neisser (Abb. 3) ist mit der Gonorrhö (Tripper) durch die Entdeckung der Gonokokken verbunden, hat aber auch als erster die Leprabakterien färberisch dargestellt, und Josef von Lindwurm lebt in der Münchner Dermatologie an der Straße seines Namens fort. Den Generalsekretär finden wir im Melkersson-Rosenthal Syndrom wieder (Abb. 4) und an Paul Gerson Unna, den Erstbeschreiber des seborrhoischen Ekzems, erinnern eher seine Meriten um die Dermatohistopathologie und natürlich die Palmoplantarkeratosen. Abraham Buschke ist im Buschke-Löwenstein Tumor zu finden und Alfred Blaschko in den nach ihm benannten Hautlinien (Abb. 5). Karl Herxheimer lebt in der Fieberreaktion fort, William Dubreuilh (Abb. 6) in der melanotischen Präkanzerose und Ferdinand Jean Darier in der nach ihm benannten Dyskeratosis (Abb. 7). Sie alle und noch viele mehr waren in Berlin 1904, auch Josef Jadassohn, den wir von seinem gewaltigen Handbuch her kennen. Und E. Besnier aus Paris war der internationale Ehrenpräsident, nach dem die Neurodermitis in Frankreich als „Prurigo Besnier" bezeichnet wird (Abb. 8).

4

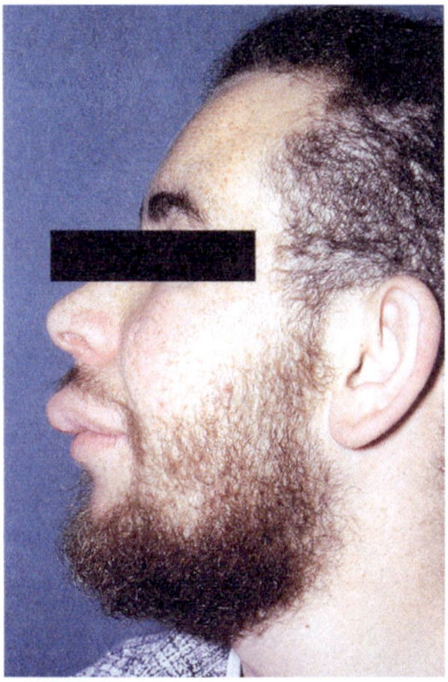

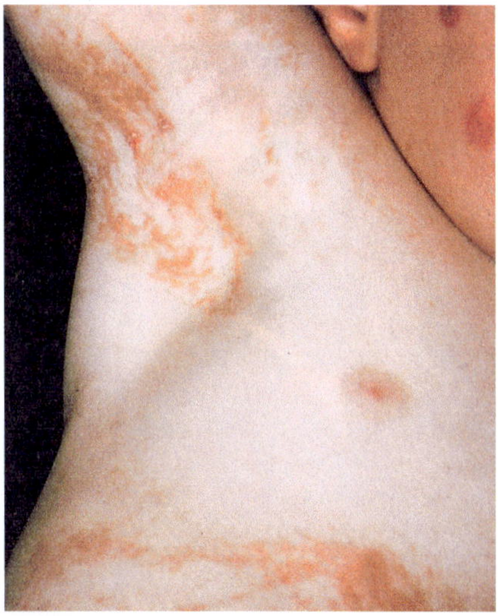

5

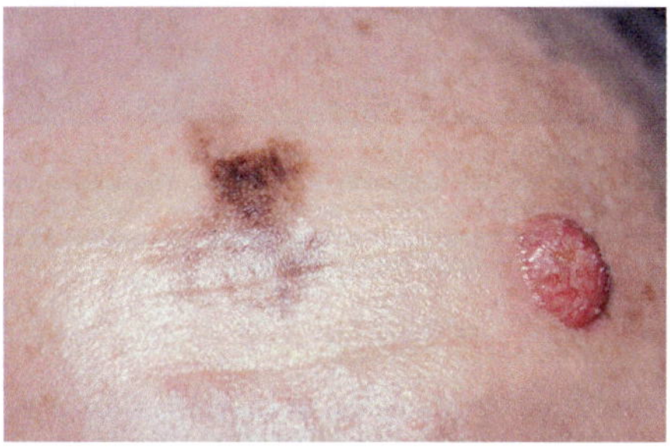

6

Abb. 4 Cheilitis granulomatosa beim Melkersson-Rosenthal-Syndrom, benannt nach dem Berliner Dermatologen Oskar Rosenthal (1852–1937), Generalsekretär des 5. Int. Dermatologenkongresses 1904 in Berlin.

Abb. 5 Striärer epidermaler Naevus entlang der Blaschko-Linien, entdeckt vom Berliner Dermatologen Alfred Blaschko (1858–1922), 1902 Mitgründer der DGBG.

Abb. 6 Die melanotische Präkanzerose erinnert als Morbus Dubreuilh an den französischen Kongressteilnehmer William Dubreuilh 1904 in Berlin.

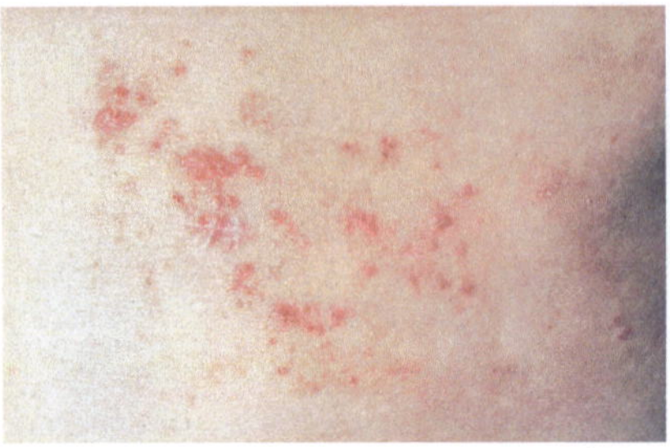

Abb. 7 Segmentäre Dyskeratosis follicularis, Morbus Darier genannt und erstbeschrieben 1889 von Ferdinand Jean Darier, dem französischen Gastreferenten 1904 in Berlin, die Elemente sind aufgereiht entlang der Blaschko-Linien (vergleiche Abb. 5).

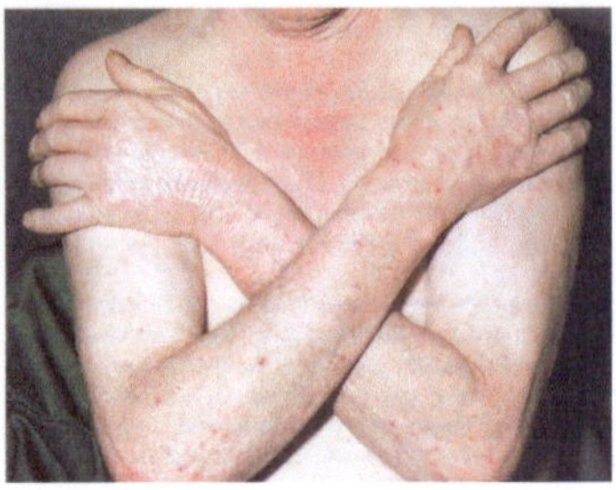

Abb. 8 Neurodermitis atopica, in Frankreich Prurigo Besnier genannt, in Erinnerung an den Pariser Dermatologen E. Besnier, 1904 in Berlin der internationale Ehrenpräsident.

Diese hohe Zeit der Ernte [3] ging zusammen mit einer gewichtigen Steigerung der Reputation der Dermatologie in Deutschland und Europa. Dies alles zerbrach und ging verloren durch die politisch getriebene Elimination der jüdischen Fachkollegen in Forschung, Lehre und Patientenversorgung und durch die Isolation während des 2. Weltkrieges.

Die Wiedereingliederung der Deutschen Dermatologie erfolgte erst zögerlich mit der Schweiz und Schweden, dann aber mit Elan durch die USA. Ein Austausch und Lernprogramm für junge Kliniker und Wissenschaftler ermöglichte es dem Nachwuchs, an der Integration der Dermatologie in die Naturwissenschaften teilzuhaben. Neue Methoden konnten erlernt und zurückgebracht werden. So konnten die neuen Forschungsfelder der Biochemie, Molekularbiologie, Biophysik, Immunologie und Gentechnologie erschlossen und angeeignet werden. Der Anschluss an die internationale Forschung und deren Organisationen gelang. Dies betrifft alle Felder der Spezialisierung in unserem Fach.

Zwei besondere Wissenschaftsbereiche, welche der Dermatologie zugehören und enge Verbindungen mit anderen Fachbereichen benötigen und pflegen, sollen exemplarisch dargestellt werden. Sie haben ganz unterschiedliche Wege eingeschlagen, die sich eindrücklich an ihrer Entwicklung während der verheerenden Jahre 1933–1945 darstellen lassen. Es sind dies die Lichtforschung und die Venerologie.

Entwicklung der Lichtforschung

Wegweisend für die Entwicklung der Lichtforschung waren die Forschungen Niels Ryberg Finsens, des Gründers der Kopenhagener Photodermatologie-Schule. Für seine 1903 entwickelte UV-Therapie der Tuberkulose wurde er mit dem Nobelpreis für Medizin geehrt, leider starb er schon 1904. Er wurde durch seinen Nachfolger und Schwiegersohn Axel Reyn und dessen starke Gruppe vertreten. Der Berliner Ernst Kromayer lebt in seiner 1906 gefertigten Kromayer-Lampe zur Kontaktbestrahlung der Hauttuberkulose weiter, mit welcher er die Finsenbestrahlungen weitgehend ersetzte. Und dennoch hat die Phototherapie der Tuberkulose ihren Höhepunkt schon beinahe erreicht. Im Jahre 1905 erhält Robert Koch für seine Tuberkuloseforschung den Nobelpreis für Medizin und bereitet dadurch die Zeit der Chemotherapeutika. Die Tuberkulostatika bringen dann auch in den folgenden 20 Jahren den Durchbruch in der Tuberkulosebehandlung und lösen die Lichttherapie ab [4].

Die Lichtbiologie, motiviert durch die Heliotherapie und die Erfolge in der Lichtbehandlung der Tuberkulose, expandierte und hat sich, gestützt durch die Physik und die Photochemie, ganz besonders um die Lichtreaktionen an der Haut gekümmert. Sie erhält zudem von der Lampenindustrie qualifizierte Geräte zur gezielten Phototherapie. Ein wahrer Höhenflug führt 1927 durch Hans Meyer (Bremen) zur Gründung der **Deutschen Gesellschaft für Lichtforschung (DGfL)** in Hamburg. Ärzte, Physiker, Chemiker und Meteorologen sollten sich zu gemeinsamer Arbeit zusammenfinden in der Forschung und natürlich in der Anwendung der Lichttherapie [5]. Eine enge Zusammenarbeit mit der DDG erfolgte von Anfang an, wenn auch zunächst die Physiker, dann die Strahlenbiologen und Chemiker den Vorsitz innehatten. Die DGfL „überwinterte“ während der Kriegsjahre und darnach 1939-1953 in der Schweiz. 1953 erfolgte die Wiedererweckung als Neugründung in Bad Homburg mit Kollegen aus beiden Teilen Deutschlands, wobei dem Biophysiker Boris Rajewsky aus Frankfurt a. Main die Führungsrolle zukam. Die Dermatologen leiteten einen neuen Höhepunkt der Lichtbiologie und der Phototherapie ab 1970 ein mit den modernen Therapieverfahren (PUVA, SUP, UVB 311nm, UVA1, PDT und Varianten) und deren biologischen Grundlagen. Ab 1978 liegt der Vorsitz der DGfL, die sich 2003 in „Deutsche Gesellschaft für Photobiologie“ umbenannte, in dermatologischer Hand, der Verbund mit der DDG wird intensiviert und die Photoimmunologie eröffnet neue Felder in Forschung und Anwendung.

Der Weg der Venerologie

Elias Metschnikoff und Pierre Paul Emil Roux gelang 1903 in Paris die Übertragung der Syphilis auf Schimpansen und 1906 kam die Übertragung auf und Züchtung in Kaninchenhoden hinzu.

Der Zoologe Fritz Richard Schaudinn und der Venerologe Erich Hoffmann entdecken 1905 in Berlin die Spirochaeta pallida als den Erreger der Syphilis. Die entsprechende serodiagnostische Reaktion wird nach Paul von Wassermann genannt, der diese zusammen mit Albert Neisser und Carl Bruck 1905 publizierte.

Ein weiterer Durchbruch der Chemotherapie gelang 1909, als Paul Ehrlich, der 1908 mit dem Nobelpreis für Medizin geehrt wurde, mit einem Arsenobenzol „Ehrlich-Hata 606“ eine effektive Syphilisbehandlung etablierte. Die Substanz kam schon 1910 als „Salvarsan“ in den Handel. Eine Ballung von erfolgreicher Forschung führt zum optimistischen Aufbruch in bessere Zeiten. Dazu war eine kräftige Gesellschaft vonnöten.

Schon 1902 wurde auf Initiative der Dermatologen A. Blaschko, E. Galewsky, E. Lesser, A. Neisser und A. Wolff in Berlin die **Deutsche Gesellschaft zur Bekämpfung der Geschlechtskrankheiten (DGBG)** als eingetragener Verein gegründet [6]. Entsprechend der Ziele: Diagnostik, Therapie, Prophylaxe und Volksaufklärung, versammelten sich über 4000 Personen aller Stände und Berufsgruppen in der DGBG, die auch Informationen über Häufigkeit und Gefahren der Geschlechtskrankheiten erarbeitete und sich in den Prozess der Gesetzgebung einschaltete. Eine enge Zusammenarbeit mit der DDG bildete sich über die Jahrzehnte aus, wobei sich die DGBG bevorzugt, aber nicht ausschließlich, den praktischen und sozialen Seiten der Venerologie widmet.

Die Geschlechtskrankheiten nahmen in den Kriegszeiten enorm zu, so dass die Hautkliniken, vor allem in den Jahren nach 1945, ganz wesentlich verstärkt werden mussten. In Mannheim wurde die Bettenzahl vorübergehend von 120 auf 400 erhöht, Betten, die fast ausschließlich mit venerologischen Patienten belegt waren [7]. Nach Aufkommen der Antibiotika ging zunächst die Behandlungsdauer zurück und die Sanierungen nahmen erfreulich zu, ja es schien in den folgenden 2 Jahrzehnten, dass die Venerologie, trotz Resistenzen und Diversifizierung der „STD“ fast bedeutungslos werden könnte.

Im Jahre 1965 musste die eher dümpelnde DGBG wieder „neu gegründet“ werden. Diese Konsolidierung geschah durch den neuen Vorsitzenden, Hans-Joachim Heite in Freiburg. Und im Jahre 1972 wurde das Namenskürzel DGBG, um Verwechslungen mit dem Deutschen Gewerkschaftsbund

(DGB) zu vermeiden, in „GBGK“ umbenannt. Es blieb aber, wie bisher, die Deutsche Gesellschaft zur Bekämpfung der Geschlechtskrankheiten.

Mit der rasanten und weltweiten Verbreitung des HIV und dem Aufkommen der auch jetzt noch nicht heilbaren neuen Erkrankung AIDS allerdings bekommt die Venerologie eine neue und ganz besondere Bedeutung, die weit in die Sozialmedizin eingeht und die fundamentalen Strukturen der Gesellschaft betrifft, ganz besonders in Afrika und Lateinamerika. Mikrobiologie, Virologie und Entwicklungshilfe sind besonders gefragt, die Dermatologie und Venerologie scheint momentan allerdings eher mehr der Diagnostik und der erfolgreichen Anwendung zugewandt. Eine Lösung oder gar ein Ende von AIDS ist aber noch nicht abzusehen.

Die Deutsche Dermatologische Gesellschaft wird dieses Jahr 115 Jahre alt. Es handelt sich im Wesentlichen um dieselben Jahre, eben etwas früher angefangen, welche die Spanne von 100 Jahren umfasst, seitdem im Jahre 1904 in Berlin der 5. Internationale Dermatologenkongress stattfand bis jetzt [8]. Die Entwicklung in diesem Jahrhundert ist geprägt von den zwei Weltkriegen und deren Folgen in Deutschland, Europa und der ganzen Welt. Unterschiede sind deutlich. Besonders zeigt sich dies an den beiden hier exemplarisch vorgestellten Wissenschaftsbereichen Lichtforschung und Venerologie, die ihrerseits wiederum ganz unterschiedliche Entwicklungen durchmachten.

Erstmals erschienen in: Akt Dermatol 2004; 30: 333–338.
DOI: https://doi.org/10.1055/s-2004-825977

Literatur

1 **Scholz A.** Geschichte der Dermatologie in Deutschland. Berlin, Heidelberg: Springer, 1999

2 **Stüttgen G.** Standort und Ausblick der deutschsprachigen Dermatologie. 100 Jahre DDG. Berlin: Grosse, 1988

3 **Schönfeld W.** Kurze Geschichte der Dermatologie und Venerologie. Hannover-Kirchrode: Theodor Oppermann Verlag, 1954

4 **Jung EG.** Lichtbiologie und Lichttherapie im deutschsprachigen Raum. Akt Dermatol 1997; 23: 15–18

5 **Jung EG.** 75 Jahre Deutsche Gesellschaft für Lichtforschung. Akt Dermatol 2003; 29: 252–260

6 **Borelli S, Voigt H-J, Kreis M.** Geschichte der Deutschen Gesellschaft zur Bekämpfung der Geschlechtskrankheiten. Berlin: Backwell Wissenschaft, 1992: 141

7 **Jung EG.** Die Historie: Anfänge und Entwicklung der Dermatologie in Mannheim. Akt Dermatol 2001; 27: 401–408

8 **Steigleder GK.** Zum 100. Geburtstag der Deutschen Dermatologischen Gesellschaft. Zeitschr Haut- & Geschlkr 1988; 63: 257–260

The Visual Diagnosis at First Sight –
A Special Phenomenon

Das Phänomen Blickdiagnose

Herrn Prof. Dr. med. Constantin E. Orfanos, emeritierter ordentlicher Professor der Dermatologie an der Freien Universität in Berlin, zu seinem 75. Geburtstag am 28. Juni 2011 in herzlicher Zuneigung gewidmet

Zusammenfassung Dermatologische Diagnostik beginnt mit der Blickdiagnose und wird unter Beiziehung weiterer Verfahren ergänzt und gefestigt. Blickdiagnostik erfolgt als Bilderkennung und basiert auf der Personenerkennung. Anhand von Strichzeichnungen kann dies nachvollzogen werden. Sie schließt die unmittelbare Erfassung von Gefühlen mit ein und vermittelt Empathie. Blickdiagnostik betrifft stehende Bilder und wird durch einen zeitlichen Rahmen (0,1–3,0 s) und räumlich durch das zentrale Sehfeld (z. B. Umfang eines Gesichtes) eingeschränkt. Die neurophysiologische Basis wurde durch die Entdeckung des Systems der Spiegelneuronen 1995 ganz neu definiert. Die Blickdiagnose bleibt eine wertvolle Qualität dermatologischer Diagnostik und sollte gepflegt werden.

Abstract Diagnosis in Dermatology starts with the visual diagnosis. It has to be completed by additional procedures to come to its final validity. Visual diagnosis is a special form of the recognition of steady pictures and it is based on the recognition of faces and persons. It includes the recognition of emotions and mediates.

Einleitung

Wir Dermatologen sind visuell orientierte Menschen. Dazu gehört auch der Gefallen an Ästhetik und oft die besondere Beziehung zur Kunst; Grafik, Malerei und Skulpturen. Diese visuelle Begabung, also Fähigkeit zu sehen, nützen wir im beruflichen Bereiche äußerst fruchtbar. Visuelle Begabung aber ist die Voraussetzung zur Freude an der Morphologie, die wiederum verbunden ist mit der Lust auf Gestaltwahrnehmung. Dies gilt nicht nur

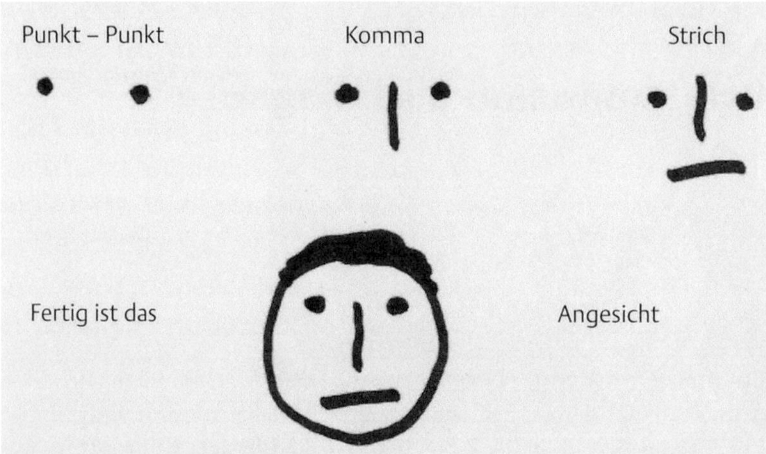

Abb. 1 Kindervers der Elemente zur Darstellung und Erkennung eines Gesichtes.

für die gesunde und die krankhafte Haut, sondern auch, wie Helmut Kerl betont [1], für die Freude an der Mikromorphologie in der Dermatopathologie. Dem lohnt es sich einige Überlegungen zu widmen und die neurophysiologische Basis zu ergründen.

Dermatologische Diagnostik ist primär Bilderkennung. Wir sehen die ungewöhnliche, oft krankhafte Veränderung, charakterisieren diese und vergleichen sie mit der gesund anmutenden Haut der Umgebung. Der Erstbefund ist eine Blickdiagnose. Anschließend wird der Befund durch die körperliche Untersuchung und die subjektive Symptomatik des Patienten ergänzt und durch Histologie (Mikromorphologie) und Laborbefunde abgerundet zur „Eingangsdiagnose". Blickdiagnose entspricht der Bilderkennung und diese basiert auf der Personenerkennung, einer menschlichen Qualität, die von Anbeginn an für Zusammenleben und Entwicklung maßgebend und unentbehrlich ist.

Blickdiagnose ist Bilderkennung ist Personenerkennung

Die Personenerkennung ist eine der fundamentalen Fähigkeiten des Menschen, die seit jeher eine der Voraussetzungen für Begegnung und Zusammenleben darstellt. Erinnerung gesellt sich dazu. Personenerkennung ist im Wesentlichen die Gesichtserkennung, die, hauptsächlich frontal geschehend, in kürzester Zeit, „auf einen Blick", schon erfolgt und im Gedächtnis verankert werden kann. Das, was man auf Anhieb erblickt, heißt deshalb auch „Gesicht", im Französischen „visage", ebenfalls das Rascherblickte,

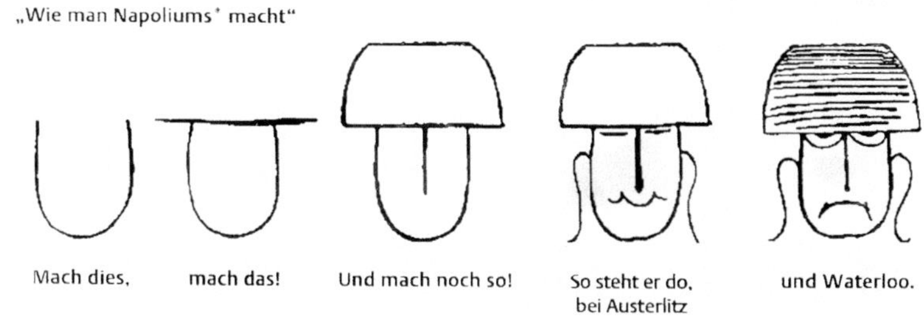

Abb. 2 Fortführung des Kinderverses von Abb. 1 durch Wilhelm Busch in der Anleitung, „Napoleons" zu zeichnen. Charakterisiert durch das Attribut Hut und mit geringen Verformungen der Zeichenelemente wird der freudige Sieger und der traurige Verlierer dargestellt.

und im Englischen als „face" das in der Gegenüberstellung erfasste, „en face" sozusagen, wohl sogar anspielend auf erfahrbare Wechselwirkungen; Spiegelungen tradierter Verhaltensmuster.

Personenerkennung ist im Kindervers verankert (Abb. 1). Ein Vorgänger neuzeitiger Comics zeigt zudem und vergleichend die dem Gesicht zugeordneten, elementaren Gefühle der Freude und der Trauer. Wilhelm Busch drückt das so aus: Siehe Abb. 2. Also die Augen als markante Punkte der oberen Horizontalen, der Mund als die untere und das Komma der Nase als Vertikale. Dazu kommt die Umrandung, der Abschluss des Gesichtes nach außen. Diese Abrundung erfolgt im oberen Teil und seitlich durch das Haarkleid und wird, bei Männern jedenfalls, durch Bartgestaltung im unteren Teil ergänzt. Die Gesichtsumrandung wird in allen Kulturbereichen bearbeitet [4, 5], betont oder weggelassen und mit Attributen besonderer Bedeutung ausgestattet (Tab. 1).

Tab. 1 Attribute der Gesichtsumrandung und deren symbolhafte Bedeutung.

Signatur	Bedeutung
Nimbus	Helligkeit
Krone	Herrscher, König und Königin, hierarchische Abstufung
Stirnlocke	Apostel Petrus
Kopfbedeckung	Militär, Stände, Anlässe
Dornenkrone	Jesus Christus, der gekreuzigte
Schlangenhaupt	Schrecken
Schmuck und Kleidung	Schönheit, Attraktivität

Dies ist uns wichtig und bedeutend, denn Blickdiagnose beginnt, wie die Personenerkennung, im Gesicht. Gleichzeitig und unmittelbar wird damit auch Information über den Gefühlszustand und die Stimmungslage des Patienten gewonnen. Dies geht als integrierter Anteil in die Blickdiagnose ein. Seit 2 Jahrzehnten erkennt man nun die neurophysiologische Grundlage dieser Erkennungsqualität im System der Spiegelneuronen.

Die Spiegelneuronen

Das System der Spiegelneuronen wurde 1995 von G. Rizzolatti et al. [2] bei Menschenaffen im Tierversuch entdeckt. Er legte 2002 erste Nachweise der Existenz beim Menschen vor, die 2005 bestätigt werden konnten [3]. Spiegelneuronen bilden ein komplexes System im Neokortex, der Großhirnrinde, mit besonderer Anreicherung in der Insel sowie in den Arealen der somatosensorischen und der prämotorischen Rinde.

Spiegelneuronen sind Nervenzellen, die im Gehirn während der Betrachtung eines Bildes oder Vorgangs die gleichen Reize auslösen, wie sie entstünden, wenn dieser Vorgang nicht bloß (passiv) betrachtet, sondern selbst durchgeführt würde. Die Anlagen dazu scheinen vererbt und werden im Zuge der frühkindlichen Hirnreifung abrufbar.

Das System der Spiegelneuronen entwickelte sich in den letzten 100 000 Jahren anthropologischer Phylogenese, so wird vermutet. Und es stellt als jüngste und hoch differenzierte Nervenstruktur eben das neurophysiologische Substrat dar für Empathie, soziale Qualitäten und für die Emotionserkennung von Gesichtern und Bildern. Das System scheint hierarchisch gegliedert. Man unterscheidet als erste und primitive Stufe die motorische Empathie von der affektiven Empathie und der kognitiven Empathie, der höchsten Verarbeitungsstufe. Es wird versucht, Empathie und Basisemotionen bestimmten Hirnarealen zuzuordnen, so Ekel mit der Insula, Amygdale mit Angst und Ärger, wobei die Amygdale oft gleichsam als Verstärkerelement wirkt. Auch das Glück kann mit funktionalen, bildgebenden Verfahren abgebildet werden, wenn auch vielgestaltig. Plastizität der Hirnfunktionen ist evident, was Verlust und lernbedingte Steigerung von Qualitäten erklärt. Zudem werden ergänzende Zugangswege und neue Pforten erschließbar, bis hin zur Suchtgefahr.

Erkennung und Bewertung von diagnostischen Bildern

Spiegelneuronen spielen eine zentrale Rolle bei der Erkennung und Bewertung statischer Bilder, besonders von Gesichtern und deren emotionalem Ausdruck. Dazu gehören auch Erkennung und primäre Bewertung einsehbarer Krankheitsbilder, also Hautkrankheiten und deren eigene Gefühlswertung, was dem Hautarzt als **„Blickdiagnose"** geläufig und vertraut ist. Versuche und Spiele mit kurzen Betrachtungszeiten zeigen, dass zur exakten Erfassung stehender Bilder weniger als eine Sekunde genügt. Das Objekt wird „auf einen Blick" erfasst und gedeutet. Die minimal nötige Betrachtungs- oder Belichtungszeit beträgt 30–40 Minisekunden, also weniger als ein Zwanzigstel der Sekunde. Dem gegenüber steht die Dauer einer Szene der Aufmerksamkeit, die mit messbarer Regelmäßigkeit 3 s beträgt. Drei Sekunden dauert also die Gegenwart, dann wird eine neue Szene eingeblendet und solche Szenenfolgen erfüllen unser Leben. Entweder wird der Blick in Szenenfolgen über ein umfangreiches Bild geführt oder es wechselt die Bilderfolge vor unseren Augen. Der Zeitrahmen einer Blickdiagnose ist also abgesteckt zwischen 1/20 und 3 s. Ebenso kann man die Größe der auf einen Blick zu erfassenden Fläche mit dem zentralen Sehen eingrenzen, die etwa einem umrandeten Gesicht entspricht im Abstand von wenigen Metern, was die exakte Erfassung der Einzelheiten ermöglicht. So ist die „Blickdiagnose" zeitlich und räumlich einzugrenzen auf max. 3 s und eine Rundfläche von gut 50 cm Durchmesser.

Die Abb. 3 a–d zeigen einige typische und häufige Beispiele von Blickdiagnosen im Gesicht, aber auch an anderen Körperteilen. In den letzten Jahren sind zahlreiche entsprechende Bildersammlungen und Bücher auf den Markt gekommen, die bildhaftes Lernen und Repetieren unterstützen mögen und den Anschein erwecken, dass ein Grundstock diagnostischer Sicherheit und Routine mit geringem Aufwand zu erwerben sei. Da mag etwas Verführerisches daran sein.

Großformatige und zusammengesetzte Bilder allerdings können nicht auf einen Blick erfasst werden. Der Betrachter muss Teil um Teil fokussieren und fügt erst nach einem „Gang der Betrachtung" durch das Bild all die Elemente zusammen, die zum Verstehen der umfassenden Bildaussage nötig sind. Dieser Weg der Fokussierung führt fast automatisch entlang besonders hervorgehobener Figuren und Anordnungen, Personen, Gesichter und markanter Raumteiler. Bei Kunstwerken wird der Beschauer vom Künstler durch dessen Bildgestaltung mit Absicht auf den von ihm gewünschten „Gang der Betrachtung" durch sein Werk geführt. Die Szenenfolge scheint in Sprüngen von ca. 3 s abzulaufen. Dasselbe geschieht

a b c d

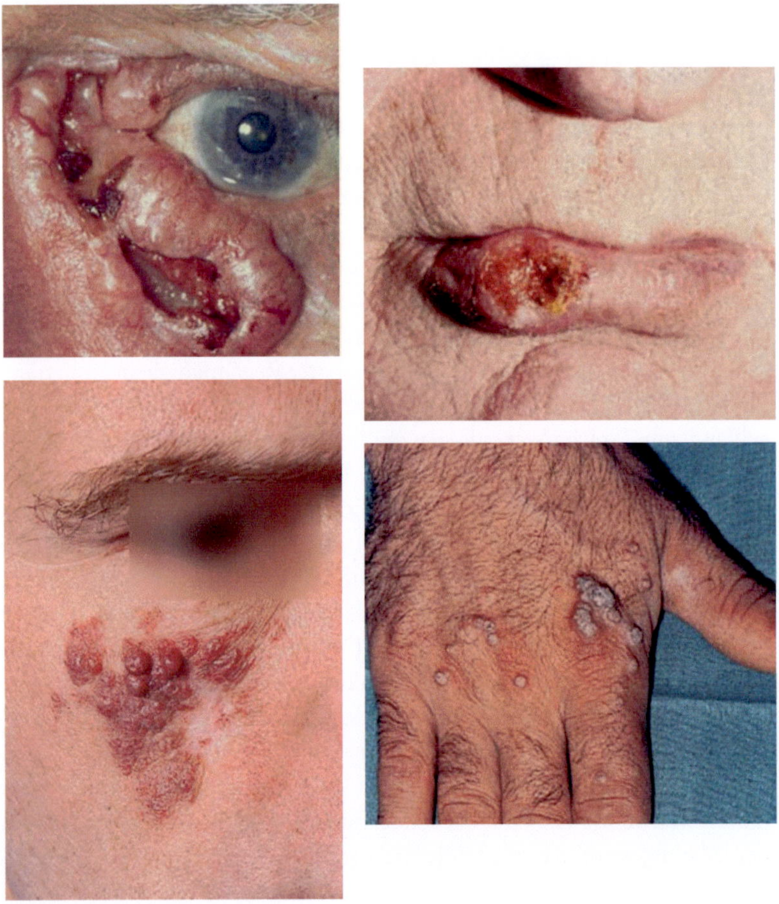

Abb. 3 Klassische Blickdiagnosen. Die typische Morphologie einer umschriebenen und markanten Hautveränderung wird auf einen Blick erfasst und kann unmittelbar in die Anatomie des einsehbaren Körperteils (Gesicht, Hand) eingeordnet werden.

a Basaliom mit typischem Knötchenwulst seitlich am rechten Auge.

b Spinaliom mit Ulzeration an der Unterlippe rechts.

c Feuermal an der Wange rechts (Naevus flammeus).

d Warzen am Handrücken rechts (Verrucae vulgares).

bei der ausführlichen und körperlichen Untersuchung unserer Patienten. Sie wird dann zusammen mit der Vorgeschichte des Patienten (Anamnese) und der Erfahrung des Untersuchers unter Einschluss der übrigen Befunde zur **„Eingangsdiagnose“** verarbeitet. Parallel dazu kommt auch das System der Spiegelneuronen in Gang.

Ganz anders und wesentlich zeitaufwendiger wird mit **bewegten Bildern** verfahren, im Leben wie auch in Theater und Film. Das binokulare Sehen ermöglicht Stereoskopie, Einstellung der Tiefenschärfe und die Erfassung der Bewegung, sowohl der Bilder wie auch des Betrachters. Die Impulse laufen über die Sehnerven und die Corpora geniculi laterales zum primären virtuellen Cortex im Hinterhauptlappen des Großhirns. Sekundär werden weitere Areale im Scheitel- und Schläfenlappen aktiviert.

Ausblick

So erwerben wir mit der Lebenserfahrung und dem erlernten und erinnerbaren Wissen auch unsere eigene Bilderinnerung. Diese wird mit den kulturellen Bilddokumenten abgeglichen. Bei uns Dermatologen ist dies einer der wesentlichen Zugewinne der hautfachärztlichen Aus- und Weiterbildung. Lehrbücher, Atlanten, Bildbände und Bildersammlungen dienen ebenfalls diesem Ziel. Aus unserem visuellen Gedächtnis und der speziellen Erfahrung erwächst die Fachkompetenz. Dazu gehört nach wie vor die Blickdiagnostik als ein Leitfossil der klinischen Dermatologie. Sie ist zu pflegen und zu bewahren als eine wesentliche Qualität unseres Faches. Von unseren klinischen Vorbildern erarbeitet und verfeinert, wird sie laufend durch moderne Untersuchungsverfahren ergänzt und gestützt. Dieser erworbenen Kompetenz bedienen wir uns jederzeit bei der diagnostischen Tätigkeit. Dabei kommt uns, neben der erworbenen klinischen Kompetenz, die empathische Kompetenz, Einfühlungsvermögen, Mitgefühl und Anteilnahme zu Hilfe. Diese hippokratischen Werte sind uns, im Gegensatz zur individuell erworbenen klinischen Kompetenz, angeboren, durch das System der Spiegelneuronen vermittelt, und sie ermöglichen uns, betrachtete Vorgänge so erleben zu können, als ob sie uns selber widerfahren wären.

Erstmals erschienen in: Akt Dermatol 2011; 37; 214–217.
DOI: https://doi.org/10.1055/s-0030-1256136

Literatur

1 **Kerl H et al.** Freude an der Morphologie: Dermatopathologie und Kunst. JDDG 2010; 8: 917–919

2 **Rizzolatti G et al.** Premotor cortex and the recognition of motor actions. Cognitive Brain Research 1996; 3: 131–141

3 **Rizzolatti G.** Empathie und Spiegelneurone: Die biologische Basis des Mitgefühls. Frankfurt a. M.: Suhrkamp; 2008

4 **Jung EG.** Haarsymbolik in der christlichen Ikonografie. Akt Dermatol 2010; 36: 235–238

5 **Jung EG.** Perseus, Medusa und die Darstellung der Hässlichkeit. Akt Dermatol 2010; 36: 488–491

Masks, from Myths to Modern Times

Masken, vom Mythos zur Zeitkultur

Zusammenfassung Masken sind Ausdruck kultureller Gestaltung, in der Frühzeit schon, und bis heute noch in den Fasenachtsbräuchen wirkmächtig. Zumeist zeichnen sie extreme Hässlichkeit, ja Schreck. Es wird gezeigt, dass diese Wirkung auf Veränderungen der Nasenvertikale und der beiden Gesichtshorizontalen, Augenpaar und Mund, beruht. Dies wird vor allem am Mund durch Verbreiterung, laterale Aufrundung und Wulstlippen erreicht. Ähnliche Veränderungen liegen den modernen Versuchen zugrunde, welche die erotische Attraktivität des Gesichtes zu steigern sich bemühen.

Auf der Skala von der üblichen Schönheit bis zur Hässlichkeit der Masken werden in der dekorativen Kosmetik Zwischenstufen erreicht, welche die Grenze der erotischen Attraktivität in Richtung Hässlichkeit weit überschreiten. Was angemahnt wird.

Abstract Masks are mythical formations for thousands of years up to now, persisting in Carnival. They mostly show ugliness as well as horror. Effects are achieved by alterations of the nose-vertical and the two horizontals of human face; the pair of eyes and the mouth. Most impressive are the amplifications of the mouth by enlarging, lateral blowing up and puffy lips. Nowadays similar alterations are intended to stimulate erotic attractivness.

On the scale of common beauty up to the ugliness of the masks, we find the attempts of decorative cosmetology, far away from natural beauty and much closer to ugliness and even horror. This should be avoided.

Einleitung

Masken sind allgegenwärtig und sie begleiten uns und beschäftigen uns, ob wir wollen oder nicht, ob wir uns dem hingeben oder sträuben. Sie besiedeln also sowohl unser bewusstes Denken wie auch die ganze Tiefe unseres Unbewussten. Auch unser Handeln ist nicht frei davon. Darüber geht es in der folgenden Ausführung.

Masken sind Ausdruck kultureller Gestaltung. Sie sind schon in den sehr frühen Kulturen nachweisbar, also seit gut 7000 Jahren. Der Ursprung ist in den symbolträchtigen Formierungen archaischer Riten zu vermuten, und Masken durchziehen die Zeiten vom Schamanismus bis heute bei vielen kultischen Anlässen. Die übergestülpte Maske zeichnet und verkörpert eine religiöse Kultfigur, Gottheit, Gottesdiener, Prophet, Priester und auch deren Gegenspieler (z. B. Teufelsfiguren) und bedeckt damit die maskentragende Person. Die Maske trägt die für die jeweilige Figur charakteristischen Merkmale meist drastisch ausgedrückt, ja überzeichnet, und entzieht resp. verdeckt anderseits des Trägers eigenen Charakter und Persönlichkeit. Um diese Übertragung durch Überstülpung abzurunden, wird auch der Körper des Trägers bemalt und durch kultische Gewänder „verkleidet". Handlungen, Werke und auch Untaten der dargestellten Figuren werden eindeutig diesen angelastet, während der Tragende außen vor bleibt, in Glorie wie in Schuld. Masken aber, dies steht fest, begleiten die Menschheit in allen Kulturen und Religionen.

Tragend und für die kultische Verankerung in Ritus und Gedächtnis maßgebend ist aber die Gesichtsverhüllung durch die Maske. Denn die Gesichtserkennung ist die meistgetätigte Bilderkennung in jedem soziokulturellen Kontext. Sie erfolgt „auf den ersten Blick" und führt zur bleibenden Verankerung im Gedächtnis [1].

Mittels der Masken werden die verschiedensten Kultfiguren dargestellt, direkt erkannt und später immer wieder erinnert. Sie verwandeln sozusagen die Trägerperson (früher zumeist ein Priester) vorübergehend in die göttliche Gestalt mit deren charakteristischen Gottes- oder Andachtsmerkmalen.

Im Laufe der Kulturgeschichte werden Masken und Maskenspiele gleitend übernommen vom Theater und mit diesem aus den Mysterienspielen hinaus in die offene Theaterwelt, Tragödie wie Komödie, getragen. Neben den Göttern erscheinen charakteristische Masken für Menschen, Priester, Seher, Helden, Krieger und, schon im griechischen Altertum, auch allegorische sowie historische Personen. In manchen Kulturen werden die mythischen „Kulturbringer" bei den wiederkehrenden Feiern mit Masken dargestellt, die tierische und menschliche Attribute vereinen. So wird der

Übergang aus einer „animalischen Vorzeit" in die kulturelle Vergangenheit symbolisiert. Im griechischen Theater wiederum tragen die Schauspieler Masken („Persona" genannt). Sie tragen die Charakteristika der darzustellenden Person; Merkmale also, die zur sofortigen Erkennung durch das Theaterpublikum führen und die auch wechselnden Stimmungen, Gefühlslagen oder einschneidenden Geschehnissen Ausdruck verleihen. Solche Charakteristika sind kulturelle Konstanten. Sie wurden in der frühen Neuzeit auch von der „Commedia dell'Arte" wieder aufgegriffen und finden sich, noch immer und weltweit, in vielen Volksbräuchen.

Die christlichen Kulturen haben schon sehr früh versucht, die heidnischen Maskenbräuche und Kulte zu ersetzen oder, wenn dies nicht gelang, christlich zu durchweben. So ist das wilde Maskentreiben vor der Fastenzeit als Fasching, Fasenacht oder Karneval weit verbreitet und geht auf die vorchristlichen, wirkungsmächtigen Riten zur Austreibung des harten und unwirtlichen Winters zurück. Dabei spielen manchmal auch leise Frühlingssignale eine Rolle. Die Maskierung mit schrecklichen und Angst einflößenden Mustern dient der Austreibung von Geistern und anderen irrealen Figuren heidnischer Vorstellung. Andererseits trägt sie zur Anonymität der Masken tragenden Personen bei, die damit aus dem Nimbus der durch die Masken dargestellten Figuren ebenso ausgeklammert sind, wie sie sich aus der Verantwortung für deren manchmal unmenschliche Taten herausstehlen. Das geht von Menschenopferungen im Namen wilder Gottheiten bis zu Verbrechen im Getümmel ausgelassenen Faschingstreibens.

Nun aber zu den Masken selber

Diese können Tiere darstellen oder Götter, denen im Gewimmel antiker Götterwelten tierische Gestalt zugewiesen wurde. Die meisten aber sind anthropomorph, gehen vom menschlichen Gesicht aus und stellen Figuren dar, denen „Menschenähnlichkeit" zuerkannt wird. Manchmal werden auch tierische und florale Elemente beigefügt, um solche Bezüge zu symbolisieren.

Menschenähnlichkeit ist von elementarer Bedeutung und stellt dennoch keine idealisierten Menschengesichter dar und ist schon gar nicht individuelle Personendarstellung. Das Abbild der Schönheit und Attraktivität des menschlichen Gesichtes, von der Kunst in allen Variationen und immer wieder gesucht, ist nicht Sache der Masken. Diese wollen nicht gefallen, sondern aufschrecken, erschüttern, beeindrucken und Furcht einflößen. Das kann man mit Schreckensbildern sehr viel eindrücklicher erreichen als mit Anmut und Wohlgefallen. Schrecken und Hässlichkeit, Fratze also, sind die

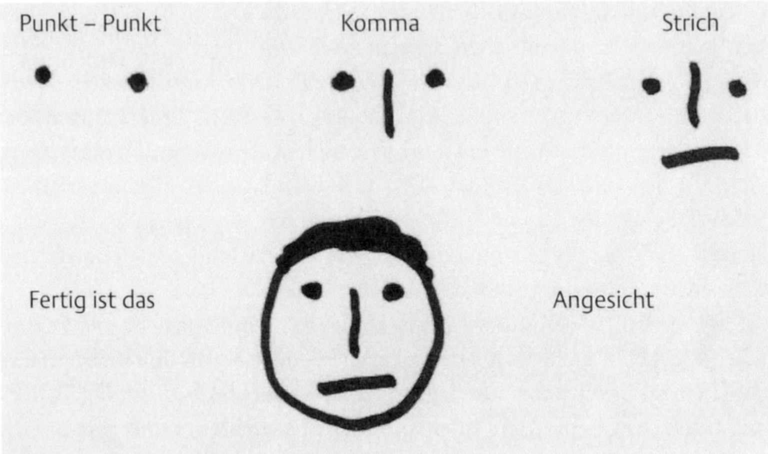

Abb. 1 Kindervers der Elemente zur Darstellung und Erkennung eines Gesichtes. Die drei führenden Elemente, Nasenvertikale und die beiden Horizontalen von Mund und Augen, sind auf einen Blick erkennbar, innert der 3 Sekunden, die neurophysiologisch der „Gegenwart" entsprechen (vgl. [1]).

Mittel der Maskendarstellung und nicht die Schönheit, die sonst im Leben alles zu dominieren scheint. Damit sind wir beim Kern angelangt. Masken wollen „prima vista", also auf den ersten Blick, gewaltig beeindrucken und wählen den Weg über Schrecken und Furcht. Dieser erste Blick dauert neurophysiologisch gerade 3 Sekunden. Dies ist der Zeitraum, eigentlich die Gegenwart, in welchem ein Gesicht erfasst und erkannt wird und im Gehirn präformierte Emotionen wie Schrecken, Angst, Furcht, Abscheu etc. ausgelöst werden. Solches geschieht über das kürzlich entdeckte System der „Spiegelneuronen" [1]. Über dieses werden natürlich auch andere, besser bekömmliche Regungen und solche differenzierterer Art vermittelt. Die Masken aber wollen fast ausschließlich aufschrecken, schockieren. Sie benützen und verändern dabei die Basiselemente des menschlichen Gesichtes, die zur Erkennung und Erinnerung desselben nötig sind und dazu auch ausreichen:

Es sind dies:

Die Horizontalen des Mundbereichs und der Augenpartie, die Vertikale der Nase und die Seitensymmetrie, wie sie im Kindervers (Abb. 1) elementar schon zur Darstellung kommen.

Während die Seitensymmetrie gewahrt bleibt, werden bei den Masken die anderen Elemente variiert und graduell mehr oder weniger bizarr verzeichnet. Damit wird, wenn man so will, das menschliche Gesicht, ausgehend vom schönen Idealbild, stufenweise verzerrt, bis es die extreme

Ausdrucksform der Hässlichkeit erreicht. Die Medusa ist das archaische Sinnbild dazu (Abb. 2). Damit gehen die emotionalen Reaktionen auf Schönheit und Attraktion verloren und provozieren, wie erwünscht, beim Betrachter ausschließlich und zwangsläufig solche von Schrecken, Angst und Furcht. Solche Transformationen sind teilweise und in Ansätzen bei Missbildungen und Krankheiten vorgezeichnet und finden sich auch in Sprache und Literatur.

Die **Nasenvertikale** bleibt erhalten, die Nase aber wird in Form, Farbe und Größe entstellt (Abb. 3): Knollennase, Rotznase, Säufernase, Zinkennase, Zwergnase, Cyrano de Bergerac …

Das Einhorn als Anlehnung ans Nashorn findet kaum Analogie bei Masken.

Die **Augenhorizontale** wird bipolar erhalten, nur gelegentlich in Schieflage versetzt. Das mediane Zyklopenauge als Analogie zu schweren Missbildungen und in phylogenetischer Erinnerung an primitive Formen der Tierwelt wird bei Masken nicht aufgenommen.

Die Augen jedoch werden in Abstand, Größe, Umrandung und Farbe verändert: Bulleraugen, Kuhaugen, Schielaugen, Triefauge, Glotzauge, Schlupflied, Augenzahn, Augenklappe, Glasauge, Einauge …

Die **Mundhorizontale** wird als solche erhalten, gelegentlich aber in Schieflage versetzt oder mit hängendem Mundwinkel gezeigt, wie bei Lähmungen.

Der Mund wird in Größe und Formung variiert, meist exzessiv verbreitert, bipolar kugelig aufgedunsen und zuweilen mit tierähnlichen Zähnen oder heraushängender Zunge gezeigt (Abb. 2). Garniert wird er oft durch Haarbesatz, Schnauz und Bart.

Die Lippen werden aufgedunsen überzeichnet und farblich bizarr betont.

Hängemaul, Schmollmund, Kussmund, Riesenmund, Schublade, Schlund, Rachen, falsche Zunge, gespaltene Zunge, Lälle-König …

Masken und Köperkultur jetzt

Betrachten wir nun die ganze Breite, das Spektrum des menschlichen Gesichtes und die entsprechenden Empfindungen beim Ansehen, so spannt sich der Bogen vom allgemeinen Schönheitsideal auf der einen Seite bis zur hässlichen Fratze der Masken auf der anderen Seite. Dabei ist zu bedenken, dass die Schönheit und deren Idealisierung sowohl Variationen als auch Unterschiede aufweist. Erinnert sei an die asiatischen „Schlitzaugen“, die „Mandelaugen“, die schmalen bis wulstigen Lippen und dann die Spielformen der breiten Gesichter mit hervortretenden Wangenknochen bis zu

2

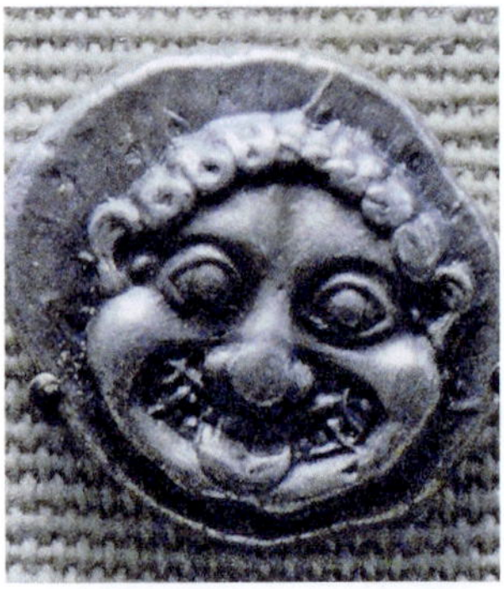

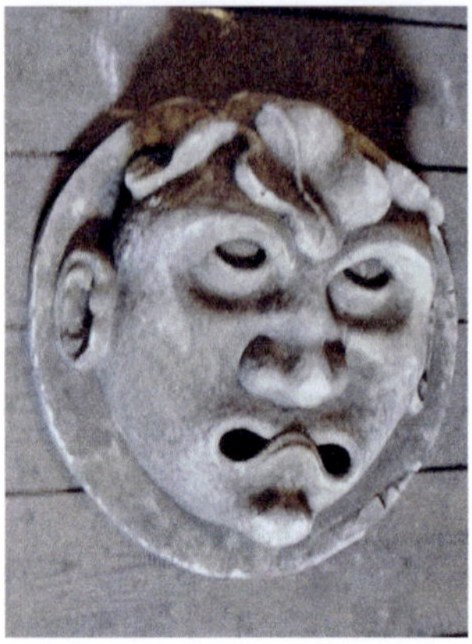

3

4

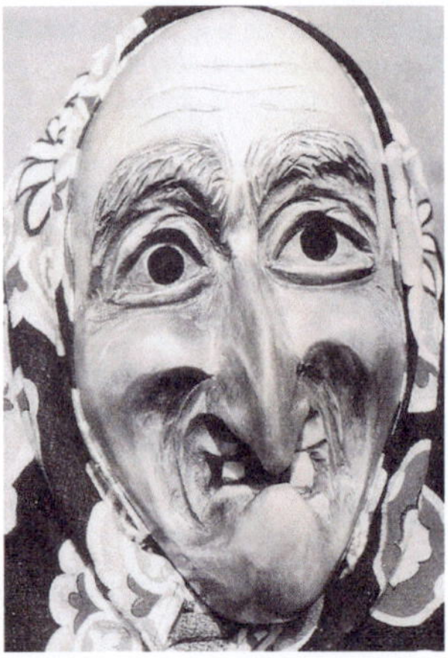

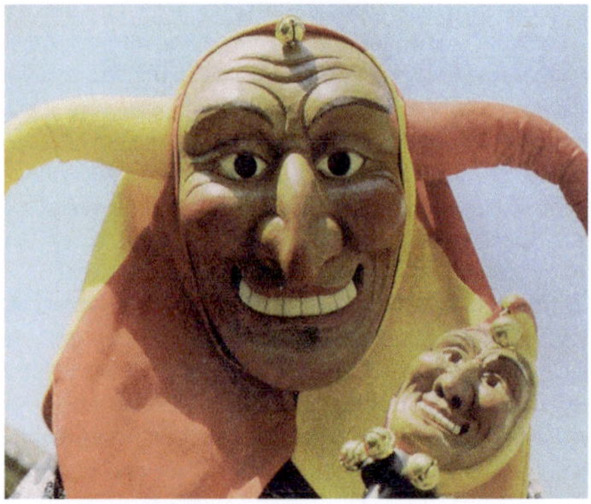

5

Abb. 2 Gorgonenhaupt der Medusa auf einer attischen Drachme 520 v. Chr. (aus [2]). Breit stehende Glotzaugen, der Mund extrem verbreitert mit heraushängender Zunge sowie Schnauz- und umrandende Kopfbehaarung. Die Nasenvertikale wird verstärkt durch die Fortsetzung nach unten durch die Zunge.

Abb. 3 Schreckmasken-Medaillon aus dem Turm der Heilig-Geist-Kirche Heidelberg: breitstehende Augenhöhlen und breite, seitlich kugelig aufgeweitete Mundpartie. Besonders eindrücklich erscheint die Nasenvertikale, die nach unten über die median hochgezogene Unterlippe bis zum wulstig prominenten Kinn verlängert wird.

Abb. 4 Hexenmaske aus dem Sarganserland mit längs-ovalem Gesicht, Glotzaugen und klobig vergrößerter Mundpartie mit grimmigem Zahnbesatz. Die Nasenvertikale wird durch Zinkennase fast brückenartig nach unten zum hochgezogenen Kinn verlängert.

Abb. 5 Alemannische Schellenmaske (Narr, Bajass, auch Eulenspiegel etc.) aus Basel mit Kleinfigur am Narrenstab: Glotzaugen, extrem verbreiterter, zahngarnierter Mund und starke Betonung der übergroßen Nase.

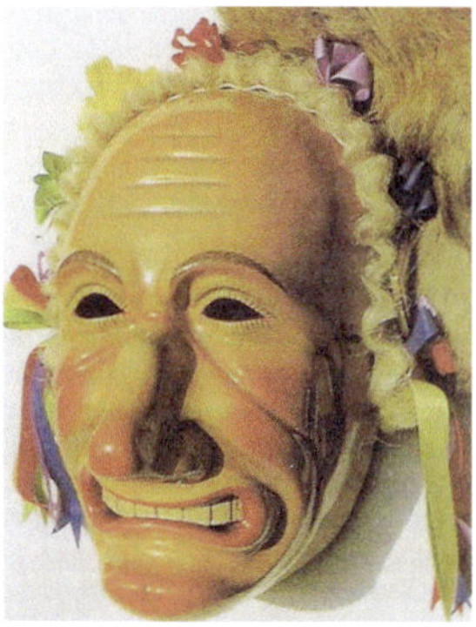

Abb. 6 Alemannische Maske mit übergroßer Nase und verbreiterter, seitlich rund geweiteter Mundhorizontale, wulstigen Lippen und massivem Zahnsatz, „Rottweiler Biss".

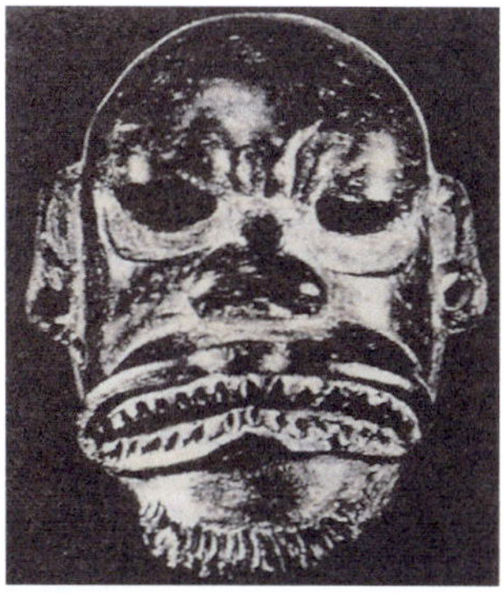

Abb. 7 Olmekische Schamanenmaske (Mexiko, 2. Jahrtausend v. Chr.) mit großen Augenhöhlen, Knollennase und gesichtsbreit vergrößerter Mundpartie mit Bartbehaarung, Zahnbesatz und Wulstlippen, dazu der für Schamanen typische Bartbesatz (aus [3]).

den längsovalen Formen mit römischer Nase. Alles ist zu finden an den Exponentinnen und Trägern von Schönheit und Attraktivität, die uns allgegenwärtig vorgehalten werden. Und dies alles ist neben der individuellen noch versehen mit einer markanten regionalen Note.

Auf der anderen Seite des Spektrums menschlicher Gesichter finden sich die Masken mit den Merkmalen der hässlichen Fratze, die dem Betrachter Schrecken, Angst und Furcht einjagen.

Dazwischen liegen weite Bereiche mit Übergängen, deren Effekte, teilweise wohl fließend, sich wandeln und gelegentlich, gleichsam in Sprüngen, von attraktiver Schönheit zur Fratze der Hässlichkeit, die ihre eigene Geschichte hat [2, 7], verkehren. Dies zu erfahren und auszuprobieren ist neuerdings angesagt und hat eine Vorgeschichte, die es kurz zu skizzieren gilt.

Tausende von Jahren war die gesicherte Zeugung und Aufzucht der Kinder ein wesentliches Anliegen der Sippen, Stämme und Völker; unabdingbar für deren Fortbestehen. Dementsprechend war die Partnerwahl ausgerichtet. Stärke und Tatkraft der Männer versprach den Frauen und Kindern Sicherheit und Ernährung, während häusliche Fertigkeiten und ausreichend Energiereserven um ein gebärfähiges Becken dem werbenden Mann beste Voraussetzungen für die Trag- und Stillzeit des gemeinsamen Nachwuchses signalisierten. Diese Arbeitsteilung hat sich lange bewährt. Mit der kulturellen Entwicklung, der zunehmenden Sozialisierung und der wachsenden Vielfalt persönlicher Freiheiten und Gestaltungen aber hat sich die Lastenteilung zwischen Mann und Frau gelockert und sich in wesentlichen Bereichen angeglichen. Allerdings ist und bleibt das Kinderkriegen allein den Frauen vorbehalten. Aus vielen Gründen persönlicher und sozialer Argumentierung und nicht zuletzt durch die drastische Reduktion der Kindersterblichkeit ist Kinderkriegen nicht mehr vordringliches Anliegen der Partnerschaften, deren Dauer ebenfalls in Frage gestellt wird. Zudem ist durch effiziente Geburtenkontrolle der Frau nicht nur Mitsprache, sondern Entscheidungsfreiheit gegeben worden. Dies mag erklären, warum die ursprünglichen Qualitäten zur Partnerwahl weitgehend hinfällig geworden sind.

Frauen und Männer gleichen sich in der Beschäftigungswelt zunehmend an und in der sehr viel umfangreicher gewordenen Freizeit ebenfalls. Damit entstehen Freiräume zum Ausleben der sexuellen Bedürfnisse, was durch die effektive Geburtenkontrolle weitgehend vom Kinderkriegen abgekoppelt ist. Und Kinderkriegen und deren Aufzucht ist keineswegs mehr ausschließlich auf die Partnerschaften angewiesen. Partnerschaften umgekehrt sind auch nicht mehr allein auf Nachwuchs und Lebenssicherung ausgelegt. Sie werden kurzlebiger und mehrere können aufeinander folgen. Die Partnerwahl muss absolut neugestaltet werden, nicht nur was die Qualitäten hierzu angeht, sondern auch was die Dauer derselben betrifft. Partnerwahl ist demnach auch nicht mehr, wie früher, einmalig am Anfang des Erwachsenenlebens angesagt, sondern lebenslang und wiederholt. Danach richten sich die neuen Qualitäten aus.

Die Darstellung der Frauen, aber auch der Männer, erfolgt neu ausgerichtet und im Wesentlichen mit zwei Zielrichtungen: Einerseits ist es eine Selbstdarstellung. Sich selber möchte man gefallen, bis zur narzisstischen Verzeichnung manchmal, und die Selbstsicherheit will gestützt und getragen werden.

Zum anderen wird die ideelle Schönheit ergänzt und möglicherweise auch etwas verlassen in Richtung der sexuellen Attraktivität. Dies geht direkt und ausgesprochen auf Partnerbeeinflussung aus. Auffälligkeit ist angestrebt, Aufmerksamkeit wird eingefordert, die sexuellen Reize werden betont und nonverbale Avancen werden ausgesandt. Diese Konzeption führt auf dem Weg von den Schönheitsidealen hin zur aggressiven, ungehemmten Attraktivität und damit zur Übersteigerung der provokanten Attribute solcher Zielrichtung. Auf dem Weg hin zu den Merkmalen, die bei den Masken bizarr verzerrt und übersteigert dargestellt sind. Und Dauerhaftigkeit ist angestrebt im Bemühen um jugendliches Aussehen. Also Kampf gegen die Hautalterung. Beides ist von Bedeutung.

Betrachten wir die Phänomene im Einzelnen und sehen wir ab von operativen sowie dekorativen Korrekturen von Malformationen und Narben, die hier nicht gemeint, aber oft segensreich und nötig sind.

Die **Augenhorizontale** wird betont durch Öffnen der Schlitzaugen, Lidoperationen und gezielte Epilation der Brauen. Faltenfüllen, Botox-Anwendung und Fettunterfüllungen gruppieren sich drum herum. Flächige Schälungen unterschiedlicher Art und straffende Operationen der Gesichtshaut ergänzen die Bemühung. Dies alles bleibt im Bereich der Variationsbreite der Schönheitsbegriffe und überschreitet die sogenannte Fratzengrenze nicht. Leider wird oft eine gewisse Uniformität erzielt und individuelle, schöne und attraktive Elemente verschwinden. Die Nasenvertikale wird ähnlich rücksichtsvoll behandelt.

Die **Mundhorizontale** aber erleidet massive Veränderungen, ja Verunstaltungen. Das Aufspritzen der Lippen, deren Vergrößerung durch permanente Farbtätowierung und die unnatürliche Konturierung führen zur enormen Betonung des Mundbereiches als einer der wirkmächtigsten natürlichen erotischen Reizregionen. Der Schönheitsbereich wird eindeutig verlassen, oft weit über die Fratzengrenze hinaus, und landet im Bereich der Hässlichkeit von Schreck erregenden Masken.

Noch wird die erotische Attraktivität als neue Qualität der Offerte im Zuge der Partnerfindung zu steigern versucht, noch ist die Fratzengrenze nicht in allen Bereichen bekannt und ausgelotet, noch immer wird diese im Mundbereich weit überschritten und noch kann diese Entwicklung in Dynamik und Verlockung nicht abgeschätzt werden. Doch es mehren sich die Bemühungen zur sorgfältigen Limitierung der Exzesse. Solches betrifft zunächst das Gesicht als erstem Blickfang bei der Begegnung und Erkennung von Personen. Andererseits mehren sich die Möglichkeiten der hormonellen Umgestaltung des Muskelkleides und des invasiven Angehens der Fettdepots. Es mehren sich die Bemühungen um umfassende, ganzheitliche Neugestaltung von Person und Erscheinung, dem „Human Enhancement", innen wie außen. Dazu gehört auch der Einsatz sowohl dekorativer wie auch permanenter Elemente, welche der ausschmückenden Hautbesetzung durch Tattoo, Piercing und Bemalungen in vielfältiger Art dienen. Schlagwörter wie „Auch Männer schmücken sich!" begleiten und locken. Ernährung, Medikamentenmissbrauch und Suchtgefahr stehen in der Debatte [4–6, 8]. Die sehr alten, traditionellen Elemente ritueller Herkunft, wie Tattoo, Piercing und Körperbemalung, gehören dazu, erhalten neue Bedeutungen und auch frische Bildelemente, wobei die Gewichtung eher zur Selbstdarstellung und geringer zur erotischen Attraktion pendelt [9].

Der Mythos Haut wird in neuer Bedeutung in den Medien gepriesen [10] und die Körperpräsentation findet Eingang in die Kunstszene [11].

So erhalten die traditionellen Masken ritueller Provenienz neuerdings eine besondere Bedeutung als Maßgabe und Ausrichtung der Bemühung, das individuelle Erscheinungsbild des frei sich entfaltenden Menschen intentionsorientiert und individuell zu gestalten. Die neue Zielrichtung, sowohl Selbstdarstellung als auch erotische Attraktion, sucht Wege, die im Extremen sich in den Masken schon finden und als Mahnung dienen, um Grenzüberschreitungen zur Hässlichkeit zu vermeiden. Möge dies gelingen.

Erstmals erschienen in: Akt Dermatol 2013; 39: 90–94.
DOI: https://doi.org/10.1055/s-0032-1326357

Literatur

1 **Jung EG.** Das Phänomen Blickdiagnose. Akt Dermatol 2011; 37: 214–217

2 **Jung EG.** Perseus, Medusa und die Darstellung der Hässlichkeit. Akt Dermatol 2010; 36: 488–491

3 **Schöpf E.** Leben und Tod in der Kunst der präklassischen Indianerkulturen Mesoamerikas. Heidelberg: Univ. Verlag Winter; 2009

4 **Landfester U.** Stichworte–Tätowierung und europäische Schriftkultur. Berlin: Matthes & Seitz; 2012

5 **Zeuch U et al.** Haut, verborgen im Buch, verborgen im Körper. Ausstellungskatalog Wolfenbüttel: Herzog August Bibliothek; 2003

6 **Mittag H.** Die Haut im medizinischen und kulturgeschichtlichen Kontext. Marburg: Völker & Ritter; 2001

7 **Eco U.** Die Geschichte der Hässlichkeit. München: Hanser; 2007

8 **Benthien C.** Haut, Literaturgeschichte – Körperbilder – Grenzdiskurse. Reinbek b. Hamburg: Rowohlt; 2001

9 **Burkhard D.** Hautgedächtnis. Hildesheim: G. Olms Verlag; 2011

10 **Mewes C, Steinkraus V.** Haut, Mythos und Medium. Hamburg: Kunsthaus Hamburg, Revolver Publishing; 2011

11 **O'Reilly S.** Body Art, der Körper in der zeitgenössischen Kunst. Berlin & München: dky GmbH; 2012

Mythology and Cosmetics

Mythologie und Kosmetik

Zusammenfassung Kosmetik ist tief in der Mythologie verankert und zumeist von Eros, der „begehrlichen Liebe“, getrieben. Dieser ist allgegenwärtig in unserem Bewusstsein und im Unbewussten, spricht durch Zeichen, Bilder und Symbole, lebt in Riten und Konventionen und durchzieht gewaltig die kulturelle Entwicklung; den „Gang des Geistes“ genauso wie den „Ruf des Fleisches“.

Es beginnt mit der Gesichtserkennung und der Spanne zwischen Schönheit und Hässlichkeit. Kosmetik will, ausgehend von der Schönheit, die sexuelle Attraktivität steigern. Die Betonung der Augenhorizontalen und besonders die Variation von Form und Farbe der Mundpartie sind die effektiven Elemente dazu. Eine Überzeichnung provoziert unvermittelt Hässlichkeit, was am Beispiel von Masken gezeigt wird. Davor wird gewarnt.

Abstract Cosmetics are based on mythology and are driven by Eros, the god of “desirous love”. Eros is omnipresent in our consciousness as well as in unconsciousness; he operates in signs, emblems and symbols, and lives in rites and conventions und he waves deeply through our cultural development.

The recognition of human faces is the base of any reaction, moving between beauty and ugliness. Cosmetics tend to increase sexual attraction by modification of the faces elements. An over expression of the eye region as well as the modification in form and colour of the oral compartment are the preferred tools. Misuse may suddenly turn to ugliness, as can be demonstrated by mythological masks. This should be avoided.

Kultur als Bereicherung und Ergänzung zur Natur wurde den Menschen einst von den Göttern direkt oder durch „götterähnliche Kulturbringer“ vermittelt. Dies geschah in der vorhistorischen Zeit und lebt in Mythen und Riten weiter. In allen Kulturen sind solche, fast einheitlich zu nennende Vorgänge tradiert, sodass man vom kulturellem Gedächtnis [1], von archetypischer Verhaltensweise [2] oder, in Anlehnung an die Gene, von Memen [3] spricht.

Das Christentum hat diese frühen Bilder recht konsequent übernommen und seinen Heilsgeschichten einverleibt. Solches ist exemplarisch in der 11. Vision des Salemer Codex III von Hildegard von Bingen dargestellt (Abb. 1).

Sowohl in der Erinnerung als auch in Bräuchen und Ritualen treten diese verblüffend ähnlichen mythischen Figuren immer wieder auf. Dargestellt werden sie regelmäßig durch anthropomorphe Masken mit tierischen Merkmalen. Respekt und Furcht sollen sie einflößen, weshalb sie mit den typischen Attributen der Hässlichkeit ausgestattet sind [4–7].

Auch in Kinderzeichnungen [8, 9] kommen Masken oder maskenartige Gesichter gelegentlich zur Darstellung. Traumbilder oder persönliche Erfahrungen mögen dem zugrunde liegen. Bizarre Betonungen der Augenhorizontalen und exzessive, schreckliche Verzerrungen der Mundhorizontalen sind charakteristisch, wie sie bei der Darstellung mythischen oder traditionellen Maskentreibens vorherrschen [7, 13].

Besondere Beachtung wurde den Zeichnungen und Gemälden von bildnerisch begabten Personen mit Down-Syndrom zugemessen. Umfangreiche Darstellungen der Werke von Jane Cameron und von Willibald Lassenberger [9] zeigen nur gelegentlich Bilder mit Masken oder maskenartigen Gesichtern (Abb. 2). Auch hier werden die Gesichtshorizontalen bizarr vergrößert und schrecklich verformt. Tierische Attribute kommen zuweilen hinzu, ähnlich wie bei den rituellen und mythischen Masken.

Auch bei Patienten mit psychischen Erkrankungen wurde nach dem Phänomen Masken und deren bildhafter Deutung mit assoziativen Verfahren gesucht. Der Rorschachtest ist eine Methode der Psychodiagnostik [10], benannt nach dem schweizerischen Psychiater Hermann Rorschach (1884–1922), und beruht auf der Formdeutung von Tintenklecksbildern. Die Bedeutung von Masken in diesem Testverfahren ist vom Psychiater Ronald Kuhn (1912–2005) 1954 erstmals in Buchform [11, 12] herausgearbeitet worden. Von 1042 Patienten der psychiatrischen Klinik in Münsterlingen (Thurgau/CH) wurden 912 ein- oder mehrmals einem Rorschachtest unterzogen. Masken wurden von 88 dieser Patienten (9,6 %) mehr oder weniger präzise beschrieben.

Vorwiegend sind es Menschenmasken, gelegentlich mit Tierattributen. Die Bilderkennung [7, 13] erfolgte anhand der Augenhorizontalen und der

1

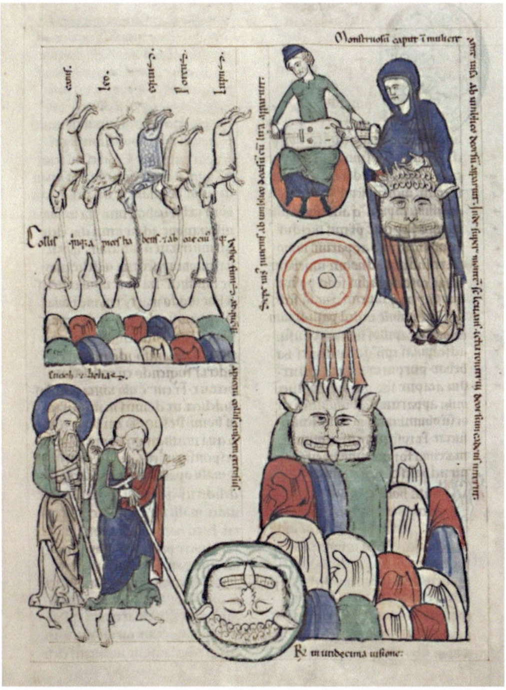

2

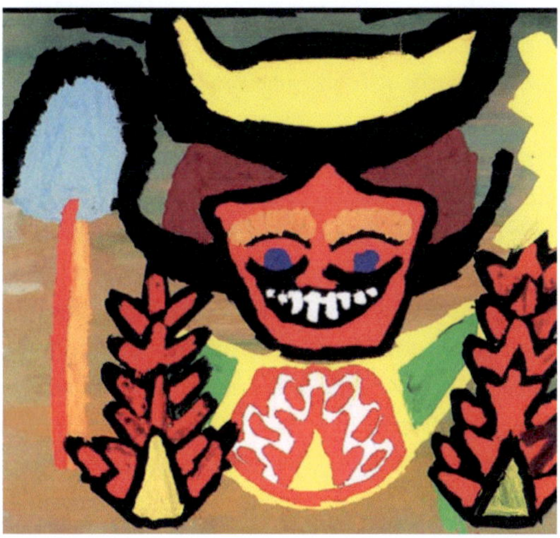

Abb. 1 Hildegard von Bingen: Liber Scivias III,11; Rechts oben die blaue Figur als Allegorie der Kirche ist beschäftigt mit dem „Haupt des Bösen, mit eselsgleichen Ohren und mit Nase und Rachen wie ein Löwe", welches in der Bildmitte anmaßend sich erhebt und endlich bewältigt, abgestürzt und tot (verkehrt) am unteren Bildrand liegt (Bild: UB HD: Cod. Sal. X,16: fol. 177r).

Abb. 2 Krampus von Willibald Lassenberger **[9]**. Krampus ist eine Figur mit einer hässlich-schrecklichen Menschenmaske und tierischen Attributen, Begleiter von St. Nikolaus in den Adventsbräuchen der Ostalpen.

besonders pointiert bezeichneten Gesichtsvertikalen mit Nasenbetonung. Charakterisiert werden die Masken oft als Clowns, Gaukler, Fastnachtsfiguren und seltener als Teufel, Gasmaske oder Totenmaske. Betont wird regelmäßig das Groteske, das Grimmige, das Hässliche, sowie Karikatur und Verfremdung. Ästhetik als Schönheit und Attraktivität wird kaum angeführt.

Das kulturelle Gedächtnis hat unterschiedliche Tiefen

Wir tragen alle unsere Vergangenheiten in uns, die eigenen und diejenigen unserer Vorfahren. Aus Masken und Bildern spricht der Ursprung, wirkt mit Schrecken und fordert Furcht, Gottesfurcht zunächst. Archaische Ängste wirken fort, und ebenso die Mühen des Bestehens der Natur und der Mitmenschen. Mythen erinnern an die Wege der stufenweisen Sozialisation. Alles wirkt zusammen, alles ist präsent, in jedem von uns, aber auch in den Mythen und Märchen, den Träumen und in mannigfachen Symbolen, die uns begleiten. Gemeinsam ist vieles, weshalb Erklärung gesucht und Benennung gegeben wird. Kulturelles Gedächtnis [1], kollektives Unbewusstsein [2] oder ein System von Memen („memory genes", [3]) sind die Kennworte. Geschehnisse werden reflektiert, die mehrere zehntausend Jahre zurückliegen, in der vorhistorischen, der mythischen Epoche.

Im Gegensatz zum Kunstverständnis, in welchem die Hässlichkeit als Antiposition zur Schönheit begriffen wird [5, 14], spielt bei den Maskensymbolen die Hässlichkeit die traditionelle, in den Mythen verankerte Leitrolle. Und die Schönheit wird, wenn überhaupt, als Gegensatz zur Hässlichkeit der mythischen Symbole verstanden.

Schönheit ist in der Kunst lange Zeit nach dem Maß der Natur bestimmt worden und ist dennoch ein junges Ideal, das sich nicht auf die Urzeiten rückverfolgen lässt. Es hat sich in den frühen Hochkulturen, wohl sieben- bis neuntausend Jahre vor unserer Zeitrechnung, entwickelt. In Stein gehauen wird es reichlich dokumentiert und hat sich rasant als ein bemerkenswertes und erstrebenskräftiges Ziel herausgebildet. Damit ist Schönheitspflege, Kosmetik, als Instrument der Zielführung aufgekommen und hat sich in Wellen durch die Jahrtausende [15] bis heute fortentwickelt. Schönheit wird als soziale Macht verstanden und verbindet die Vorstellung respektive den Drang nach Gesundheit, Jugendlichkeit und sexueller Attraktivität. Argumentiert wird dies mit einer Lust zur Selbstdarstellung und ermöglicht eine Umgestaltung der Partnerwahl. Letztere war traditionell ausgerichtet auf die Lebensaufgaben der Gemeinschaften, Familie, Sippe und Volk, wobei dem Manne die Ernährung und die Sicherheit oblag, während die Frau für die Aufzucht der Kinder garantierte. Daran orientierte sich die Partnerwahl. Im Laufe der kulturellen Entwicklung mit tragfähigen Sozialstrukturen, mit medizinischem Fortschritt, mit Freiheiten aller Arten und nicht zuletzt durch eine effiziente Geburtenkontrolle ist Partnerwahl zu einem wiederholten, ja permanenten Anliegen geworden [7]. Dazu bedarf es zweier besonderer Qualitäten. Das eine ist die Selbstsicherheit, die mit der Selbstdarstellung verknüpft ist und oft Elemente von Selbstinszenierung und Körpermodifizierung trägt. Das andere Element ist die sexuelle Attraktivität, die durch Modifizierung gesteigert und damit regelrecht inszeniert wird.

Die sexuelle Attraktivität als neue Qualität

Seit dem klassischen Altertum spielt die sexuelle Attraktivität, zunächst als Teilqualität der Schönheit, dann immer mächtiger eine eigene, bedeutende Rolle. Dabei spielen das menschliche Gesicht und seine Ausdrucksformen die primäre und meist maßgebliche Rolle. Dies gilt es näher zu beleuchten.

Die sexuelle Attraktivität eines Menschengesichtes ist zwischen Hässlichkeit auf der einen Seite einer virtuellen Skala und der Schönheit auf der anderen anzusiedeln.

Die **Hässlichkeit** ist in natura zwar vorhanden, in ihrer besonders eindrücklichen und stereotypen Ausprägung aber ist sie in unserem Unbewussten gegenwärtig und wirksam. In den entsprechenden Masken der mythischen Figuren ist Hässlichkeit noch immer und in allen Kulturbereichen präsent und wird tradiert. Hässlichkeit ist aber erst, nachdem Karl Rosenkranz 1853 [4] die „Ästhetik der Hässlichkeit“ formulierte, zum Gegenstand von kulturellen und anthropologischen Studien geworden. Hässlichkeit und Schönheit werden seither mit derselben Akribie, Ernsthaftigkeit und Phantasie bearbeitet. Instrument und Engagement sind also gleich, als Gegenstand aber sind sie auf einer affektiven Skala diametral entgegengesetzt, ein richtiges Gegensatzpaar. Damit ist das eine Ende der virtuellen Skala, die Hässlichkeit nämlich, mythologisch fest verankert und allgemein anerkannt. Das andere Ende bestimmt die auch recht allgemein anerkannte Schönheit, die seit dem klassischen Altertum immer wieder, intensiv und phantasievoll beschrieben, gepriesen und dokumentiert ist. Sie ist, gegenüber der Hässlichkeit, ein viel jüngeres Element unseres Kulturgutes. Sie hat eine beträchtliche Spielbreite und unterliegt ethnischen Verschiedenheiten. Es ist aber nie gelungen, sie mit Mustergliederungen oder mathematischen Formulierungen zu fassen.

Von Schönheit und Attraktivität

Idealtypische Schönheit wirkt distanziert und es mangelt ihr an Attraktivität. Denn es gibt keine Schönheit ohne individuelle Merkmale, die als Blickfang den Betrachter „auf einen Blick“, in der Gegenwart von knapp 3 Sekunden anzulocken und zu fesseln vermögen [13]. Als Blickfang dienen einerseits die Augen mit ihren speziellen Eigenheiten, vom „Schlitzauge“ bis zum „Mandelauge“; eben das, was in der unmittelbaren Umwelt als besonders auffällt. Dem kann chirurgisch oder kosmetisch nachgeholfen werden durch Veränderung von Form und Ausrichtung. Häufig wird mit den Brauen und Wimpern gespielt. Auch die Nase wird oft modifiziert. Breite Nasenflügel, Buckel oder Kerben am Nasenrücken werden operativ bleibend verbessert und dem Vorbild der „römischen Nase“ angenähert, wobei die feine Nase direkt aus der Stirne fast geradlinig entspringen soll. Eine besondere Bedeutung liegt bei Mund und Lippen. Zentral im Gesicht stellen diese optischen Einheiten den primären und nachhaltigsten Blickpunkt dar, der uns von der allgemeinen Attraktivität direkt zur sexuellen Attraktivität weiterführt.

Fakt ist also, dass die „ideale Schönheit“ keineswegs identisch ist mit Attraktivität und schon gar nicht mit deren sexueller Variante. Schönheit impliziert nicht nur „Gefallen“, sondern auch „edle Gesinnung“ und soziales Vorbild. Zuweilen vermittelt sie auch Distanz, Respekt und Berührungsängste. Ganz anders die sexuelle Attraktivität, sie ist egoistisch, rücksichtslos und zielorientiert. Dies wird erreicht durch Hinzuziehung und Steigerung der Blickpunkte, verstärkt und zuweilen bizarr verzerrt durch besondere Elemente, die wir aus der Darstellung der Hässlichkeit schon kennen. Sie fallen auf, fangen den Blick und bringen die erogenen Zonen aufdringlich in den Vordergrund. Solche Elemente werden dem schönen Grundmuster übergestülpt, wobei Ausmaß und Verteilung variieren und erst durch die Effekte in der Anwendung bestätigt, verworfen oder modifiziert werden. Das ist das moderne Feld der Kosmetik. Und es wird weltweit intensiv und vielfältig begangen.

Die Maske des Eros

„Das Schöne ist nichts als des Schrecklichen Anfang, das wir gerade noch ertragen“, so schreibt R.M. Rilke in seiner „1. Duineser Elegie“ 1912. Er meint die Skala von Schönheit zur Hässlichkeit und als Endpunkt zum Schrecklichen, das ist die Domäne des erotisch fesselnden Eros, wie Rilke im Gedicht „Eros“ 1924 formuliert:

Masken, Masken! Dass man Eros blende.
Wer erträgt sein strahlendes Gesicht,
wenn er wie die Sommersonnenwende
frühlingliches Vorspiel unterstrich.

So kann es geschehen, dass solcher Anreiz überspringt von einem Menschen auf andere, die Spiegelneuronen [13] feiern Urstände, als wie vom Blitz geschlagen; „coup de foudre" nennen es die französischen Romanciers trefflich. Ein Feuerwerk der Glückshormone (Endorphine) geschieht dem Empfänger, der überrumpelt sich selber nicht mehr versteht. Masken sind im Spiel. Gesichter sind gemeint als Vorbilder einerseits und als Mahnung vor Missbrauch anderseits, vor dem Übermaß und damit dem Abgleiten ins Hässliche, ja ins Grässliche gar.

In der griechischen Mythologie wird die Liebesgöttin Aphrodite begleitet von Himeros, dem „Verlangen", und von Eros, der „begehrlichen Liebe". In der Tragödie „Antigone" von Sophokles wird Eros vom Chor als unbesiegbar im Kampf angesprochen. Der Mensch sei der Macht des Eros, die ihn ergreift, gänzlich ausgeliefert. Das Dionysische, Animalische der menschlichen Triebnatur ist angesprochen. Eros wird in Ritualen eingefangen, religiös gezügelt, in Konventionen kultiviert und durch Gesetze geregelt. In der Neuzeit wird er neu beschrieben, als Freiheit verkündet und von Sigmund Freud als ein wesentlicher Grundtrieb des Menschen postuliert.

Also spielt Eros auf der genannten Skala unergründlich, überraschend, erfinderisch und unentwegt. Und die Menschen spielen mit, neuerdings besonders intensiv, und die Kosmetik bietet dazu Hand mit Ideen und mit Material.

Da sind die **Clowns**, auf der Skala auf halbem Weg, aber weg vom Schönen zum Komischen (Abb. 3). Dem Gesicht wird mit weißem Aufstrich (gelegentlich auch als Maske) jegliche Struktur und Mimik genommen, die Augenhorizontale wird auf die zwei Augenhöhlen reduziert und nur der Mund wird enorm hervorgehoben und betont. Dies geschieht farblich durch Überzeichnung der natürlichen Lippenröte, durch Vergrößerung derselben und auch durch seitliche Ausdehnung der Mundpartie. Das Exempel Clown zeigt in Abb. 3, welche Gesichtsanteile gelöscht werden müssen, um die komische Indifferenzwirkung zu erzielen. Im Umkehrschluss aber wird klar, dass ein differenziertes Gesicht mit Mimik und annähernd natürlicher Farbtönung, eine kräftige Augenhorizontale und der Blickpunkt Mund wichtig und nötig sind, um die besondere erotische Attraktivität zu erreichen. Diese kann allenfalls noch gesteigert, oder aber bis zur Hässlichkeit überzogen werden.

Am Beispiel Clown ist ersichtlich, dass eine Betonung der Mundpartie nicht in jedem Fall zur erwünschten Steigerung der Attraktivität führt,

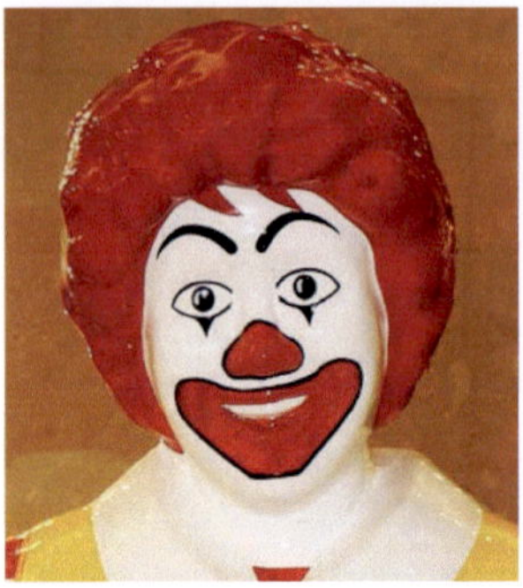

Abb. 3 Der Clown Ronald McDonald. Der komische Ausdruck wird erreicht durch Reduzierung der Augenhorizontalen auf die zwei Augen, durch eine weiße Gesichtsabdeckung und die rote Überzeichnung der Lippen. Komisch als ein gewisser Gegensatz zu schön (Bild: Chris Brown/zoonabar, www.flickr.com).

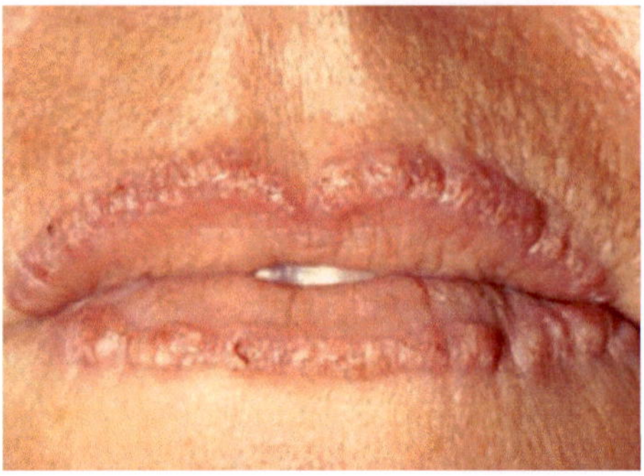

Abb. 4 Markierung und Betonung des Lippenrandes als permanentes Make-up mit nachfolgender granulomatöser Überreaktion, eine schwerwiegende Nebenwirkung (Bild: Univ.-Hautklinik Mannheim, Prof. C. Bayerl und Dr. G. Feller-Heppt).

sondern kippen kann zum Komischen einerseits, oder dann zur Hässlichkeit bis zum Schrecklichen als extreme Kulmination. Dies gilt es, nochmals zu differenzieren. Mund und Mundpartie sind zentral im menschlichen Gesicht platziert. Sie stellen somit auch den zentralen Blickpunkt dar bei der Gesichtserkennung und den damit verbundenen Emotionen. Da es sich zugleich um eine starke erogene Zone handelt, ist es verständlich, dass sich um und durch Mund und Mundpartie besonders prononcierte erotische Affektionen drehen und entwickeln. Das Verlangen (Himeros) wird erweckt und Eros drängt zur Tat, dem Kuss. Viel geschehen, oft beschrieben, kann man Sophokles („Eros ist unbesiegbar") verstehen und Sigmund Freud ebenso. Es liegt auf der Hand, dass die freizügige Kosmetik dem Verlangen nach Steigerung dieser vorgerichteten Abläufe durch entsprechende Modifizierung der Mundpartie in vielfältiger Weise nachzukommen bemüht ist. Die betrifft sowohl die Farbe als auch die Größe und die Form, oder besser die Verformung.

Betrachten wir zunächst die Farbe: Das natürliche Lippenrot hebt sich bei heller Hautfarbe deutlich vom übrigen Gesicht ab, es wird durch Emotion und durch Druck infolge Mehrdurchblutung vorübergehend verdeutlicht. Eine Betonung des Lippenrots durch Auftragen eines roten Lippenstifts ist allgemeine Praxis und wirkt wohl auch zuverlässig. Zudem kann das Lippenrot durch Überzeichnung vergrößert dargestellt und durch

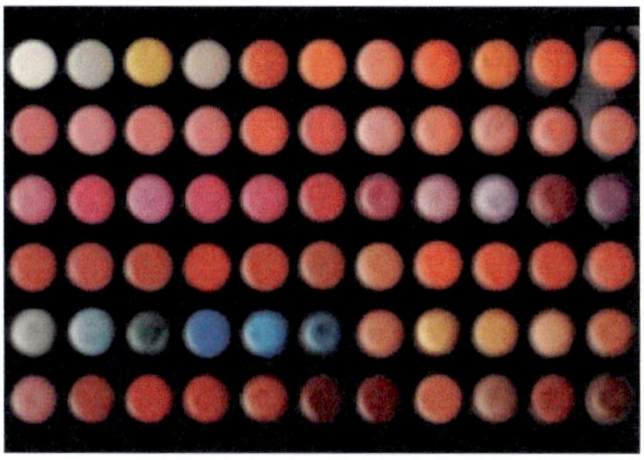

Abb. 5 66 Farben kommerzieller Farbpaletten von Lippenstiften.

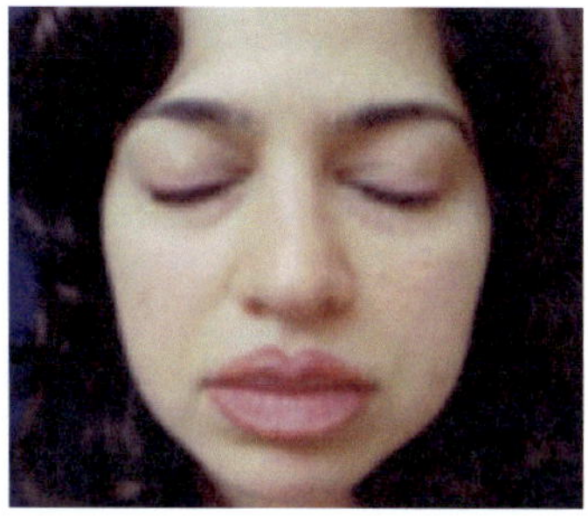

Abb. 6 Überzeichnung des Lippenrots mit starker Betonung der geschwungenen Form, verschiedene Farben (Bild: Prof. C. Bayerl, Wiesbaden).

einen Farbstrich nachgezeichnet und besonders kontrastiert werden. Letzteres geschieht durch Farbtätowierung, also Einbringen von Farbpartikel in und unter die Haut, ein permanentes Make-up. Die Persistenz ist gesucht, kann aber auch zum Nachteil werden, besonders dann, wenn ein Wechsel der optischen Wirkung angestrebt wird. Und dann birgt solche Tätowierung immer auch die Gefahr von unerwünschter Wirkung, wie Granulombildung (Abb. 4), Entzündung und Infektion [16-18]. Das permanente Make-up erwirkt nicht Attraktivität, sondern misswirkt bis zu Abscheu und Mitleid.

Die Erfahrung zeigt, dass absichtsorientierte Effekte durch fast alle Arten von Betonung des Lippenrots oder der Lippenfärbung als Kontrast zur Gesichtsfarbe erreicht werden. Farbe zeigt Wirkung, schafft beliebte „Hingucker" und ist auswechselbar. Allerdings sind die Kontraste abzustimmen auf die Hautfarbe, was bei dunkler bis schwarzer Haut zu sehr interessanten Lösungen führen kann. Dementsprechend bietet die Kosmetikindustrie praktisch alle Farbvarianten an (Abb. 5) und lädt mit lockender Werbung zum Probieren und Anwenden ein. Mit der Farbe kann vieles versucht und manche der erwünschten Effekte können auch realisiert werden (Abb. 6). Negative oder kontrapunktische Effekte sind nicht zu befürchten, außer bei den Tätowierungen.

Betrachten wir als Nächstes die **Form des Mundes** und die Gestaltung der Mundpartie. Hier gibt es deutliche Varianten des natürlichen Vorkommens vom „runden Spitzmäulchen" bis zur breiten „Schublade" oder „Suppenschlitz", mit oder ohne sichtbarem Zahnsatz. Eine zusätzliche Verkleinerung wirkt eher niedlich bis lächerlich, ist also nicht erstrebenswert. Eine deutliche Verbreiterung führt zur seitlichen Aufrundung der Mundwinkel und birgt die Gefahr eines „Durchhängens" der Lippenmitte, was dem Gesicht einen tristen oder abstoßenden Eindruck gibt. Dies aber sind

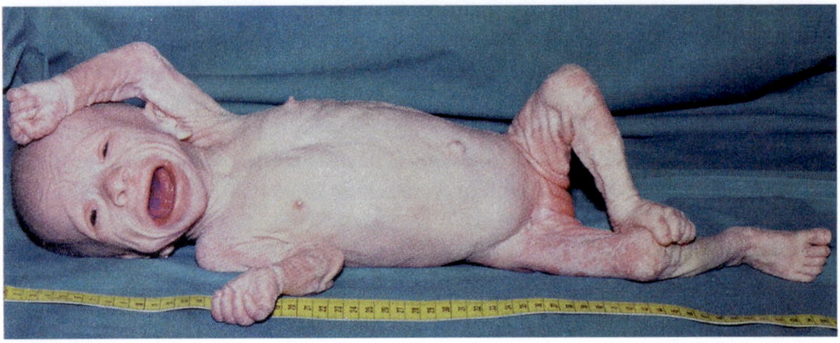

Abb. 7 Harlekin-Baby bei Ichthyosis congenita gravis, mit übergroßer, rundovaler Mundöffnung und angeborener generalisierter hyperkeratotischer Ichthyose des ganzen Integumentes.

Elemente, die einem Gesicht Hässlichkeit und „Schrecken der Medusa" [6] vermitteln oder es in die Nische von Fastnachtsmasken [7] bringen. In diesen Bereichen droht operative oder dekorative Kosmetik unmittelbar in die Falle der Hässlichkeit zu führen. Überzeichnungen oder asymmetrische Weitungen des Mundbereiches, wie beim Clown (Abb. 3), führen ins Komische, und ein übergroßer, runder Mund zeichnet Krankheiten aus (Abb. 7) und weckt allenfalls Mitleid. All dies aber sind keine Elemente der sexuellen Attraktion, vom Eros nicht getragen und also außerhalb jeder kosmetischen Intention.

Die Nase wird in ihrer Struktur von Abweichungen befreit oder begradigt, und die Augenhorizontale erfährt vielfältige Variation des Haarbesatzes (Wimpern, Brauen), mit oder ohne farbliche Zusätze. Das Sprechende aber sind die Augen selber, die kaum verändert werden. Aber Bullaugen und Schielaugen sind krankhafter Natur, die behandelt, nicht kosmetisch angegangen werden sollen. Schlitzaugen und Lidstörungen hingegen werden zur Angleichung an besondere Ideale operiert, in der Hoffnung, zugleich Altersveränderungen zu beheben und Attraktivität zu steigern.

Eros, Vater der Kosmetik

Inmitten der Erkennung von Gesichtern und dadurch ausgelöst, steht unbestritten die Wirkung auf den Betrachter. Empfinden, Abweisung oder Verlangen werden in kürzester Zeit geweckt. Haltung, Zu- oder Abneigung, verlangende Aktion, ja sogar Aggression sind Antworten. Locken und Reagieren aber durchziehen die Kulturgeschichte der Haut seit jeher und vielfältig [19-21]. Sie sind nicht wegzudenken, ebenso wenig wie deren Modifizierung durch die Kosmetik. Schönheit steht im Zentrum und erwirkt

Tab. 1 Darstellungsversuch der Beziehungen von Schönheit und Hässlichkeit mit deren Abstufungen und Übergängen.

Ausdruck und Wirkung	Symbole oder Exempel
Hässlichkeit	Erkrankungen
Mitleid	Krankheit und Entstellungen
Stirnlocke	Clowns
Komik	Ideal
Erotische Attraktion	Eros gewinnt!
Hässlichkeit	Masken
Schrecklichkeit	Medusa

Wohlgefallen. Eros aber, der allgegenwärtige und unbesiegbare, verwandelt das Verlangen in „begehrliche Liebe“ und ruft zur Tat. Die gefällige Schönheit wandelt sich unvermittelt zur erotischen Attraktion. Die dazu bedeutsamen Elemente sind die Übersteigerung der Augenhorizontalen und vor allem die Betonung von Form und Farbe der Mundpartie. Dies ist das Feld der modernen Kosmetik mit all ihren Erfolgen und Fallstricken. Beispiele belegen dies. In Tab. 1 wird versucht, die verschiedenen Formen von Ausdruck und Wirkung miteinander in Beziehung zu setzen und die besondere Relation der erotischen Attraktion zur Schönheit hervorzuheben.

Erstmals erschienen in: Akt Dermatol 2013; 39: 476–481.
DOI: https://doi.org/10.1055/s-0003-1344888

Literatur

1 **Assmann J, Hölscher T**. Kultur und Gedächtnis. Frankfurt a. M.: Suhrkamp; 1988

2 **Jung CG**. Der Mensch und seine Symbole. London: Altus Books; 1964

3 **Dawkins R**. The Selfish Gene. Oxford: Oxford University Press; 1976

4 **Rosenkranz K**. Die Ästhetik des Hässlichen. Königsberg: Bornträger; 1853

5 **Eco U**. Die Geschichte der Hässlichkeit. München: Hanser; 2007

6 **Jung EG**. Perseus, Medusa und die Darstellung der Hässlichkeit. Akt Dermatol 2010; 36: 488–491

7 **Jung EG**. Masken, vom Mythos zur Zeitkultur. Akt Dermatol 2013; 39: 90–94

8 **Kläger M**. Phänomen Kinderzeichnungen. Baltmannsweiler: Burgbücherei Schneider; 1990

9 **Kläger M**. Krampus: die Bilderwelt des Willibald Lassenberger. Hohengehren: Schneider-Verlag; 1992

10 **Rorschach H**. Psychodiagnostik. Methodik und Ergebnisse eines wahrnehmungsdiagnostischen Experiments. (Deutenlassen von Zufallsformen). Bern: Bircher; 1921

11 **Kuhn R**. Maskendeutung im Rorschachversuch. Basel: Karger; 1954

12 **Kuhn R**. Phénoménologie du masque à travers le Test de Rorschach. Paris: Desclée de Brouwer; 1957 (nouvelle édition 1992)

13 **Jung EG**. Das Phänomen Blickdiagnostik. Akt Dermatol 2011; 37: 214–217.

14 **Eco U**. Die Geschichte der Schönheit. München: Hanser; 2004

15 **Wietig C, Williams S, Reuther T et al.** Zum ästhetischen Wertewandel in Kultur und Kosmetik. Akt Dermatol 2005; 31: 38–41

16 **Schumann T, Peitsch WK, Geraud C et al.** Ultraviolet light tattoo complicated by granulomatous inflammation. J Am Acad Dermatol 2011; 65: 124–126

17 **Bayerl C**. Tattoo und Haut. Akt Dermatol 2013; 39: 205

18 **Stirn A, Möller J**. Psychologische und medizinische Aspekte von Tattoo und Piercing – ein Update. Akt Dermatol 2013; 39: 228–235

19 **Jung EG**. Kleine Kulturgeschichte der Haut. Darmstadt: Steinkopff; 2007

20 **Jung EG**. Haut und Kultur, auch ein Gang des Geistes. Akt Dermatol 2008; 34: 437–441

21 **Jung EG**. Kulturgeschichte und Dermatologie. Akt Dermatol 2010; 36: 192–195

The myth of Zeus

Der Mythos von Zeus

Zusammenfassung Mythen sind stabile Zeugen unseres kollektiven Gedächtnisses und dennoch zeigen sie auch Wandel, also Entwicklung. Der Mythos vom Gottvater Zeus in der griechischen Mythologie stellt dazu ein beredtes Beispiel dar. Er unterliegt einem wesentlichen Bedeutungswandel der männlichen Dominanz, deren ursprüngliche Selbstverständlichkeit schrittweise verloren geht. Bezüge zu heutigen Zeit sind offensichtlich.

Abstract Myths give testimony of our collective memory, moistly stabile, but nevertheless changing along time. The myth of godfather Zeus in the ancient Greek mythology give strong evidence for this phenomenon. Its absolute male dominance got lost step by step. Therefore relations to modern feminism are evident.

Mythen sind Zeugen der Frühgeschichte, zunächst verbal transferiert und sie werden Bestanteile unseres kollektiven Gedächtnisses. Obschon erstaunlich beständig, zeigen sie auch Wandel und begleiten offenbar entsprechenden Wandel in unserer Kulturlandschaft.

Die griechische Mythologie zeichnet anhand des olympischen Göttervaters Zeus schon früh den Niedergang des männlichen Machtanspruches und schrittweise den Übergang auf die Frauen. So wird es tradiert.

Zeus ist der oberste der olympischen Götter im der griechischen Antike. Diese herrschten im Olymp, dem Himmel über dem gleichnamigen Gebirge im Norden von Griechenland. Er wuchs auf in der Verbannung, im Exil so zu sagen, auf der Insel Kreta in einer Höhle, noch heute zu besuchen. Strotzend vor Kraft wurde er, und regen Geistes. Er begann sich durchzusetzen und nachzudenken. Das war ihm gegeben. Anders als dem unglücklichen

Gott im nebligen, kalten Norden, der für Klugheit und Voraussicht ein Auge hergeben musste. Ein schlechter Tausch, schien es ihm, der einen Teil der Wahrnehmung dem Blick in die Zukunft opferte. Da aber wurde Wotan gewahr, dass seine Götterwelt demnächst wegdämmern werde. Was machen wohl dort die Menschen ohne ihre Götter? Fragte er sich. Wir bangen eher: was machen wir Götter ohne die Menschen. Zeus erkannte, wie wichtig es sein muss, dass die Menschen sich mehren und die Welt sich untertan machen. Mehr Menschen würden stärker die Götter benötigen, sinnierte er. Das sollte sein Ziel werden.

Zeus dachte auch über die Zeit nach, die unendliche, ewige, die sein Vater Kronos verkörperte, vor dem er versteckt aufwuchs. Ihm waren die alten Geschichten gegenwärtig. Vater Kronos war nicht die ewige Zeit, wie sein Name vorgab, nein, Kronos hat seine eigene Zeit, die anfing, als er den eigenen Vater Uranos entmannte und verjagte. Kronos' Zeit, das goldene Zeitalter, hatte einen Anfang und ihr kommt demnach auch ein Ende zu. So sinnierend wurde er gewahr, dass es seine Aufgabe sein werde, Kronos Zeit zu beenden. Er tat es. Damit begann seine Zeit. Er war der Mächtigste, anerkannt, gefürchtet und allgegenwärtig, im Himmel und unter den Menschen, Er verteilte die Herrschaft, über das Meer an Bruder Poseidon und über die Unterwelt an Bruder Hephaistos. Er aber beherrschte die Erde und die Menschen, die er besuchte, in Gestalt und oft verhüllt, inkognito also. Er wirkte mit Wetter, Sturm, Blitz und Donner, lenkend und strafend sich durch zu setzen. So waltend zeugte er Kinder. Aus seinem Kopf entsprang die Lieblingstochter Pallas Athene, Göttin der Weisheit, dem Knie (oder Schenkel) hingegen der unstete Dionysos; beide könnte man als Zeus-Klone bezeichnen. Verheiratet mit seiner Schwester Hera, aber auch mit einer Vielzahl anderer Göttinnen und sterblichen Frauen, zeugte er zahlreiche Kinder, den Himmel mit Olympiern füllend und die Menschheit mit Helden bereichernd. Er nutzte die wachsende Zahl seiner Götter für besondere Aufgaben, schuf Spezialisten mit eignem Profil.

So bedachte er die schaumgeborene Liebesgöttin Aphrodite, wohl auch eine Tochter, mit dem Auftrag, den Menschen die gebotene Vermehrung zu fördern; mit Lust und mit Drang nach Zeusen's eigner Art zu besetzen. Hilfreich beigegeben hat er ihr Eros, die begehrliche Liebe, und Himeros, das Verlangen dem Spiele zuvor, kunstvoll und mächtig den Menschen zu bringen. Wer könnte dem Dreigestirn widerstehen; nicht Männer und kaum eine Frau.

Die stirngeborene Tochter Athene, Göttin der Weisheit, sollte zudem die Klugheit des Denkens den Menschen befördern. Sie, die vor Zeiten den rebellischen Onkel Prometheus anspornte, den Menschen das Feuer zu bringen, das bisher nur Zeus mit den Blitzen beherrschte. Feuer wird nun von den Menschen gepflegt und zum besseren Leben genützt und es dient zur Erschließung der Welt im Zug gegen Norden. Sie lernte den Menschen die Weisheit zu brauchen, Erfahrung zu sammeln, Pläne zu waren, lässt tätig sie Erfinder gewähren und Denker spornt sie dazu. Der Hoffnung gibt sie die Angst bei, dass Pläne auch scheitern zuweilen. Sie setzt ihr den Zweifel zuvor, die Stimmung gar mächtig zu trüben.

Zeus herrschte, war beliebt und gefürchtet. Allmächtig war er und ging unter Göttern wie Menschen. Ihm gefielen die Frauen und er besuchte deren viele, die benommen, und geehrt wohl auch, ihm reichlich Kinder gebaren. Es kam aber die Zeit, als etliche ihm das Lager verwehrten, flohen oder sich versteckten. Da merkte er, dass seine Wirkung zu schwinden anfing, er scheine zu altern, wähnt er. Aber immer noch konnte er sich unsichtbar machen, vermochte als andere Person oder gar in Tiergestalt aufzutreten, und er beherrschte fraglos auch die Kunst der Rückkehr, zurück in seine mächtige Gestalt. So besuchte er als Hirt die Titanentante Mnemosyne, das Gedächtnis, die ihm die Musen gebar. Als Amphitryon brachte er Alkmene gewaltig in Gewissensbisse, und Herakles wurde geboren. Als dies auch nicht mehr gut ankam, versuchte er es in unverdächtiger Tiergestalt. Als Stier entführte er Europa, begattete Leda als Schwan und viele Sterbliche, wahlweise als Kuckuck, Adler und Schlange. Gelegentlich war er Feuer oder Goldregen und hatte, listig und stürmisch zugleich, großen Erfolg. Doch es nagte zunehmen der Zweifel; von Athene auch ihm, dem Vater zugemessen. Zweifel wühlt in ihm, er könnte die Kunst der Rückkehr verpassen, das Stichwort verfehlen, das Spiel nicht mehr beherrschen. Undenkbar wäre es, sein unsterbliches Leben als Regen, oder als mindere Kreatur fortan zu frönen. So hielt er sich vor Verwandlungen zurück, alsbald wohl ganz. Unmerklich wurde er älter. Er hatte gezeugt, vermehrte die Götter um zehn und die Menschen um viele, meist Helden. Sein Beispiel erglänzt für die Menschen und wurde befolgt, von Eros vielfältig gepriesen, begleitet und befördert. Zeus machte Schule, bis jetzt: Es mehrten die Menschen sich ständig. Da brauchten sie noch Götter wie Zeus, doch bald kam auch drauf Zweifel auf unter Menschen. Man begann sich zu fragen: „Was wärest Du Gott, ohne uns ?“ (Matthias Claudius) und „Was wirst Du tun, Gott? Ich bin bange.“ (Rainer Maria Rilke) und Friedrich Nietzsche postulierte: „Gott ist tot“.

Fazit: auch der Mythos vom Gottvater wankt und wird hinterfragt.

Wounds in the Greek Mythology

Wunden in der griechischen Mythologie

Herrn Prof. Dr. med. Sergij Goerdt, meinem ausgezeichneten Nachfolger auf dem Lehrstuhl der Dermatologie an der Medizinischen Fakultät Mannheim der Universität Heidelberg, zu seinem 55-jährigen Geburtstag am 14. Mai 2014 in herzlicher Zueignung gewidmet.

Zusammenfassung Wunden und Wundbehandlung sind in der griechischen Mythologie fest und vielfältig verankert. Reich sind die Quellen der Phytotherapie von Verletzungen und Wunden, was in den Namen der wirkkräftigen Pflanzen festgehalten ist.

Seltener, aber besonders sinnkräftig, finden sich Geschichten über „nicht heilende Wunden". Ihnen kommen zwei Bedeutungen zu: Einerseits als früh differenzierte Strafe, angesiedelt zwischen der Todesstrafe und der alttestamentarischen Vergeltungsstrafe, und anderseits als Regulativ kultureller Entwicklungen; nämlich zur „Kanalisierung" der Heilkunst bei Cheiron, zur Begrenzung der Machtentfaltung bei Herakles und als Ahndung der Usurpation bei Prometheus.

Abstract Wounds and wound healing are present in the ancient Greek mythology. Rich sources are found for the beginning of phytotherapy, which is even fixed in the names of these effective plants. Another phenomenon, rare but impressive, is evident in the tales of so-called "non-healing wounds". They have two different significances. First they act as punishment, located somewhere in between of the death penalty and the revenge "tit for tat" of the AT in the bible. Secondly they act as an instrument to regularize cultural developments, as canalization of medicine (Cheiron), controlling of power (Herakles) and to remind usurpation (Prometheus).

Einleitung

Wunden, solche, die verheilen, und andere, die schlecht heilen, sowie deren Folgezustände, die Narben, begleiten die Menschheit seit Gedenken. Schon in den frühen Mythen der Schöpfung und der stufenweisen Sozialisation mit ihren Auseinandersetzungen und Kriegen werden Wunden und Narben [1-4] geschildert mit all ihren Bedeutungen und Symbolwerten. Die kriegerischen Auseinandersetzungen mit der Fülle von Verletzungen der Überlebenden durch die Stoß-, Stich- und Hiebwaffen führten zwangsweise zu vertieften Kenntnissen der Wundheilung und zu reicher empirischer Erfahrung in Therapie und Pflege derselben. Die modernen Kriege erweiterten das Spektrum der anfallenden Wunden durch Schuss- und Explosivwaffen mit fast unvermeidlicher Infektion. „Kriegsmedizin" bezeichnet die dadurch angereicherte, besondere Erfahrung.

Unabhängig davon beschäftigen uns immer noch und verstärkt die Diagnostik und die Therapie der Wunden und der Ablauf der Wundheilung zu deren Vernarbung. Neben den Verletzungen, die im Alltag, in „Haus und Hof", in Freizeit und Sport, kurz überall und jederzeit im Leben passieren, treten zudem Wunden auf durch Beeinträchtigung der arteriellen oder venösen Durchblutung, durch Aufliegen (Dekubitus), durch Schwächung der Immunabwehr, durch Infektionen und nicht selten infolge von angeborenen oder erworbenen Störungen der Wundheilung. Ist diese verzögert oder ungenügend, spricht man von nicht heilenden Wunden.

Wundpflege und Wundheilung obliegen der modernen Medizin und ihren vielen Spezialfächern. Forschung und therapeutische Erfahrung gehören jedoch gebündelt, fächervereint sozusagen, was glücklicherweise national und international vorangetrieben wird. In Deutschland werden diese Bemühungen durch die 1996 gegründete „Deutsche Gesellschaft für Wundheilung und Wundbehandlung e. V." getragen, die ein Netz von Kompetenzzentren zusammenfasst. Ihre Vision „Jede Wunde ist heilbar, jede chronische Wunde vermeidbar" verbindet Anspruch, Versprechen und Ziel zugleich. Die Dermatologen und dermatologischen Kliniken sind mit dabei. Sie tragen mit eigenen Forschungszentren maßgeblich zur Grundlagenforschung und deren raschen Anwendung am Patienten bei.

Der mythologische Hintergrund

Es beginnt in der griechischen Mythologie mit **Cheiron dem Kentaur**, als erstem Kenner und Förderer der Kunde von Krankheiten, Verletzungen und Arzneimitteln (Abb. 1). Als Sohn von Kronos und Halbbruder des Zeus war er als Mischwesen (vierbeiniger Pferdeleib mit menschlichem Oberkörper, Armen und Kopf) unsterblich. Er galt als geschickt, weise und gerecht, im Gegensatz zu den wilden Tierfiguren der übrigen Kentauren. „Cheiron" heißt Hand; die geschickte und die pflegende Hand. Er stand den Göttern nahe. Als Erzieher mehrerer Heroen vermittelte er neben Lebensführung und Gerechtigkeit auch die Kunst des Bogenschießens und vor allem der Heilkunde. Nach ihm ist das Tausendgüldenkraut „Centaurium erythraea" benannt. Der Argonaut Jason war sein Schüler und Achilles lernte bei ihm über Heilkunde, was er vor Troja bei der Wundpflege seines Freundes Patrokles mit Schafgarbe (eben Achillea millefolia) bewies. Cheiron gilt auch als Lehrer des Asklepios von Kos, des göttlichen Arztes und vorbildlichen Ahnherrn aller nachfolgenden Ärzte. Er war der Erzieher und Lehrer von Herakles, der von ihm das Bogenschießen erlernte. Und es geschah, oh Schicksal, bei einem Gerangel mit den übrigen Zentauren, dass ein vergifteter Pfeil seines Lieblingsschülers Herakles ihn aus Versehen am Knie traf. Es entstand die unsäglich quälende, nicht heilende Verletzung; **die erste nicht heilende Wunde der Kulturgeschichte!** Cheiron war so verzweifelt, dass er freiwillig auf die Unsterblichkeit verzichtete. Herakles ersetzte mit ihm den am Felsen des Kaukasus gefesselten Prometheus, der von Zeus dorthin verbannt wurde, da er gegen des Göttervaters Willen den Menschen das Feuer brachte. Ein Adler solle des Prometheus' Leber täglich anfressen, damit sie nachwachse, so lange, bis sich ein Unsterblicher bereitfinde, ihn freiwillig abzulösen. Wieder eine nicht heilende Wunde als Strafe! So ward Cheiron an Prometheus' Stelle am Kaukasus angekettet, wo er alsbald verstarb. Zeus erhob ihn aus Mitleid zum Sternbild Zentaur an den Nachthimmel.

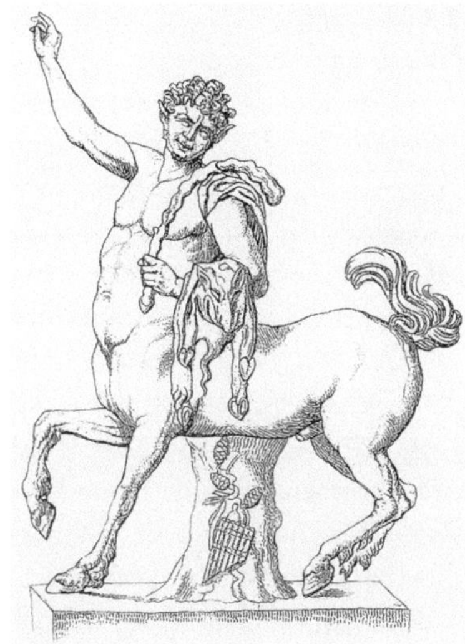

Abb. 1 Der Kentaur Cheiron gilt in der grie-chischen Mythologie als erster Kenner und Förderer der Kunde von Krankheiten, Verletzungen und Arzneimitteln (Quelle: Erica Guilane-Nachez, Fotolia).

In der Ilias berichtet Homer über die **nicht heilende und stinkende Wunde des Philoktet**: Ein attischer Fürst, der auf der Seefahrt nach Troja, anlässlich einer Zwischenlandung auf der Insel Chryse, dort von einer Schlange gebissen wurde. Die Wunde am Bein heilte nicht, schmerzte in Schüben und stank mörderisch, sodass die Gefährten sich von ihm abwandten. Das vermieste die Weiterfahrt, sodass er auf der nächsten Insel, Lemnos, ausgesetzt und sich selbst überlassen wurde. Dabei behielt er seine

Spezialwaffen, Pfeil und Bogen, von Herakles einst erhalten. Er war der beste Bogenschütze!

Nach neun Jahren Belagerung von Troja zeigt sich der Götterspruch als wirksam, dass Troja erst fällt, wenn Philoktet mit seinen Waffen mitwirke. Odysseus mit Neoptolemos, Sohn des Achilles, besuchen also Philoktet und überlisten ihn im Sinne des Götterspruches, den Groll aufzugeben und vor Troja zu erscheinen. Dieses wird eingenommen und Philoktet tötet mit seinem Pfeil Paris, Prinz von Troja, der durch den Raub der Helena den Trojanischen Krieg ausgelöst hatte.

In Anspielung daran entwickelten die USA ein „Philoktetes Project" (New York 2005 und 2008) zur Bewältigung von posttraumatischen Erkrankungen bei amerikanischen Soldaten, die aus den Kriegen im Irak und Afghanistan zurückkehrten: die schlecht oder nicht heilende Wunde, diesmal stinkend mit Anaerobier-Besiedlung, sehr wahrscheinlich durch den Erreger Pseudomonas, wie heute noch!!

Der Zug der Hellenen auf dem Weg vor Troja streifte Mysien. Dort wurden sie von **König Telephos**, Sohn des Herakles, abgewiesen. Dieser aber wurde dabei vom Speer des Achilles verwundet. Diese Wunde heilte nicht, wohl wegen einer Inzuchtgeschichte in seiner Vergangenheit. Das Orakel verkündete, dass nur derjenige sie heilen könne, der sie geschlagen habe. Als Achilles die Hilfe versagte, meinte Odysseus, dass wohl auch der Speer allein heilen könnte. Daraufhin führte der Rost der Lanze, in die Wunde geschabt, zur erlösenden Heilung.

In der frühmittelalterlichen Gralsgeschichte wird das Motiv wieder aufgenommen: **Amfortas, der Gralskönig**, hatte, neben vielen anderen Rittern, auch eine Affäre „sträflicher Minne" mit der schönen und unberechenbaren Orgeluse de Lagrois. Er wird von einem Speer verletzt und diese Wunde heilt nicht mehr, er siecht dahin. Erlösung fände er, wenn ein edler Ritter ihn mitleidig nach dem Schicksal frage. Parzival auf scheuem Besuch, tat dies nicht, wurde verflucht und kehrte, als Ritter geläutert, reumütig zurück und brachte Amfortas endlich Erlösung.

Die Gralslegende unterwirft das frühmittelalterliche Rittertum der christlichen Glaubenslehre, die da lehrt, dass jeder Mensch in seinem Leben verstrickt ist durch „Schuld, Sühne und Vergebung". Jeder Mensch ist fehlbar, auch der Gralskönig Amfortas; nur Jesus Christus, der Mensch gewordene Sohn Gottes, ist unfehlbar.

Das Motiv des „verletzenden und heilenden Speers" wurde 1878 von Richard Wagner im Bühnenfestspiel „Parsival" wiederaufgenommen [5].

In Anspielung daran spricht die Psychologie beim posttraumatischen Belastungssyndrom bei „Kriegskindern" zuweilen vom Amfortas-Syndrom.

Über Phytomedizin

Aus den in Stein geschriebenen Überlieferungen der alten Hochkulturen in Mesopotamien [6] und Ägypten [7] sind vor allem die Krankheitskonzepte und die kultischen Behandlungsanweisungen und Rituale festgehalten und damit bekannt geworden. Dennoch ist zu vermuten, dass auch einzelne Behandlungsmethoden und pflanzliche Heilmittel in ihren direkten Wirkungen erfasst wurden und zum damaligen Erfahrungsschatz gehörten. Zumeist aber waren sie in komplexe, rituelle Handlungsabläufe eingebunden und somit nicht in ihrer direkten Einzelwirkung erschlossen. Besseren Zugang gewährt das klassische griechische Altertum, wo Mythologie und dokumentierte Erfahrung erschließbar sind und in erstaunlichem Ausmaß bis heute weiterwirken. Diesem soll nachgegangen werden. Die antiken Erfahrungen wurden von den Klosterschulen übernommen und weiterentwickelt. Die Klostergärten erschlossen, katalogisierten und züchteten die pflanzlichen Nahrungsmittel, die Gewürzpflanzen und gesondert auch die Heilkräuter. Solches wurde von Naturforschern im späteren Mittelalter weitergeführt und seit Linné benannt und systematisch geordnet. So sind einzelne Heilkräuter zu ihren Namen gekommen, welche an die Exponenten des klassischen Altertums erinnern sollen, die damals schon Heileffekte bei Wunden und zur Wundheilung erzielten.

Die Heilkunde der alten Griechen geht zurück auf den Kentaur Cheiron, der diese, von Apollo erhalten, den Menschen brachte. Asklepios ist sein erster und nachhaltigster Schüler. Aber auch Auserwählte wurden von Cheiron während ihrer Erziehung zum Helden, neben manch anderem, auch in Heilkunde kundig gemacht. Jason, der mit dem Zug der Argonauten nach Kolchis am Schwarzen Meer zog, wurde, so geht die Sage, über Giftpflanzen unterrichtet und ermahnt, welche die dortige Königstochter Medea als Zauberin meisterlich beherrschte. Die giftige Herbstzeitlose (Colchicum autumnale) und Colchizin als ihr Gift (und Krebsmittel) trägt diese Geschichte im Namen fort. Im Tausendgüldenkraut (Centaurium erythraea) ist Cheiron selbst durch die Magendarmwirkung und die Wundheilung (als Tinktur zur Wundsäuberung) verewigt, während sein Schüler Herakles bei seinem Ableben mit dem Riesenbärenklau (Heracleum montegazianum [8, 9] und dessen verheerender Wirkung in Verbindung gebracht wird. Ein Musterschüler muss Achilles gewesen sein, pflegt er doch vor Troja die Wunden seines Freundes Patrokles zunächst zur Blutstillung mit der großen Schafgarbe (Achillea magna) und stimuliert die Wundheilung anschließend mit Achillea millefolia, der gemeinen Schafgarbe. Reich sind die griechischen Wurzeln der Phytomedizin!

Sinndeutung nicht heilender Wunden

Nicht heilende Wunden sind in der griechischen Mythologie selten und immer im komplexen Verbund zu deuten. Sie sind **Strafen für auserlesene Helden und dienen gleichzeitig als Regulative für kulturelle Entwicklungen**. Als Strafen wirken sie zunächst chronisch, nicht sofort eliminierend wie die Todesstrafe, und sie unterscheidet sich auch deutlich von der alttestamentarischen Vergeltungsstrafe („Auge um Auge, Zahn um Zahn"). Es wird nicht der involvierte Körperteil abgeschlagen, sondern eine Funktion wird beeinträchtigt, ewige Schmerzen und auch grässlicher Gestank führen zur inneren und äußeren Isolation und Verzweiflung des Betroffenen. Flucht in den Tod ist die Lösung für Cheiron und auch für Herakles [8]. Chronische Wunden können auch innere Organe betreffen, wie diejenige, die durch den göttlichen Adler an der Leber des Prometheus täglich neu aufgerissen wurde. Chronische Wunden können aber auch, allein oder verbunden mit Körperwunden, sich an Seele, Geist und Gemüt auswirken, was, ganz aktuell, beim posttraumatischen Belastungssyndrom von „Kriegskindern" als „Amfortas-Syndrom" bezeichnet und bei USA-Kriegsheimkehrern im „Philoktet-Projekt" erfasst und behandelt wird.

Bei Philoktet wird die Strafe der chronisch stinkenden Wunde in einem bemerkenswerten Tauschhandel „Kriegsdienst gegen Heilung" instrumentalisiert und mag darauf hinweisen, wie selektiv die Strafe sich auswirkt. Philoktet hat auch nach 9-jähriger Verbannung nichts von seiner Kunst des Bogenschießens verlernt. Er greift rächend ins Geschehen des Trojanischen Krieges ein, wenn er den Kriegs-Auslöser Paris erlegt.

Telophus in der Ilias und auch Amfortas in der Gralsgeschichte tragen die chronische, zehrende Wunde wegen einer sittlichen Verfehlung, bis sie, der eine durch die Schlauheit von Odysseus, der andere durch die Gnade des Christengottes, Erlösung finden und in Frieden sterben können.

Nicht heilende Wunden sind auch Regulative kultureller Entwicklungen, sie werden von den Göttern, schicksalhaft (es gibt keinen schuldigen Täter), gesetzt, um eine Entwicklung, sei es Heilkunst (Cheiron), Machtmissbrauch (Herkules) oder Usurpation (Prometheus) zu stoppen oder wenigstens zu lenken, zu „kanalisieren" und damit so etwas wie Spezialisierung einzuleiten. Asklepios und seine Schule mögen die Heilkunst in „Götterfurcht" fortführen. Diese soll nicht wahllos jedem Helden zur Verfügung stehen. Cheiron, der freigiebige Lehrmeister also, wird durch Herkules, auf Zeus' Geheiß, gestoppt und aus dem Verkehr gezogen.

Fassen wir zusammen: Nicht heilende Wunden sind Strafe und dienen als Regulativ. Sie sind in beiden Sinnrichtungen ein neues, differenziertes

Element der psychologisch verfeinerten Intervention in soziokulturelle Geschehnisse, die aus den sich entwickelnden Situationen und Möglichkeiten dringlich werden und damals noch den Göttern vorenthalten waren.

Heute sind sie eher Hinweise auf eine Grunderkrankung, eine Komplikation (Infekt) oder gar auf einen Gendefekt; Dinge, die man rational diagnostizieren, wissenschaftlich erforschen und therapeutisch angehen, respektive ihnen gegensteuern kann. Dies ist zu tun.

Erstmals erschienen in: Akt Dermatol 2014; 40: 251-253.
DOI: https://doi.org/10.1055/s-0034-1365492

Literatur

1 **Jung EG.** Haut und Kultur. Auch ein Gang des Geistes. Akt Dermatol 2008; 34: 437–441

2 **Orfanos CE.** Die Haut in der Medizin – Ein historischer Rückblick. Akt Dermatol 2012; 38: 97–101

3 **Greiner N.** Literarische Narben: Auf dermatologischer Spurensuche in der Weltliteratur. Akt Dermatol 2006; 32: 490–495

4 **Jung EG.** Kleine Kulturgeschichte der Haut. Darmstadt: Steinkopff; 2007

5 **Möhn R.** „Die Wunde schließt der Speer nur, der sie schlug“– medizinische Bemerkungen zu einigen Werken Richard Wagners. Akt Dermatol 2014; 40: 50–54

6 **Maul SM.** Die „Lösung vom Bann“, Überlegungen zur altorientalischen Konzeption von Krankheit und Heilkunst. In: Horstmanshoff HF, Stol M, Hrsg. Magic and Rationality in Ancient Near Eastern and Graeco-Roman Medicine. Leiden, Boston: Brill (Studies in ancient Medicine) 2004; 27: 79–95

7 **Papyros Eber.** Das hermetische Buch über die Arzneimittel der Alten Ägypter in hieratischer Schrift. Leipzig: Biblio; 1875

8 **Jung EG.** Tod des Herakles. Akt Dermatol 2006; 32: 559–562

9 **Prinz JC, Schonias S, Peris K et al.** Das Nessoshemd: Starb Herakles an Sklerodermie? JDDG 2011; 9: 226–227, inkl. Replik und Duplik JDDG 2011; 9: 651/2

Sun and Sunmyths

Sonnen und Sonnenkult

Die Sonne spendet Licht und Wärme und sie ist die wesentliche Energiequelle für die Biosphäre unserer Erde. Dies wurde in allen Kulturen und antiken Religionen erfasst. Ihr kommt auch ein gewichtiger Symbolwert zu. Neben dem Symbol des Lebens an sich, ist sie auch ein ganz frühes Symbol für Richtung, für die Ausrichtung in der geordneten Welt, denn sie geht im Osten auf und im Westen unter. „Wegweiser“ wurde sie genannt. Die Sonne ist aber auch ein Symbol des Rhythmus, da sie den Takt von Tag und Nacht angibt als „Teiler der Zeit“.

Die Sonne ist ein männliches Symbol und wird verkörpert als ein Held, der unermüdlich und immer wieder gegen die Finsternis ankämpft. In den frühen polytheistischen Religionen mit Naturgöttern nimmt sie als Obergottheit eine besondere Stellung ein und stellt ein Leitsymbol patriarchalischer Religionsphasen dar. Diese entsprachen den Sozialstrukturen der sesshaften Siedler, die als Pflanzer, Sammler und Jäger zwar ausziehen, immer aber wieder an ihren Stammplatz zurückkehren [1].

Die Sonnenreligionen haben die noch älteren Religionen matriarchalischer Ausrichtung mit der Muttergöttin Erde oder der ebenfalls weiblichen Mondgöttin abgelöst. Und sie sind wiederum abgelöst worden von Religionen mit einer Vielzahl von Göttern mit teils menschlichen, teils idealisierten Eigenschaften, wie die olympische Götterwelt Griechenlands oder diejenige im alten Rom. So ist Helios als Sohn des Titanen Hyperion nicht von Zeus’ Geschlecht, welches dasjenige der Titanen beherrschte und ablöste.

Die Sonne ist ein Symbol des aktiven, gegen die Finsternis kämpfenden Menschen, der, im Gegensatz zu den Nomaden, an seinen Sitz zurückkehrt. Sie verkörpert das Besondere der Wiederkehr, welche die Sesshaftigkeit der Völker und ihrer Götter ausmacht. Am Morgen geht die Sonne im Osten auf, eine Geburt symbolisierend, und sie wandert ständig kämpfend über das Firmament, wird von Tieren auf einem Wagen gezogen, um am Abend im Westen unterzugehen. Damit wird Vergänglichkeit und Tod symbolisiert.

In vielen Religionen wird die Sonne am Abend im Westen von einem großen Tier gefressen. Sie durchwandert während der Nacht die Unterwelt, das Jenseits oder ein Schattenreich, um am Morgen im Osten angelangt wieder aufzugehen. Dies bedeute Wiedergeburt, Neugeburt oder „Auferstehung". Der rhythmische Sonnenlauf über den Tag und die Nacht wird in allen Religionen ähnlich geschildert und erscheint auch im Alten Testament der Bibel, wenn David im Psalm 19 singt: „Dort hat er der Sonne ein Zelt gesetzt, und sie, wie ein Bräutigam geht sie hervor aus ihrer Kammer, läuft freudig wie ein Held die Bahn. Sie geht auf an einem Ende des Himmels und geht um bis wieder an das Ende, nichts bleibt vor ihrer Glut verschont." [2]

Der Sonnenlauf hat aber noch andere Besonderheiten von großer Symbolkraft und Bedeutung: die Finsternisse. Die Sonnenreligionen haben in diesen die Begegnung von Sonne und Mond, also das Aufeinanderprallen des patriarchalischen mit dem matriarchalischen Prinzip gesehen. Dies kann einerseits eine fruchtbare Begegnung sein und die Befruchtung oder die Begattung symbolisieren, andererseits aber auch die Dominanz der Sonnenreligionen darstellen. Es kommt zur Verschmelzung oder Beherrschung der früheren matriarchalischen Religionen, was für Letztere das Beherrschtwerden, das Aufgefressenwerden und somit eine Katastrophe bedeutet.

Nur einmal ist es im alten Ägypten von 1364–1348 v.Chr. zur kurzen Phase einer monotheistischen Sonnenreligion gekommen. Der frühere Sonnengott RA, einer von vielen Göttern, ist wie alle anderen abgelöst worden durch den alleinigen und einzigen Sonnengott Aton (Lichtberg), der von seinem Priesterkönig Echnaton (Sohn des Aton) verkündet und verehrt wurde (Abb. 1). Ruinen, Symbole und Darstellungen sind in der Amarna-Kultur überliefert.

In den monotheistischen Erlöserreligionen, im Judentum und besonders im Christentum, ist die Sonne als Besonderheit nicht verloren gegangen. Sie stellt keinen eigenständigen Gott mehr dar. Vielmehr wird sie von dem unpersönlichen, nichtsichtbaren und zeitlosen Gott abgelöst und sie ist, wie fast alles, was das Christentum von früheren Religionen übernommen hat, in seinen Dienst genommen und zum Lobe Gottes eingesetzt worden. Im Jahre 311 n.Chr. wurde das Christentum von Kaiser Konstantin I d. Gr. (280–337 n.Chr.), der wohl unter dem Einfluss des väterlichen Sonnenkultes im Jahre 310 eine „Sol-Apollo-Vision" hatte, toleriert und am Konzil von Nizäa 325 als Staatsreligion im römischen Reich eingesetzt. Die „allein selig machende" christliche Kirche etabliert sich mit dem Papst in der Nachfolge Petri in Rom und strebt, getragen vom Missionsauftrag, nach globaler Dominanz. Damit wird die Erde zum „auserwählten" Planeten, zum Mittelpunkt der damaligen Welt, um welchen sich die Gestirne und auch die Sonne (geozentrisches System), zu drehen haben.

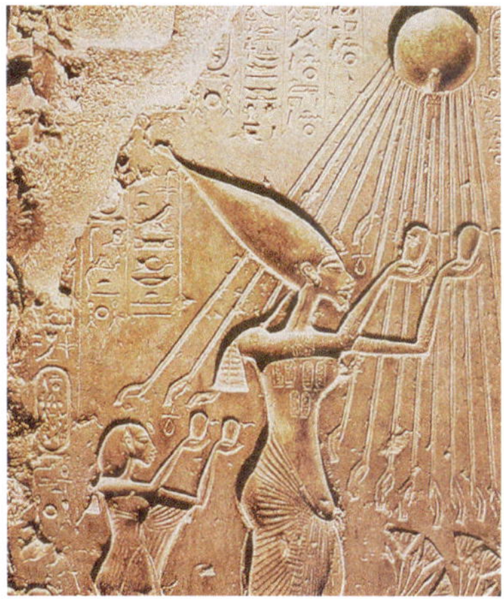

Abb. 1 Amarna-Kultur in Ägypten (1364–1348 v. Chr.). Menschen und Pflanzen empfangen die Leben spendenden Sonnenstrahlen und der Priester-König Echnaton huldigt dem allein herrschenden Sonnengott Aton.

Die Sonne wird denn auch im Mittelalter wiederholt in den Dienst der Lobpreisung Gottes gestellt. Franziskus von Assisi, der Gründer des Franziskaner-Ordens, besingt 1224 in seinem Sonnengesang *(Cantioco di Frate Sole)* den Bruder Sonne und die Schwester Mond und beschwört beide, ihn in der Lobpreisung Gottes zu unterstützen. Ähnliches hat der Dominikaner-Mönch Tommaso Campanella 1602 ausgedrückt, als er im Gefängnis seinen utopischen Roman „*Cittá del Sole*" schrieb und einen idealisierten Sonnenstaat beschrieb.

Im seinem Todesjahr veröffentlicht Nikolaus Kopernikus (1473–1543) auf Grund von Beobachtungen und Messungen ein „helio-zentrisches" Weltsystem, welches das geozentrische ptolemäische System ablöste (Kopernikanische Wende). Allerdings wurde die Arbeit zunächst als Denkmodell abgetan, bis 1632 Galileo Galilei (1564–1642) in seiner berühmten Schrift „*Dialog über die beiden Weltsysteme, das ptolemäische und das kopernikanische*" der heliozentrischen Ansicht zum Durchbruch verhalf. Ursprünglich genehmigt, wurde das Werk noch im selben Jahr von der katholischen Kirche wieder verboten und Galilei von der Inquisition 1633 zum Widerruf gezwungen. Doch war die Astronomie und die Erforschung des Sonnensystems nicht mehr aufzuhalten, obschon die katholische Kirche noch bis zum ersten Drittel des 18. Jahrhunderts brauchte, um die naturwissenschaftlichen Tatsachen zu akzeptieren.

Am Übergang zur Neuzeit dient die Sonne noch als Symbol des Absolutismus zur Rechtfertigung der Herrscher (Ludwig XIV. als Sonnenkönig) und dieselbe Sonne wird von der Internationalen Arbeiterbewegung als Leitbild und Symbol bemüht, wenn gesungen wird: „*Brüder, zur Sonne, zur Freiheit, Brüder, zum Lichte empor*". Noch immer aber spendet die Sonne Licht und Wärme und ist die wesentliche Energiequelle für unsere Erde.

Die moderne Wissenschaft bringt es an den Tag. Das Universum entstand vor 15 Milliarden Jahren, das Sonnensystem vor 5 Milliarden und unsere Erde dann vor 4,5 Milliarden Jahren. Erste Lebensformen darauf entstanden vor 3,5 Milliarden Jahren und die Darwin'sche Evolution hatte diese ganze Zeitspanne zur Verfügung zur Artenentwicklung mit der enormen Vielfalt und hin bis zum Menschen, dem Homo sapiens sapiens, wie wir uns selbstbewusst nennen. Und nun geht es wieder los, in den USA, speziell in Pennsylvania, wo christliche Fundamentalisten gegen die Evolutionstheorie Sturm laufen und für eine wörtliche Auslegung der biblischen Schöpfungsgeschichte plädieren, die vor gerade mal 6000 Jahre ihren Anfang genommen habe. Der Versuch einer gerichtlichen Klärung erinnert in fataler Weise an die Inquisitionsbemühung zu Galilei's Zeiten [3]. „Und sie bewegt sich doch!", legen die Literaten ihm in den Mund, und sie strahlt schon 5 Milliarden Jahre, unsere Sonne, sei angefügt.

Eine neue Bedeutung erfährt die Sonne seit 150 Jahren. Befreit von religiösen Inhalten und ritueller Symbolik steht der Sonnengenuss für eine individuelle, selbst bestimmte Lebensgestaltung den zuweilen kultischen, ja revolutionären Charakter annimmt. Der Aufenthalt in frischer Luft und an der Sonne, Sonnenexposition und Sonnengenuss, werden Ausdruck von Selbstbestimmung, von Gesundheit und Schönheit, und stehen auch für persönliche Dynamik und Freizeit. Sonnenbaden und gebräunte Haut sind wieder in!

Sonnenfanatiker beschreiben besondere Formen von Sonnenkult. So Arnold Rikli (1823–1906), der im Jahre 1855 im damaligen Veldes im österreichischen Oberkrain (jetzt Bled in Slowenien) ein Sanatorium für kombinierte Sonnen- und Dampfbad-Therapie einrichtete. Biologen und Ärzte entdeckten die Effekte der Sonne zur Gesunderhaltung und zur Therapie von Hautkrankheiten, zur Prophylaxe der Rachitis sowie zur Unterstützung bei chronischen Infektionen. Die Heliotherapie wurde als Teil der Klimabehandlung im Hochgebirge und auf den küstennahen Inseln etabliert. 1903 erhielt der dänische Arzt Nils Riedberg Finsen (1860–1904) für die Lichtbehandlung der Hauttuberkulose (Lupus vulgaris) den Nobelpreis für Medizin. Die Photodermatologie entwickelt sich aus der Lichtbiologie heraus. Die natürliche Globalstrahlung und deren Imitation durch künstliche Lichtquellen sowie die Selektion besonders wirksamer Spektralbereiche und deren Kombination mit anderen Therapien und Verfahren führen zur dermatologischen Phototherapie und ihren gewaltigen Erfolgen [4].

Der unkontrollierte und unmäßige Sonnengenuss erfolgt seit der Mitte des 20. Jahrhunderts in der gewonnenen Freizeit und Freizügigkeit, mächtig gedrängt im Urlaub, und ergreift fast suchtartig große Teile der hellhäutigen Bevölkerung. Das „Alarmsignal" des Sonnenbrandes wird erstaunlich gering eingeschätzt und nur ungenügend berücksichtigt (Abb. 2). Und mit Latenzzeiten von ein bis zwei Jahrzehnten haben wir die Bescherung:

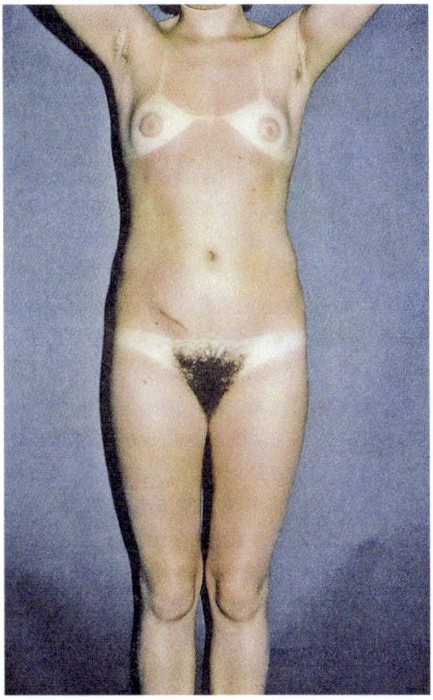

Abb. 2 Generalisierter Sonnenbrand (Lichtentzündung) 24 h nach übermäßiger Sonnenexposition. Ein oft nicht verstandenes Warnzeichen für die Überdosierung.

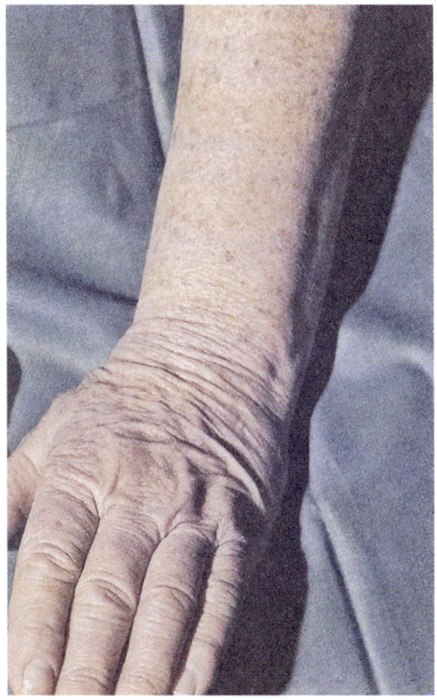

Abb. 3 Vorzeitige und lichtbedingte, bizarre Alterung der Haut: grobe Faltung am Handrücken und Fleckung des Unterarms.

Der moderne fast fanatische Sonnenkult führt zur enormen Zunahme von lichtinduzierten Hautkarzinomen und zur vorzeitigen Hautalterung.

Die allermeisten **Hautkarzinome** erweisen sich als teilweise oder massiv lichtinduziert und ihre Inzidenz hat sich in den vergangenen Jahrzehnten jeweils verdoppelt. Gegenwärtig werden jährlich an die 200 Patienten mit neu auftretenden Basaliomen und 30 mit neuen Spinaliomen pro 100 000 Menschen gefunden und zudem jährlich 10–20 neue Melanome. Und ein Ende dieser Explosion ist noch keineswegs abzusehen. Therapie, Früherfassung und Prophylaxe sind vordringliche Programme, doch ist es sehr schwierig, den Sonnenhunger zu dämpfen und ein vernünftiges, also schadensarmes Sonnenverhalten der Bevölkerung zu erwirken.

Und die **vorzeitige Hautalterung** ist sichtbar und beeinträchtigt das Schönheitsbewusstsein massiv. Vergröberung der Hautstruktur, Fältchen und grobe Falten, plumpe Mimik sowie Verfärbungen und trockene Schuppung sind unverkennbar, auffällig und werden als hässlich, ja diskriminierend empfunden (Abb. 3).

Dies schreckt erstaunlicherweise kaum vor Sonnengenuss ab, induziert aber eine Fülle von kosmetischen und invasiven Maßnahmen mit dem

Ziel der Behandlung oder mindestens der Eindämmung der vorgezogenen und bizarr gestalteten Alterung der Haut. **Anti-Aging** ist das Schlagwort und betrifft auch alle anderen Organe des Körpers, auch das zentrale Nervensystem. Nun aber gehen die lichtbedingte Alterung der Haut, die schadensbedingte Abnützung der Organe und auch die neurodegenerativen Vorgänge alle mit entzündlichen Reaktionen einher und führen, teilweise wenigstens, zu vermehrt und vorzeitig auftretenden Tumoren. Es ist nicht unerwartet, dass moderne antientzündliche Wirkstoffe (Prostaglandin-Antagonisten vom Typ der magen-freundlichen COX-2-Hemmer) sog. Anti-Aging-Effekte aufweisen oder wenigstens prophylaktische Wirkung zugesprochen bekommen. Allerdings ist der aufkommende Enthusiasmus, solche Stoffe bald als Medikamente einführen zu können, durch das gehäufte Auftreten von kardiovaskulären Zwischenfällen während der ausgedehnten klinischen Prüfungen kräftig gedämpft worden. Die Bäume wachsen nicht in den Himmel, oder wenigstens zur Zeit noch nicht. Nach wie vor gilt die Schadensmeidung, also kontrolliertes, gedrosseltes Sonnenverhalten, gesunde Kost, vernünftige Lebensführung als effektives und schadensfreies „Anti-Aging". Und Gedächtnis-Training zur Alzheimer-Prophylaxe ist auch Anti-Aging.

Erstmals erschienen in: Akt Dermatol 2014; 40: 303-305.
DOI: https://doi.org/10.1055/s-0034-1367609

Literatur

1 **Jung EG.** Sonnenkultur und Sonnenkult. Ärztliche Kosmetologie 1989; 19: 114–116

2 **Bibel AT.** Psalm 19: 5–7

3 **Köhler A.** Gott und Darwin vor Gericht. NZZ Nr. 271, 19./20.11.2005

4 **Jung EG.** 75 Jahre Deutsche Gesellschaft für Lichtforschung. Akt Dermatol 2003; 29: 252–260

Perseus, Medusa and the Presentation of Ugliness

Perseus, Medusa und die Darstellung der Hässlichkeit

Zusammenfassung Der archaische Mythos vom edlen Helden Perseus erzählt uns, wie er mit Hilfe der Göttin Pallas Athena und des Göttervaters Zeus die schreckliche Medusa umbringt. Medusas Antlitz war so fürchterlich, dass jeder Beschauer unverzüglich versteinerte. So wurde Medusa zum Sinnbild der Hässlichkeit für die Künstler (Maler und Bildhauer) im Versuch, ebendiese darzustellen. Es können zwei Darstellungsarten unterschieden werden: Die archaische Art zeigt das runde Gesicht „en face" mit bizarrer Verzerrung von Augen und Mund. Die zweite Art präsentiert ein komplexes Bildprogramm mit einer Folge von Aspekten, die in einer Illustration kondensiert werden. Figurative Elemente des Sinnbildes Medusa sind immer noch gültig und wirksam, durch all die Jahrhunderte hindurch und bis jetzt.

Abstract The archaic myth of the ideal hero Perseus tells us about the killing of the horrible Medusa with the help of his gods Pallas Athena and Zeus. Medea's face was extremely frightful, so that every spectator was immediately petrified.

Therefore Medusa is the leading emblem for artists (painters and sculptors) for the visual presentation of ugliness. Two different modes of presentation may be distinguished:

The archaic way of Medusa's aspect is the round face „en face" with a bizarre overrepresentation of eyes and mouth. The second view offers a complex program of consecutive aspects condensed in one illustration. Figurative elements of the emblem Medusa are still valid and active throughout the centuries and up to now.

Einleitung

Hässlich wird meistens als Gegensatz zur Schönheit definiert, wobei der Schönheit wesentlich mehr Bedeutung zukommt, vor allem in der künstlerischen Darstellung. Hässlich kann der Verlust der natürlichen Proportionen wirken, zumal die Natur als „natürlich schön" gesehen wird. Beides aber, Schönheit und Hässlichkeit sind keine absoluten Begriffe, sie wandeln sich in der Zeit und wirken nicht überall und auf alle Menschen gleich [1]. Betrachtet man die Menschen und ihre Gesichter, so wirken die Menschentypen bei Weitem nicht gleichermaßen schön oder indifferent oder gar hässlich. Dazu unterscheidet sich die Beurteilung von außen maßgeblich von derselben innerhalb einer Menschengruppe. Obgleich Friedrich Nietzsche meinte, Hässlichkeit sei ein Zeichen von Degeneration [2], kann dem nicht gefolgt werden. Hässlichkeit ist oft angeboren. Hässlichkeit ist auch nicht Zeichen von Krankheit, nicht von Alterung und auch nicht mit Verwerflichkeit verknüpft [1, 3-6, 8]. Dies hat schon Wolfram von Eschenbach mit der hässlichen, aber hochgebildeten Figur der Cundrîe aufgezeigt [7]. Hässlichkeit hat auch nichts mit der Hautfarbe zu tun, worauf wiederum Wolfram von Eschenbach schon im Mittelalter anhand der Halbbrüder Parzival und dem gescheckten Feirefiz hinwies [7].

Hässlichkeit ist schnell empfunden, schwer charakterisierbar und stellt eine Herausforderung dar zur künstlerischen Darstellung. Das Problem der Hässlichkeit und ihrer Bewältigung stammt aus der mythischen Vorzeit und steht im Zentrum des griechischen Mythos von Perseus, dem untadeligen Helden, und Medusa. Seine Darstellung beschäftigt die Künstler stets und immer noch. Dem gilt unser Interesse.

Perseus, der ideale Held

Perseus ist das Musterbeispiel eines Lieblings der Götter. Von Zeus als Goldregen mit der Prinzessin Danae gezeugt, wird er, Bruder der Göttin Minerva, lebenslang von seinem Vater und von Pallas Athene beschützt. So wird er mehrfach vor den Nachstellungen seines Großvaters König Akrisios von Argos behütet, dem prophezeit wurde, dass ein Sohn seiner Tochter Danae ihm zum Verhängnis werden würde. Auf der Flucht erreichen Danae und ihr Sohn Perseus die Kykladeninsel Seriphos. Um Danae vor den Nachstellungen des dortigen Königs Polydektes zu bewahren, verspricht Perseus, diesem das Haupt der Gorgo Medusa zu bringen, welches jeden, der es sieht, zu Stein verwandelt.

Nun erscheint Pallas Athene und rüstet Perseus mit einem glänzenden Schild, der ein Bild zu spiegeln vermag. Sie weist ihm den Weg, den er trickreich begeht, wobei er von den Nymphen mit Flugsandalen, Manteltasche und Tarnkappe ausgerüstet wird und zudem von Hermes ein Krummschwert erhält.

So erreicht er die drei Gorgonen, deren Häupter statt Haaren Schlangen tragen und so hässlich aussehen, dass jeder, der sie direkt ansieht, fürchterlich erschrickt und sofort zu Stein erstarrt. Medusa ist die jüngste und hässlichste der drei und nur sie ist sterblich. Unter dem Schutz der Tarnkappe naht er sich der schlafenden Medusa, indem er nur in den Schild der Göttin Athena schaut. Unter deren Führung schneidet er das Medusenhaupt ab und fängt dieses in der Manteltasche auf. Aus der blutenden Wunde der kopflosen Medusa entspringen das geflügelte Ross Pegasus und ein Riese, beides Geschöpfe von Poseidon.

Pegasus, das geflügelte Ross, ist ein Fabelwesen, geboren aus dem Blut der sterbenden Medusa. Der Vater ist der alte Meeresgott Poseidon. Pegasus vermag Räume zu überbrücken, doch er wird der Verwendung durch Menschen entzogen, denen ja die Unsterblichkeit versagt bleibt, wie Gilgamesch
[9] erfahren musste, und denen die Überwindung von Raum und Zeit nicht zur Verfügung steht. Nur den Dichtern und Poeten ist es vorbehalten, in ihren Geschichten von den Musen befördert den Pegasus zu reiten, über Räume und durch die Zeiten als Imaginationen und Fiktionen bis heute und auch weiterhin.

Mit Hilfe der Tarnkappe und der Flugsandalen flieht Perseus um die damalige Welt. Er sucht in Nordafrika Obdach bei König Atlas, der dies verweigert. Durch Vorzeigen des Medusenhauptes wird er zum heutigen Atlasgebirge versteinert.

In Tunesien fallen einige Tropfen des Medusenhauptes auf den Boden, wo sich sofort Schlangen bilden. Als er versucht, das Medusenhaupt mit Kräutern feucht zu halten, erstarren auch diese und werden zu Korallen. Die Artenvielfalt wird gefördert.

In Äthiopien befreit er die am Felsen gefesselte und einem archaischen Untier ausgelieferte Königstochter Andromeda, die er heiratet. Am Hochzeitsmahl erscheinen bewaffnete Feinde und Rivalen, welche er in seiner Not durch Zeigen des Gorgonenhauptes zu Stein erstarren lässt. Die Verbreitung von Marmor wird beleuchtet.

Zurück auf der Insel Seraphos, zeigt er dem ungläubigen Polydektes und seinen Gefährten das Gorgonenhaupt, weshalb diese Insel zu den felsigsten ganz Griechenlands gehört. Die Prophezeiung erfüllt sich, denn der Großvater Akrisios wird als Zuschauer bei einem Sportfest durch einen

Diskuswurf an den Kopf getötet. Zurück in Argos, gibt Perseus die magischen Gegenstände zurück, das Gorgonenhaupt geht an Pallas Athene und wird begraben. Perseus übernimmt im Tausch mit Argos das Königreich von Tiryns. Ihm und Andromeda ist ein langes und glückliches Leben gegönnt, mit reichlich Kindern und Nachfahren, den Perseiden. Nach ihrem Tode werden beide zusammen zum leuchtenden Beispiel als Sternbilder zirkumpolar in den nördlichen Himmel erhoben. Der Hauptstern Mirfak bildet mit kleineren Sternen den Körper von Perseus, während Algol nebenan das Medusenhaupt darstellt. Benachbart steht das wesentlich bekanntere Sternbild Andromeda, mit den aufgereihten Sternen Sirrah, Mirach und Alamak sowie der Spiralgalaxie des Andromedanebels.

Perseus tötet Medusa

Perseus ist eine besondere, ja fast einmalige mythologische Gestalt der griechischen Sagenwelt. In der Perseusgeschichte werden verschiedene der archaischen mythologischen Figuren (Mytheme nach Didier Anzieu, [10]) zusammengeführt. Perseus ist ein Sterblicher, der, von seinem Vater Zeus wohlwollend geführt, ein untadeliges und den Göttern gefälliges Heldenleben führt. Ja er ist ein besonderer Liebling der Pallas Athene, die ihn als ausführendes „Werkzeug" ihrer unerbittlichen Rachepläne benützt, die Gorgonen zu bestrafen. Dies fokussiert sich auf die einzig sterbliche der drei Schwestern, auf Medusa, die zuvor mit ihrer Schönheit die Göttin beleidigte und dafür mit größtmöglicher Hässlichkeit bestraft wurde. So lesen wir bei Ovid [11] „von der Schauergestalt der Medusa, von Haaren besessen, mit welchen im Wechsel sich Schlangen vermischen. Solche trägt sie auch vorne auf der Brust" ([11], 4.615 ff).

Ihr schrecklicher Anblick lässt jeden sterblichen Betrachter zu Stein erstarren, was zur absoluten Isolation der Medusa führte. Nur Unsterbliche halten dem stand; Götter nämlich und ihre beiden Schwestern.

Sie soll nun durch Perseus umgebracht werden. Dafür liefert Pallas Athene direkt und indirekt die Mittel und das Wissen zur Tat, insbesondere die Tricks, um der versteinernden Wirkung des Gorgonenhauptes zu entgehen. Er erledigt den Auftrag pflichtgemäß. Auf der Flucht um die ganze damalige Welt entgeht er seinen Feinden und befördert zudem die Vielfalt der mineralischen Welt (Atlasgebirge und die Felseninsel Seraphos) und den Artenreichtum der Tierwelt (Schlangen und Korallen). Er verzichtet auf die weitere Nutzung der unglaublichen Wirkung des Medusenhauptes, gibt dieses der Pallas Athene zurück und befreit Andromeda, heiratet sie und kehrt in seine Heimat zurück. Sie führen ein langes, glückliches und gottgefälliges Leben, bekommen reichlich tüchtige Nachkommen und werden nach ihrem Ableben als Sternbilder im Himmel verewigt. Perseus verhält sich sein ganzes Heldenleben lang als treuer Diener seiner Göttin Pallas Athena und somit auch seines Vaters Zeus. Die geliehenen Attribute gibt er nach erfolgreich vollbrachter Tat zurück, verwendet diese also weder anmaßend noch unbotmäßig, er usurpiert sich nicht gegen die Götter, ist demütig und lebt traditionsgemäß, erfolgreich und fruchtbar. Ein Liebling und Günstling der Götter ohne Fehl und Tadel, eigentlich eine exemplarische Lebensgestaltung, jederzeit als Vorbild geeignet und zum Nacheifern empfohlen. Eine nahezu einmalige Geschichte in der Mythologie der Griechen und wohl auch anderer Kulturkreise.

Pallas Athena lässt das Gorgonenhaupt endgültig begraben, trägt dieses aber als Schreckbild auf ihrem Schild. Hier vermag es wohl die Gegner zu erschrecken, hat aber die versteinernde Wirkung nicht mehr. Homer allerdings schildert das Gorgonenhaupt auch auf dem Schild „Aigis" von Zeus, der damit Blitze schleudern und andere Blitze wehren kann. Damit wird gleichsam als Vorahnung eine Distanzwaffe skizziert, wie sie Jahrtausende später mit Laserkanonen realisiert wird.

Medusa als Sinnbild der Hässlichkeit

Nun sind in den Mythen und Märchen viele Geschichten bekannt von Befreiung von Jungfrauen vor Ungeheuern oder Tyrannen, auch in der Bibel. Und Tarnkappen sowie Flügelsandalen (Siebenmeilenstiefel etc.) sind gleichfalls beliebte Utensilien für wundersame Geschehnisse und Taten in allen Kulturkreisen. Vielfältig ist solches in Wort und Bild künstlerisch festgehalten und ausgeschmückt. Von besonderem Reiz aber scheint für die bildhafte Darstellung in Bild und Skulptur das Medusenhaupt zu sein. Dabei steht nicht die Wirkung der Versteinerung im Vordergrund, sondern das Objekt selbst, das Medusenhaupt als Sinnbild des Hässlichen. Versteinerungen gibt es viele, in allen Märchen, Legenden und Mythen. Selbst in der Bibel ist die Versteinerung von Lots Frau beim Rückblick auf das untergehende Sodom festgehalten (AT, 1 Mos. 19). Das Gorgonenhaupt aber gilt als das Hässlichste vom Hässlichen, als Schreckbild eines menschenähnlichen Gesichtes und ist von steter Faszination für jeden Betrachter. Es ist nicht verwunderlich, dass seine Darstellung eine immerwährende Herausforderung darstellt für Maler und Bildhauer.

Der Begriff Medusa lebt weiter fort bis heute, so beispielsweise als Bezeichnung Medusa für das Quallenstadium der Nesseltierchen oder als Medusa-Piercing der Oberlippenmitte, hier wohl eher nicht zur Abschreckung, sondern als spezielle Markierung.

Künstlerische Darstellung der Hässlichkeit

Schon in der antiken Welt wirkt das Medusenhaupt als Inbegriff der Hässlichkeit und stellt eine Herausforderung für darstellende Künstler dar. Man kann zwangsfrei zwei Herangehensweisen unterscheiden:

Das archaische Bild

In der frühen Antike wird zunächst die Hässlichkeit des Gesichtes in den Vordergrund gerückt. Dargestellt wird ein rundes, deutlich vom ovalen Idealbild abgesetztes Gesicht in Frontalansicht mit groben, wulstigen Zügen und mit einem überbreiten, teilgeöffneten Mund, umrahmt von wulstigen Lippen. Bizarre Zähne sind sichtbar und die Zunge hängt weit heraus. Die Haare werden eher wie ein Fries als Begrenzung oder Gesichtsrahmen gestaltet. Derart ist die Medusa vielfach in der griechischen schwarzfigurativen Vasenmalerei abgebildet, als Skulptur gestaltet, wie beispielsweise als Metope des Tempels von Selinunt schon 540 v. Chr. (Abb. 1) oder auf einer attischen Drachme aus ähnlich früher Zeit (Abb. 2).

Das expressive Bildprogramm

Eine anders geartete Darstellung der hässlichen und schreckenerregenden Medusa gestaltet sich aus dem Bemühen, Gefühle, Regungen, Eindrücke und Stimmungen bildhaft darzustellen. Das Gesicht bleibt dem ovalen Idealbild nahe und trägt feine, wenn auch erschrockene Züge. Die Künstler, ausgehend von Phidias im 5. Jahrhundert v. Chr., vermitteln Hässlichkeit und schreckenerregende Ausstrahlung durch die wirre und von Schlangen durchsetzte Haartracht. Offenbar soll dadurch die ursprüngliche Schönheit der Gorgone Medusa angesprochen werden, welche durch den Bann der Pallas Athena mit dem Hässlichkeit und Schrecken ausstrahlenden Attribut des Schlangenhaupts geschlagen wurde.

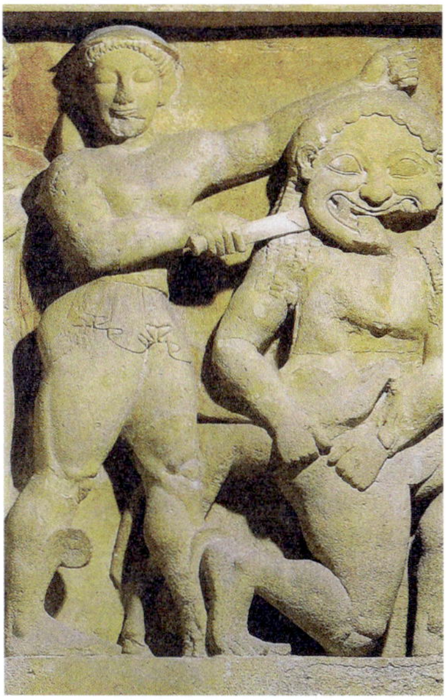

1

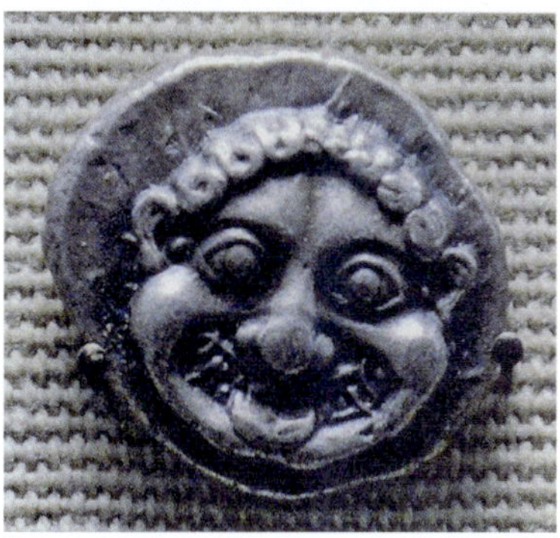

2

Abb. 1 Archaische Darstellung der Medusa, wie sie von Perseus enthauptet wird. Das frontal gezeigte Gesicht zeigt eine unförmig verbreiterte, eben besonders hässliche Mundpartie. Metope am Fries des Tempels von Selinunt in Sizilien, Halbrelief 540 v. Chr.

Abb. 2 Gorgonenhaupt der Medusa auf einer attischen Drachme, 520 v. Chr.

Dergestalte Bilder der Medusa finden sich schon als Wandmalerei in Pompeji aus dem 1. Jahrhundert n. Chr., wo Perseus das schlangenbestückte Medusenhaupt in seiner Linken hochhält (Abb. 3), sowie vor allem und in großer Vielfalt in der Neuzeit. Hier sticht das Standbild „Perseus mit dem Haupt der Medusa“ von Benvenuto Cellini (1554) in Florenz hervor, aber auch die berühmten Bilder von Michelangelo Caravaggio (1595), Peter Paul Rubens (1617, Abb. 4), Arnold Böcklin (1878) und sehr vielen anderen.

Deutung der Bilder

In der archaischen Darstellung der Hässlichkeit wird das Gesicht frontal dargestellt und charakteristisch entstellt. Dabei sind die Gesichtspartien der ersten visuellen Erkennung, die Horizontalen der Augen und des Mundes sowie die Nasenvertikale so stark verändert, dass die ausgewogene Schönheit oder wenigstens Gefälligkeit des menschlichen Gesichtes gebrochen wird. Dies wahrzunehmen erfolgt gleich beim Erstblick des Betrachters und wird dadurch eingeprägt im Erkennen und dauerhaft gespeichert im Gedächtnis. Der Ersteindruck der Hässlichkeit wird sowohl im Kurzzeit- wie auch im Langzeitgedächtnis verankert. Im runden Gesicht mit plumpen Zügen erscheinen die Augen groß, glotzend und breitstehend und der halb geöffnete Mund wird oval extrem verbreitert, von wulstigen Lippen entstellt, mit bizarren Zähnen besetzt und mit heraushängender Zunge versehen. Solche Gesichtszüge erinnern an anthropomorphe Fabelwesen, an angeborene Missbildungen und finden sich in den rituellen Masken vieler Völker wieder, so auch noch bis heute in Faschingszügen und bei ritueller Winteraustreibung. Im kulturellen Gedächtnis wird diese Darstellung der Hässlichkeit bis in die Gegenwart transportiert.

Die expressive Darstellungsart der hässlichen Medusa zeigt ein ganzes Bildprogramm, das sich durch die Jahrtausende ebenfalls bis in die Gegenwart stereotyp erhalten hat und künstlerisch gestaltet wird. Dieses zeigt ein ovales, wohlgeformtes Gesicht mit feinen Zügen, mädchenhaft also die junge und sehr schöne Medusa, bevor sie von Pallas Athena mit dem Bann der Hässlichkeit geschlagen wurde. Meist zeigen diese Gesichtszüge ein erstauntes, ängstliches Erschrecken, wohl die Reaktion auf den eben wirksam werdenden Bann. Und um das Gesicht herum wird nun, Ovid folgend [11], das absolut ungewöhnliche und damit schreckliche, von Schlangen durchsetzte Haupthaar zur Bildfülle aufgebauscht. Ja die Schlangen entspringen auch dem Körper, an den blutbefleckten Stellen, wie sie drastischer als auf dem Rubensbild (Abb. 4) kaum vermittelt werden können. Die Hässlichkeit

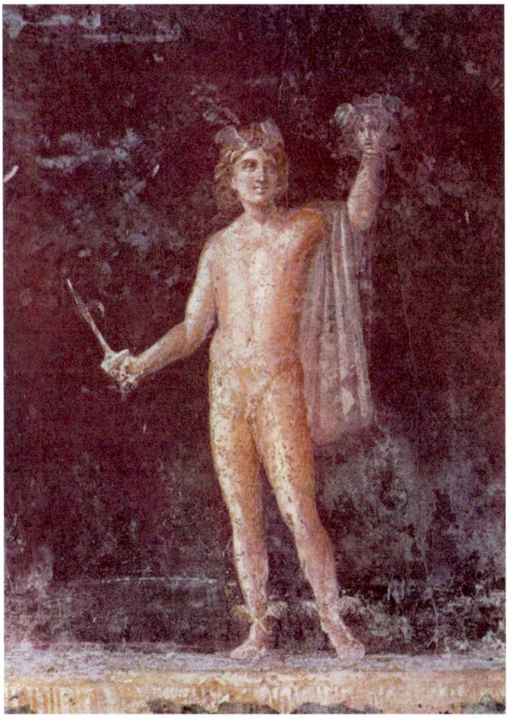

3

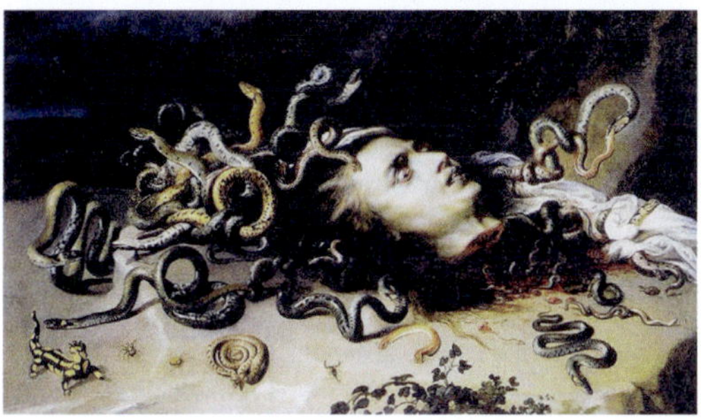

4

Abb. 3 Perseus hält das abgeschlagene Haupt der Medusa in seiner Linken empor. Das Gesicht der Medusa zeigt ausgewogene, jugendliche Züge. Wandmalerei aus Pompeji, 1. Jh. n. Chr.

Abb. 4 Das Haupt der Medusa. Ölbild von Peter Paul Rubens 1617. Das ausgewogene Gesicht zeigt Erschrecken und ist von im Haar und aus dem Blut erwachsenen Schlangen eingenommen.

des Fluches und der blutige Tod vollenden das viergliedrige Bildprogramm des Medusa-Mythos. Der Schreck des Fluchs wird hier nochmals wiederholt durch den Schreck der Enthauptung.

Seit jeher ist Schönheit beachtet, gewürdigt, angestrebt und vielfältig dargestellt worden. Hässlichkeit aber, der ungeliebte und abgelehnte Gegensatz, wurde verdrängt, gemieden und seine Darstellung gestaltete sich schwierig. Sie erfolgte weitgehend stereotyp in den zwei geschilderten Darstellungsweisen. Dazu liefert der Mythos vom edlen Helden Perseus und der hässlichen, verfluchten Medusa den Stoff, der sich tief im kulturellen Gedächtnis verankert und über Jahrtausende erhalten hat. Und er wirkt auch heute noch weiter, vielfältig und oft unterschwellig. Nicht nur in den Masken konservierter Riten finden sich die Elemente der hässlichen Gesichtsentstellung, sondern unverkennbar auch in den riesig durch Gesichtsbemalung vergrößerten Mäulern der Clowns.

Andererseits wird versucht, die Schönheit ausgewogener Gesichter derart zu steigern, dass erhöhte Attraktivität resultiert und sinnlich gesteigerte Aufmerksamkeit provoziert wird. Dazu werden fließende Übergänge von Schönheit über herausfordernde Attraktivität bis an die Grenze der hässlichen Entstellung begangen [12]. Die Augenpartien werden bis zur Grenze des Bizarren betont und verändert. Die Mundpartie wird vergrößert und farblich hervorgehoben. Die dekorative Kosmetik, Augmentation und invasive Methoden der Umgestaltung sind fast grenzenlos einsetzbar. Tattoos und Piercings kommen dazu. Und die Haargestaltung schreckt nicht vor „Schlangenanspielungen“ zurück.

Das Bestreben, die natürliche Schönheit zur Attraktivitätssteigerung gezielt zu ergänzen, greift schrittweise, mehr oder weniger diskret und oft nicht bewusst auf die alterprobten Elemente zurück, welche zur künstlerischen Darstellung der Hässlichkeit sich bewährt haben. Und die alten Mythen stellen diese zu Verfügung.

Erstmals erschienen in: Akt Dermatol 2010; 36: 488–491.
DOI: https://doi.org/10.1055/s-0029-1244105

Literatur

1 **Eco U.** Die Geschichte der Hässlichkeit. München: C Hanser, 2007

2 **Nietzsche F.** Götzen-Dämmerung. Bd. 2., 6. Aufl. Stuttgart: A. Kröner, 1942: 188ff

3 **Thane P.** Das Alter. Eine Kulturgeschichte. Darmstadt: Primus, 2005

4 **Jung EG.** Kleine Kulturgeschichte der Haut. Darmstadt: Steinkopff, 2007

5 **Jung EG.** Kutane Lymphome in der Malerei. Akt Dermatol 2007; 33: 481–487

6 **Jung EG.** Haut und Kultur, auch ein Gang des Geistes. Akt Dermatol 2008; 34: 437–441

7 **Jung EG.** Dermatologische Besonderheiten im höfischen Roman Parzival von Wolfram von Eschenbach. Akt Dermatol 2009; 35: 186–189

8 **Jung EG.** Haarsymbolik in der christlichen Ikonografie. Akt Dermatol 2010; 36: Epub 4. 3. 2010, DOI 10.1005/s-0029-1243957

9 **Maul SM.** Das Gilgamesch-Epos. München: CH Beck, 2005

10 **Anzieu D.** Das Haut-Ich. Frankfurt: Suhrkamp, 1991

11 **Publius Ovidius Naso.** Metamorphosen. UB Nr. 356. Stuttgart: Reclam, 1971

12 **Jung EG.** Kulturgeschichte und Dermatologie. Akt Dermatol 2010; 36: 192–195

Skin in Cultural Studies to Trace the Spirits Way

Haut und Kultur

Auch ein Gang des Geistes

Einleitung

Die Haut mit ihren Anhangsgebilden ist das größte Organ des Menschen und sie sticht dem Betrachter ganz vordergründig ins Auge. Sie prägt unsere äußere Erscheinung, dient der Selbstdarstellung und erlaubt individuelles Erkennen. Bei allen Formen menschlichen Erkennens ist unsere Haut „mit von der Partie". Sie ist unmittelbar beteiligt bei der Erfassung eines Menschen im Bild, also in Malerei, Fotografie und Film, und sie dient maßgeblich der literarischen Schilderung eines solchen in Wort und Schrift.

So finden sich in der Malerei, aber auch in der Literatur, über Dekaden hinweg Hautveränderungen und Krankheiten an der Haut dargestellt, wobei es dahingestellt sein mag, oder exakter Analyse bedarf, ob der Maler solches gezielt und willentlich darstellte, ob ihm dies im Zuge exakten Porträtierens unterlief oder ob er hervorhebend und karikierend wirken mochte.

Die medizingeschichtliche und dermatologische Literatur ist reichlich bestückt mit Einzeldarstellungen und Gruppenbildern einschlägiger Hautbefunde. Diese sind naturgemäß oft im Gesicht. Zusammenfassende Darstellungen liegen in deutscher Sprache aus Ost [1] und aus West [2] vor und dokumentieren meisterlich die enorme Vielfalt. Es ist schwierig und oft müßig, anhand der Bilder exakte dermatologische Diagnosen zu wagen. Dieses begreifliche und doch meist sehr fragwürdige Unterfangen wird nicht wesentlich bestärkt, wenn in einzelnen Fällen zeitgenössische Informationen und Kenntnisse über die dargestellten Personen zu Hilfe genommen werden können. Man kann davon ausgehen, dass die Künstler nur in seltenen Fällen explizit Hautkrankheiten darstellen wollten. Die Malerei unterscheidet sich damit eindeutig und entscheidend von allen Formen der Bilddokumentation in medizinischen und besonders in dermatologischen Lehrbüchern, und ebenso von den Anliegen der Moulagensammlungen [3]. Damit ist den fachspezifischen Darstellungen keineswegs genommen, dass sie sehr ansprechend sind und zuweilen auch künstlerischen Ansprüchen genügen. Medizinhistorische Kollegen und entsprechende Exponenten der klinischen Fachrichtungen sind sich weitgehend einig, dass retrograde, oft über Jahrhunderte zurückblickende Diagnostik anhand von Bildern kaum je modernen diagnostischen Ansprüchen genügen kann.

Die Haut als Spiegel der Seele

Dieser Bereich der retrograden Diagnostik bildhafter Darstellung schien weitgehend ausgelotet und ausgeschöpft. Die Bemühungen um die dermatologisch-kulturellen Interaktionen wandten sich vor einigen Jahrzehnten zunehmend den psychosomatischen Bereichen zu. Ausgehend von einer beliebten Sichtweise von uns Dermatologen, Hauterscheinungen mit Bezügen zu Erkrankungen innerer Organe zu sichten, zu ordnen und in ihrer monitorischen, ergänzenden oder komplizierenden Deutungskraft zu werten, wird Psyche und Haut besonders betrachtet und korreliert. „Die Haut als Spiegel der Seele" gilt es zu ergründen. Psychosomatische Aspekte der Dermatologie werden erarbeitet und betont. Haut und Hirn also mit phylogenetischem Bezug auf den gemeinsamen ektodermalen Ursprung. Psychodermatologie wird etabliert und fruchtbar betrieben.

Grundlegende Impulse kommen aus Frankreich vom klinischen Psychologen Didier Anzieu, der in seinem Buch „Le Moi-peau" 1985 (Deutsche Ausgabe 1991, [4]) das Problem aus zwei Quellen erschließt: aus der griechischen Mythologie und aus dem Sprachgebrauch, wenn er „Haut" vielfältig als Symbol oder Metapher einsetzt. Die Haut gibt Form, Aspekt, bildet Grenze, ist Organ der Empfindung, des Schmerzes und bei Verlust zerläuft die Persönlichkeit gleichsam. Also Decke, Dekor und Deutung! Der Mythos vom geschundenen Satyr Marsyas ist eine zentrale Figur, an welcher Anzieu neun mythologische Schlüsselelemente (sog. Mytheme) ausmacht. Als praktisch tätiger Psychologe belebt er den theoretischen Ansatz mit Fallbeispielen, wobei er auf Sigmund Freud basierend die Psychoanalyse zum Beleg der Theorie nutzt, wie auch zur eigentlichen Behandlung.

In unserem Sprachraum hat sich der daseinsanalytische Psychosomatiker Gian Condrau aus Zürich mit dem kulturanthropologischen Medizinhistoriker Heinrich Schipperges aus Heidelberg zusammengetan und 1993 Grundsätzliches festgehalten. „Unsere Haut, Spiegel der Seele und Verbindung zur Welt" [5] geht ebenfalls von den mythologischen Zusammenhängen aus, sowie von der hermeneutischen Erkundung landläufiger Volksweisheiten und Sprichwörter, was wahrhaftig „unter die Haut geht".

Zudem wird eine „Philosophie der Haut" angesprochen, der Oberfläche also, der Grenzfläche und deren Bearbeitung. Die Häutung wird, im Gegensatz zum „Marsyas-Mythos", als Metapher für Reifung, Verjüngung und Metamorphose gesehen, dem Symbol der Schlange folgend. Auch sie versuchen, den theoretischen Part mit praktischen Beispielen zu belegen. Erstmals wird versucht, auf beiden Seiten diagnostische Ordnung einzubringen, bei den seelischen Leiden und bei den Hautkrankheiten.

Es folgen 2001 zwei kostbare Fundgruben. Hannelore Mittag [6] stellt als Produkt einer Ausstellung an der Universität Marburg die Haut äußerst vielfältig dar im medizinischen und im kulturgeschichtlichen Kontext. Claudia Benthien [7] erweitert die Sicht um Literaturgeschichte und Psychologie und sie setzt den Gedanken der „Philosophie der Haut" fort mit Ausführungen zu Körperbildern und als Grenzdiskurs. Damit ist eine enorme Breite und Tiefe der Kulturgeschichte der Haut aufgetan und zur Diskussion gestellt. Hier schließen sich Versuche einer „Kleinen Kulturgeschichte der Haut" an, wie sie Heinrich Schipperges 1968 [8] und der Autor 2007 [9] herausgaben. In die gleiche Richtung zielen die vielgestaltigen Bemühungen der Zürcher Dermatologen Günter Burg und Michael Geiges [10,11].

In den vergangenen drei Jahrzehnten fanden enorme Anstrengungen statt, psychosomatische Zusammenhänge und Regelhaftigkeiten zwischen Psyche und Haut resp. deren Erkrankungen zu ergründen und festzuhalten. Ohne klare Diagnose der psychosomatischen und psychiatrischen Erkrankungen auf der einen Seite und exakte Klassifizierung der Hautkrankheiten andererseits kommt man nicht weiter. Dies ist gesichert. Die Phase allgemeiner Zusammenhänge, Bezüge und Ausschlüsse ist überwunden. Zusammengefasst wird 2002 der Stand der Klärung durch ein bemerkenswertes Buch des Wiener Dermatologen Fritz Gschnait mit dem Medizinjournalisten Wolfgang Exel unter dem Titel „Haut und Seele" [12], das gesichertes Wissen klar von den als Mythen bezeichneten falschen Ansichten scheidet. Viele Mosaiksteine sind zusammengetragen worden, um das gesicherte Wissen zu mehren und Falsches zu verwerfen. Zwei Klarheiten sind von besonderer Bedeutung und verdienen hervorgehoben zu werden, die beide am besten anthropologisch zu deuten sind:

Wir Menschen haben ausgesprochen geeignete Instrumente und Fähigkeiten, Stresssituationen zu bewältigen und sogar biopositiv zu gestalten, während uns die Fähigkeit weitgehend abgeht, Störungen der Rhythmen (Tag-Nacht, Monate, Jahreszeiten, Lebensabschnitte etc.) zu bewältigen und zu nutzen.

Bei chronischen Hautkrankheiten (Neurodermitis atopica, Psoriasis vulgaris) führt die wiederkehrende Herausforderung durch die Erkrankung und deren Bewältigung zumeist zu einem biopositiven „Schulungseffekt", der auch anderen Lebensbereichen zugute kommt.

Für die Zukunft steht die biochemische und immunologische Ergründung der „Geisteskrankheiten" an, wozu die kombinierten bildgebenden Verfahren mit funktioneller und lokalisatorischer Kompetenz bereitstehen, um Beziehungen zu den ebenfalls zu charakterisierenden Hautkrankheiten auf ganz neuer, naturwissenschaftlicher und damit rationaler Basis zu suchen. Ein Licht scheint aufzugehen!

Qualitäten des Lebens in der Kunst

Neuerdings genießen Themenbücher steigendes Interesse, so 2004 die Monografie des Semiotikers und Kulturanthropologen Umberto Eco aus Bologna mit einer künstlerischen Darstellung der Geschichte der **Schönheit** [13]. Vom selben Autor erschien 2007 eine „entgegengesetzte" Monografie über die Geschichte der **Hässlichkeit** [14]. Auffallend ist die enge, wenn auch nicht zwingende Verknüpfung der Schönheit mit der Jugend und eine solche der Hässlichkeit mit dem Alter. Das war nicht immer so. Seit der Antike gibt es zwei Reflexionen des Alters, die der Verwerfung durch Aristoteles und diejenige seiner Wertschätzung seit Cicero. Die Betrachtungsweisen wechseln sich ab. Die Positivierung des Alters im 18. und 19. Jahrhundert wurde im 20. Jahrhundert wieder zurückgenommen. Der Literaturwissenschaftler Helmut Kiesel sieht den Bedeutungszuwachs des Expressionismus mit seiner „Ästhetik des Hässlichen" dafür verantwortlich und die demografische Entwicklung [15]. Beide Pole, Schönheit und Hässlichkeit, basieren weitgehend auf dem ersten Eindruck des Betrachters, und damit auf dem Aspekt der Haut und ihrer Anhangsgebilde. Erst in zweiter Linie, oft nach übergreifenden Reflexionen, werden vielfältige und verarbeitete Werte dazu gesellt. Dennoch bleibt das Verdikt „Alter bringt Hässlichkeit" und „Hässlichkeit bedeutet Alter". Man versucht also die Zeichen des Alters zu verzögern oder gar zu verhindern mit vielfältigen Bemühungen zum „antiaging". Altersbedingten und krankhaften Hautveränderungen werden mit pflegerischen, mit biologischen und invasiven Methoden gegengesteuert oder sie werden entfernt. Dies betrifft die Haut, die Anhangsgebilde, die Unterhaut und die Fettpolster nicht minder. Die Ansprüche und Wünsche übersteigen bei Weitem die Möglichkeiten und die unerwünschten Effekte werden verharmlost. So führt der Schönheitsdrang zum Jugendwahn.

Auch das **Alter** und das Altern waren und sind Gegenstand vielfältiger Darstellungen, wobei 2008 die Frage „Was ist Alter(n)?" zu beantworten versucht wird [15]. Auch hier gibt es neue Monografien über die bildhafte Darstellung des Alters in der Kunst durch den Dresdner Dermatologen und Medizinhistoriker Albrecht Scholz [16] sowie eine umfassende Darstellung der Kulturgeschichte des Alters 2005 durch die Londoner Professorin für Zeitgeschichte Pat Thane [17]. Es wird klar, dass die Kulturgeschichte gegenwärtig die Verwerfung des Alters als „bionegativ" und hässlich befördert. Es wird sogar noch weiter gegangen, indem eigentliche Krankheiten an und in der Haut nicht als solche erkannt und dargestellt werden, sondern als Metaphern des Alters, des vorzeitigen Alterns, eingebunden werden in die deletäre Anprangerung des Alterns. Der Dermatologie obliegt es, solche Übergriffe zu erkennen und zu bezeichnen, wie anhand von kutanen Lymphomen beispielhaft zu zeigen ist [18].

Nochmals Mythologie: Wunden in der Kulturgeschichte

Die Haut und die Kulturgeschichte der Haut stehen in enger und vielfältiger Beziehung zu kulturanthropologischen Überlegungen. Besonders aber gilt dies für die Defekte der Haut, für Wunden also und den Narben als Resultat von deren Abheilung.

Wunden entstehen durch Verletzungen oder aus Infektionen. Sie tragen als Symbole für Beeinträchtigung sowie als Metapher (uneigentliche sprachliche Übertragung) für Verfehlung oder Sünde, für Strafe nach Anmaßung oder Rache weit über die direkte Bedeutung hinaus mythische oder religiöse Botschaften durch Raum und Zeit.

Großflächige Wunden entstehen durch physikalische Einwirkung (Verbrennen) oder durch Häuten (Schinden) und führen über eine Schmerzphase zum Tode. Anders die umschriebenen Wunden, sie können heilen, auch narbig abheilen. Sie können aber auch, vor allem wenn sie superinfiziert werden, zu chronischen, nicht heilenden Wunden werden, die fürchterlich stinken und zur Ausgrenzung und Isolation, aber auch zum eigenen Rückzug führen.

Ganz anders werden Narben oft als Erkennungscharakteristik einer Person gewertet und gehören zur Identität. Solches ist hervorragend vom Anglisten Norbert Greiner [9] am Beispiel der Wadennarbe des Odysseus dargestellt, der bei der Rückkehr nur von der Magd anlässlich der Fußwaschung anhand der Narbe erkannt wird.

Umschriebene Wunden

In der griechischen Mythologie erleidet **Philoktet**, der von Herakles Pfeil und Bogen sowie die Fertigkeit zum Bogenschießen erbte, auf dem Zug nach Troja einen Schlangenbiss. Da die Griechen seine Schmerzensschreie und den Gestank nicht mehr aushielten, verbannten sie ihn, Odysseus' Rat folgend, auf die Insel Lemnos, wo er 9 Jahre grollend verblieb. Dann wurde er mit einer List zurückgewonnen. Vor Troja wurde er von seiner Wunde geheilt, worauf er mit dem Pfeil des Herkules alsbald Paris erschoss und den Sieg der Griechen einleitete. Die mit Pseudomonas infizierte, stinkende und sehr schmerzhafte Wunde hätte beinahe die Weltgeschichte verändert.

In der Parzifal-Geschichte liegt König Amfortas an einer schmerzhaften, stinkenden Wunde darnieder, die er als Mal einer begangenen Sünde zu tragen hat, bis eben Parsifal bei der zweiten Begegnung von Mitleid getragen das Tabu bricht und die Erlösung ermöglicht.

Auch in der christlichen Ikonografie sind Wunden, nicht nur die Wundmale Christi, weit verbreitet. Vor allem bei Pilgerreisen treten Wunden auf, wenn die Gläubigen auf den Knien den Leidensweg Christi nachvollziehen. Christusabbildungen gemahnen daran, wie der „Ölbergchristus" im Münster St. Georg zu Dinkelsbühl mit ahornblattartigen Wunden an beiden Knien (Abb. 1).

Großfläche Wunden, der Mythos von Marsyas

Es begann mit **Pan**, dem Hirtengott der Griechen. Die Nymphe Syrinx entzog sich Pans Gier durch Verwandlung in ein Schilfrohr, das im Wind klagend sang. Pan schnitt sich ungleich lange Stücke aus dem Rohr, die er zur Hirtenflöte band, womit er anmutige Weisen zu spielen verstand. Ehrgeizig tritt er zum Wettstreit mit dem Leier spielenden Gott Apollo an – und verliert. Er akzeptiert das Verdikt „Leier vor Flöte" und bleibt ungeschoren. Den mithörenden König Midas aber, der dem Urteil widersprach, strafte der gekränkte Apollo mit Eselsohren; Spitzohren und Hypertrichose also!

Im Geißenklösterle auf der Schwäbischen Alb wurden zwei, vor 35000 Jahren aus Schwanenknochen gefertigte Flöten gefunden. Seit dem 3. Jahrtausend v. Chr. gibt es Fundstücke und bildhafte Darstellungen von Flöten und Aulos im Mittelmeerraum.

Den Aulos, die Doppelflöte, schuf die Göttin Athena aus Knochen vom Steinbock und sie spielte ihn ergreifend. Dennoch verwarf sie das Instrument, als sie im Wasser sah, wie sie durch die aufgeblähten Wangen

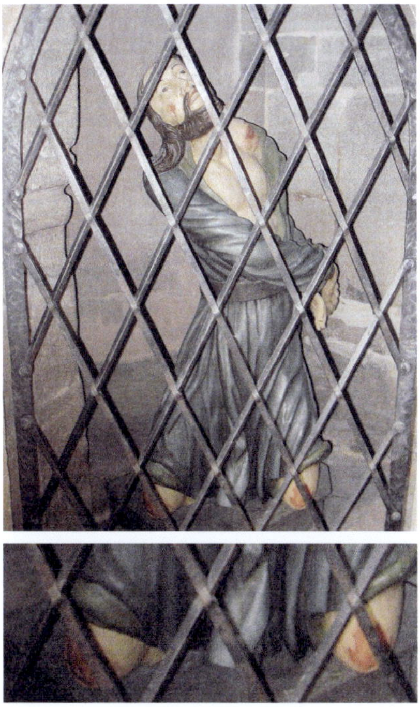

Abb. 1 Ölbergchristus, bemalte Holzfigur, 1728 im Münster St. Georg zu Dinkelsbühl. Beachte die blattförmigen Wunden an beiden Knien. (Foto: Niels Petersen), Übersicht und Detail.

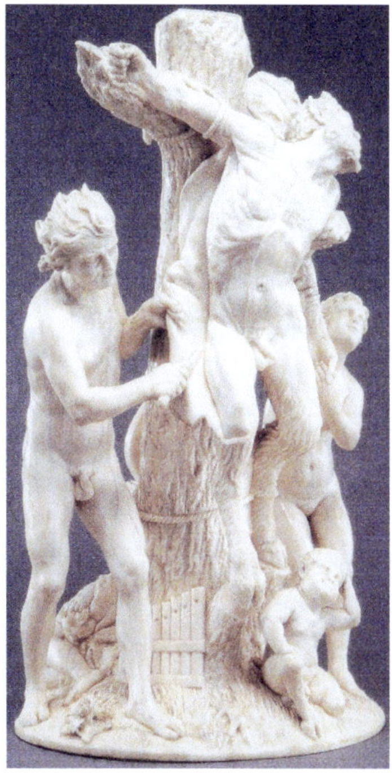

Abb. 2 Apoll schindet Marsyas. Adam Lenkhardt, Elfenbein 1644 (aus [9]).

entstellt wurde. Wer immer die Flöte aufhebe, sollte schwer bestraft werden. Der Satyr **Marsyas** hob die Flöte trotz Warnung auf und spielte meisterhaft. Ehrgeizig forderte er den Leier spielenden Gott Apollo zum Wettstreit – und verliert. Der Sieger dürfe mit dem Besiegten verfahren, wie er wolle. Auf Hautabziehen hatte man sich geeinigt. Also hängte Apollo den klagenden Marsyas an einen Baum und zog ihm bei lebendigem Leib die ganze Haut ab (Abb. 2). „Er war nur eine Wunde", heißt es bei Ovid. Das Häuten oder Schinden war eine Strafe mit Leiden, Todesfolge und Verlust der Person und zudem ist es eine Warnung vor Überheblichkeit gegenüber Göttern und Herrschern. Marsyas gilt als Metapher in Richtung Unterdrückung und Beherrschung des Menschen durch allmächtige Dominanz und Symbol für die Aufgabe der eigenen Gestalt und damit der Individualität. Das Schinden des Marsyas und anderer Märtyrer zieht sich durch die Jahrhunderte künstlerischer Darstellung [9] und findet sich in allen anthropologischen Reflexionen über Dominanz auf der einen und Selbstaufgabe auf der anderen

Seite [4-7]. Der ganze Komplex wird gegenwärtig im Liebighaus Frankfurt in der großartigen Ausstellung über „Die Launen des Olymp. Der Mythos von Athena, Marsyas und Apoll“ aufgearbeitet und präsentiert [19].

Erneute Versuche der retrograden Diagnostik

Und wiederum wird versucht, aus Kunstwerken rückwirkend zu medizinisch stichhaltigen Diagnosen von Hautkrankheiten zu kommen. Der Biologe Manfred Reitz ist sich der Unschärfe des Unterfangens wohl bewusst, vermag aber doch mit einiger Sicherheit Rosacea (Kupferrose), Pigmentverschiebungen und Hauttumoren zweifelsfrei zu diagnostizieren [20]. Dem kann man sogar folgen, während die Auslegungen und Schlüsse des flämischen Rheumatologen Jan Dequeker teilweise recht spekulative Züge aufweisen [21]. Er findet einleuchtende Diagnosen wie Struma (Kropf) am Hals oder verformte Finger einer rheumatischen Arthritis. Und bei den „Drei Grazien“ von Rubens erkennt er mächtige Krampfadern, Zellulitis, Plattfüsse und Wirbelsäulenverkrümmungen, was auch damals kaum als „graziös“ und einem Schönheitsideal zupassend angesehen wurde. 2007 verbreiteten die Agenturen Schlagzeilen zu seinem Buch „Künstler und Arzt“ über den sogenannten anderen Blick auf Gemälde [21]. Bei dem im Pariser Louvre ausgestellten Bild der Mona Lisa (Gioconda von Leonardo da Vinci) entdeckt er eine Vorwölbung an der linken Hand, die er als Fettablagerung deutet, und weiß-gelbliche Xanthelasmen an den Augenlidern. Daraus glaubt er eine Hyperlipidämie ableiten zu können und findet damit eine Erklärung für den frühen Tod der Porträtierten mit 37 Jahren. „Das Lächeln einer Todgeweihten“ lautete provokativ die damalige Schlagzeile in der Presse.

Deutlich weniger gewagt und erstaunlich präzise sind hingegen die Aussagen des französischen Rechtsmediziners Philipp Charlier, der kürzlich eine paleopathologische Analyse menschlicher Monstrositäten in der Antike vorlegte [22]. Einerseits finden sich eindeutige Formen des Krankhaften in antiken Darstellungen, die darauf hinweisen, dass solche Veränderungen damals vorlagen und in ihrer Darstellung den Krankheiten in heutiger Zeit entsprechen. So finden sich auf einer etruskischen Vase und an einer hellenistischen Statuette Köpfe mit allen Zeichen für Trisomie 21 (Down-Syndrom). Aber auch Fettleibigkeit ist auf etruskischen Sarkophagen dargestellt, Hermaphroditismus an einer römischen Plastik, ein Zyklopenauge an einer griechischen Statuette und Zwergwuchs bei Figuren, Bronzelampen und auf Vasen aus Ägypten, Karthago und Kleinasien. Selbst eine Phimose ist auf einer römischen Votivtafel zu sehen. Andererseits sind in Gräbern und an Mumien alle Formen von Verletzungen am Skelett, Schädeldeformationen, Trepanationen, Syndaktylie, Polydaktylie, Kieferspalten, Zahnanomalien, Anenzephalie zu finden und mit bildgebenden Verfahren analysiert und dokumentiert worden. Diese Diagnosen sind klar zu belegen, während Krankheitsfolgen und Störungen von Ernährung und Stoffwechsel schlecht und nur indirekt anhand von Knochenveränderungen vermutet werden können.

Die Haut kommt in der Kulturgeschichte immer wieder und auch an bevorzugter Stelle zur Sprache und auch zur Darstellung. Dies ist so deutlich, dass man sogar eine Kulturgeschichte der Haut ableiten kann und zu formulieren wagt [9]. Diese Bestrebungen entwickeln zunehmend eigene Kräfte als Gang des Geistes im Zug durch die Zeiten. In den vergangenen Dekaden wurden diese Bemühungen gesteigert und intensiviert. Eine eigentliche Gegenwartsverdichtung findet statt. Dabei erleben wir Phasen, in welchen die mythischen Bezüge betont werden und diese wechseln sich ab mit solchen hermeneutischer Prägung. Durchsetzt werden sie immer wieder vom medizintypischen Ringen um Diagnose, welche dann auch immer wieder aus den Kunstwerken der Vergangenheit herauszulocken versucht wird. Ein Ende ist nicht in Sicht und ist auch keineswegs wünschenswert.

Erstmals erschienen in: Akt Dermatol 2008; 34: 437-441.
DOI: https://doi.org/10.1055/s-2008-1077711

Literatur

1 **Scholz A.** Patient und Krankheit in der Kunst. Sammlung der Gustav Carus TU Dresden. Dresden: 2002

2 **Wagner G, Müller WJ.** Dermatologie in der Kunst. Biberach a. d. Riss: Basotherm GmbH, 1970

3 **Stoiber E.** Chronik der Moulagen-Sammlung des Universitätsspitals Zürich. Zollikon bei Zürich: Fröhlich Druck AG, 1993

4 **Anzieu D.** Das Haut-Ich. Frankfurt: Suhrkamp, 1991

5 **Condrau G, Schipperges H.** Unsere Haut. Zürich: Kreuz, 1994

6 **Mittag H.** Die Haut im medizinischen und kulturgeschichtlichen Kontext. Marburg: Völker & Ritter, 2001

7 **Benthien C. Haut.** Literaturgeschichte, Körperbilder, Grenzdiskurse. Reinbek: Rowohlt TB, 1999

8 **Schipperges H.** Kleine Kulturgeschichte der Haut. Ruperto Carola 1968; 20: 3–10

9 **Jung EG.** Kleine Kulturgeschichte der Haut. Darmstadt: Steinkopff, 2007

10 **Burg G, Geiges ML.** Die Haut, in der wir leben. Zürich: Rüffer & Rub, 2001

11 **Burg G, Geiges ML.** Rundum Haut. Zürich: Rüffer & Rub, 2006

12 **Gschnait F, Exel W.** Haut und Seele. Wien: Ueberreuter, 2002

13 **Eco U.** Die Geschichte der Schönheit. München: Hanser, 2004

14 **Eco U.** Die Geschichte der Hässlichkeit. München: Hanser, 2007

15 **Staudinger UM, Häfner H (Hrsg).** Was ist Alter(n)? Neue Antworten auf eine scheinbar einfache Frage. Heidelberg: Springer, 2008

16 **Scholz A, Oehmichen F.** Das Alter in der Kunst. Katalog. Technische Universität Dresden, 2006

17 **Thane P (Hrsg).** Das Alter. Eine Kulturgeschichte. Darmstadt: Primus, 2005

18 **Jung EG.** Kutane Lymphome in der Malerei. Akt Dermatol 2007; 33: 481–484

19 **Hollein M (Hrsg).** Die Launen des Olymp. Der Mythos von Athena, Marsyas und Apoll. Liebighaus Skulpturen, Frankfurt. Petersberg: Katalog M. Imhof, 2008

20 **Reitz M.** Kunst und ärztliche Diagnose. Expedition in die Wissenschaft. Bd. 1. Weinheim: Wiley-VCH, 2006

21 **Dequeker J.** Der Künstler und der Arzt. Ein anderer Blick auf Gemälde. Leuven: Davidsfonds NV, 2006

22 **Charlier P.** Les monstres humaines dans l'Antiquité. Paris: Fayard, 2008

Skin, Change of Significance

Haut, Bedeutung in Wandlung

Zusammenfassung Die Haut ist seit jeher als Grenzorgan empfunden worden, als Trennung zwischen Innen und Außen. In der Antike wurde dies anhand der Mythologie ausgemacht, im Schinden des Satyr Marsyas und in der Schutzfunktion von Aegis, dem Schild des Göttervaters Zeus. Im Mittelalter dominierte die Verhüllung der Haut, bis es zur Erforschung des anatomischen Substrats und Klärung der physiologischen Funktion kommt. Zuletzt dient die Haut auch als Träger von psychologischen Botschaften. Beispielhaft ist die Schönheit, vor allem der Gesichter, und die Zuordnung der erotischen Attraktivität, die, als Blickfang gedacht, leider die Schönheit oft durch hässliche, aber attraktive Attribute entstellt.

Abstract Our skin has since ever been estimated as an organ of separation between inside and outside. This is found in the antique myths of the flaying of the Satyr Marsyas and the story of Aegis, the shield of godfather Zeus. In the Middle Ages skin was mainly covered, whereas the investigation of anatomy and physiology was progressed. Nowadays our skin, mostly of the faces, is used to express impressions and promote emotions. Therefore, erotic attractivity has to be added to eternal beauty. To reach the aim of an optimal presentation of personal attractivity, natural beauty has to be mixed up by eye catchers. And you land in a "trap of ugliness" instead of erotic attractivity.

Was ist unsere Haut?
Wozu brauchen wir diese und was machen wir daraus?

Das sind die Fragen, welche die Menschen beschäftigen, schon immer und mit wechselnder Bedeutung. Fragen also, die uns durch die gesamte

Kulturgeschichte begleiten und einem diesbezüglichen Wandel unterliegen. Dem wollen wir nachgehen.

Die Haut ist ein faszinierendes Organ, das größte unseres Körpers, und trägt eine Vielzahl von Funktionen, deren Bedeutung einem steten Wandel unterliegen. Entsprechend erscheint die Haut nie so im Vordergrund von physischen und psychischen Erörterungen zu stehen wie gegenwärtig. Dies betrifft sowohl naturwissenschaftliche wie auch psychosomatische Reflexionen, betrifft aber auch die Kosmetik im weiten Sinne unter Einschluss der Selbstdarstellung und deren zielorientierter Eingriffe und Manipulationen. Aber auch die Kulturgeschichte, die Kunst und neuerdings die Kulturtheorie haben frische Aspekte zum Thema Haut beigetragen. Haut ist allgegenwärtig und mächtig wichtig. Während bisher die Medizin, also vorwiegend unsere Dermatologie, dann die Kosmetik und in besonderer Weise die Werbung sich mit Abbildungen der Haut in allen Belangen bedienten, hat die Haut im 20. Jahrhundert die neuen Medien entdeckt und im Sturm erobert. Bewegung und dreidimensionale Darstellungen, Phantasien, Clips, Videos, Filme und Installationen überschwemmen die Szene und erzwingen breite öffentliche Aufmerksamkeit. Die Haut steht oft und unglaublich stark im Vordergrund. Man ist versucht, dem Diktum von James Joyce (1977): „modern man has an epidermis rather than a soul“ zu glauben.

Die Tatsache bleibt: Unsere Haut ist anatomisches Substrat, hat physiologische Funktion, dient als Träger von Botschaften und wirkt als Metapher.

Das anatomische Substrat Haut lässt sich aus der Ontogenese, der frühen Form der Embryogenese, darstellen. Aus dem Zellhaufen, der wenige Tage nach der Ei-Befruchtung entstand, differenziert sich die äußere Zellschicht als Ektoderm ab vom Mesoderm, aus welchem Skelett, Muskulatur und Bindegewebe hervorgehen werden. Das Ektoderm stülpt sich ein (Gastrulation), der Urmund entsteht, und es wird zum Entoderm, aus welchem der Magendarmtrakt hervorgehen wird mit seinen angehängten inneren Organen. Dabei werden Längsrichtung, Kopfbildung und Symmetrien ausgebildet. Ein für alle Wirbeltiere gültiges Körpermuster also, welches im Grundsatz die Phylogenese „im Zeitraffer der Schwangerschaft“ nachzeichnet, wie dies von Ernst Haeckel 1866 als „Biogenetisches Grundgesetz“ formuliert wurde.

Das Ektoderm bildet die Epidermis als Außenhaut unserer Oberfläche aus, die sich in der 8–12 SSW mehrschichtig strukturiert und sekundär mit dem dermalen Bindegewebe (der Dermis) verzahnt und die Anhangsgebilde der Haarfollikel sowie Talg- und Schweißdrüsen ab der 12 SSW ausbildet. Diese gemeinsame Wurzel von Ektoderm und Entoderm lassen verstehen, dass „Haut und Darm“ besondere Beziehungen wahren, die sich vor allem bei Krankheitszuständen offenbaren und zudem auch vegetative sowie psychische Aspekte tragen. Sekundär wird die Haut auch sehr früh angeschlossen an das Herzkreislaufsystem zur Versorgung, und an das Nervensystem zur Wahrnehmung und Steuerung. Auch die Pigmentzellen (Melanozyten) wandern in der 8–12 SSW aus der Neuralleiste ein. Spuren dieser Verknüpfungen kommen gelegentlich bei somatischen Mutationen und bei Krankheiten wieder zum Vorschein [1].

Die Haut trennt unser Inneres von Außen

Die Phylogenese belegt, die Haut der primären Wirbeltiere ist immer eine Grenzschicht gegen Wasser und diejenige der Landwirbeltiere vor allem eine solche gegen Luft. Entsprechend ist sie gestaltet. Eine große Vielfalt ist gleichsam erprobt worden. Bei den Primaten ist von dem vielen das Beste erhalten und erscheint bei uns Menschen, gegenüber den frei lebenden Primaten, nochmals gezielter und angepasst. Der Prozess ist nicht abgeschlossen. Wir sind noch mitten im Zug der Adaption an die kulturelle Entwicklung und Gestaltung unserer Lebenswelten unter Berücksichtigung von Zivilisation und Vorstellung. Unsere Haut ist plastisch, mechanisch belastbar und weitgehend gefeit gegen Austrocknung. Und sie hat ein außergewöhnliches Potenzial der Erneuerung und Wundheilung. Unter Erhalt der Elastizität und Beweglichkeit bildet sie wunderbaren Schutz gegen mechanische Belastung sowie gegen thermische und chemische Gefährdungen. Der Mythos von Aegis spricht dafür.

Die Schutzmetapher von Aegis

Aegis ist der Schild des Zeus, der ihm vom göttlichen Schmied Hephaistos aus Ziegenleder gefertigt und gehärtet wurde. Neben der Schutzwirkung konnte Zeus durch Schütteln zudem Donner und Gewitter auslösen. Der Schutzschild ging an Zeus' Tochter Pallas Athene über, welche den Schild durch Orakelschlangen umrandete und zentral mit der grässlichen Fratze der durch Perseus getöteten Gorgone Medusa ausstaffierte. Dadurch konnte jeder Betrachter gelähmt und gar umgebracht werden.

Der aus Ziegenhaut geschaffene Schild diente zunächst zum mechanischen Schutz des Göttervaters und wirkt in der Hand der Tochter neben der üblichen Schutzfunktion auch gegen die Blitze von Zeus. Er ist nunmehr zusätzlich ausgerüstet zur Aggression gegen Feinde und sogar gegen jeden, der das schreckliche Bild anzusehen bekam. Eine Steigerung der Schutzwirkung aus der Abwehr heraus, neu in „Fernwirkung“, also zur Fremdwirkung auf Abstand und zugleich als gezielte und äußerst effektive Aggression. Der Schutzschild also als Waffe. Nicht selten wurden auch Feinde mit dem Schild erschlagen. Und Usurpatoren wurden im alten Rom auf den Schild erhoben, um so als Anführer gewonnen zu werden und dies zu verkünden.

Die Haut als unser Außenschutz ist wirksam und wirkungsvoll. Sie bleibt dabei nicht „ungeschoren“. Wunden [2] und Narben zeugen davon. Nicht zuletzt die legendäre Wadennarbe aus der Jugend des Homerischen Helden Odysseus, an welcher die Hausmagd nach 20 Jahren Abwesenheit den Rückkehrer wiedererkennt [3]. Narben sind Zeugen der Zeit, bilden Geschehenes ab und wirken manchmal auch als „Ehrenzeichen“. Sie wurden, und werden es auch heute noch, zudem als Schmuck und Symbolsprache artifiziell angebracht und gedeutet [4].

Unsere Haut ist lebensnotwendig. Großflächige Verbrennungen zeigen dies. Und seit jeher, soweit Zeugnisse aus Kultur und Kriegen reichen, ist Schinden als sehr schmerzhafte und sichere Todesstrafe bekannt und weidlich eingesetzt worden [5-7]. Der Mythos von Marsyas unterstreicht solches.

Marsyas der Geschundene

Als die griechischen Götter Musikinstrumente erfanden, Apollon die Kithara (Leier) und Athena den Aulos (Oboe), begann diese Geschichte. Athena verabscheute ihr beim Blasen aufgedunsenes und entstelltes Gesicht, verwarf die Flöte und wünschte einem möglichen Finder Verderben. Der Satyr Marsyas fand die Flöte, spielte sie meisterhaft und forderte Apollon zum Wettstreit. Der Sieger möge mutwillig verfahren; Schinden war angesagt. Es kam, wie es kommen musste, Apollon gewann und Marsyas wurde bei lebendigem Leib zu Tode geschunden. Damit wird gezeigt, dass den Menschen göttliche Qualitäten versagt bleiben und schon der Vergleich grimmig bestraft wird [7].

Ein hoher Stellenwert unserer Haut im Altertum

Diese Beispiele belegen, dass die Haut in den Mythen reichhaltig zur Darstellung kommt und in den Götter- und Heldengestalten zuweilen gar personenspezifische Merkmale zeigt. Die Erkennungsnarbe von Odysseus, das Gorgonenhaupt und die verletzlichen Stellen bei Herakles und

Braun bin ich zwar, doch hübsch,
ihr Töchter Jerusalems,
wie die Zelte Kedars,
wie die Teppiche Salomos.
Seht mich nicht an,
dass ich so gebräunt bin,
dass mich die Sonne verbrannt hat.
Die Söhne meiner Mutter zürnten mir,
bestellten mich,
die Weinberge zu hüten –
meinen eigenen Weinberg
habe ich nicht gehütet.

Abb. 1 Nigra sum, sed formosa, *Bibel A.T.: HL 1,5-6.*

Steven Connor (1955) ist Professor der Literaturwissenschaften und der Kulturtheorie an der University of London und verfasste das Werk „The Book of Skin", erschienen 2004 bei Reaction Books Ltd. in London. Ein unglaubliches Kompendium über die Haut, deren Geschichte, die Reflektion in der Literatur, die Phänomenologie, die Kunst, die Dermatologie, die Kosmetik, die Psychosomatik und die Übertragungen auf Psychologie und die Welt der Metaphern [14]. Die Vorbilder von Steven Connor waren der französische Philosoph und Dekonstruktionist Jacques Derrida (1930 – 2004) und der französische Philosoph und Kommunikationstheoretiker Michel Serres (1930).

Abb. 2 Steven Connor, the Encyclopaedist.

Siegfried sind Paradebeispiele dazu. Und die steinernen Zeugnisse der frühen Hochkulturen sind voller Erzählungen, in welchen die Haut von Bedeutung ist. Schinden, Verletzungen, Wundpflege einerseits und Ausschmückung anderseits werden dargestellt und hervorgehoben. Körperpflege und Kosmetik spielten schon sehr früh sowohl eine Rolle im ritualen wie auch im persönlichen Bereich. Die Pflege der Haut dient nicht nur der persönlichen Schönheit und Attraktivität, sondern auch dem Wohlbefinden und der Gesundheit [8]. Solches wirkt nach bis heute, wenn im Pali-Kanon unter den 32 großen Merkmalen des Buddha 10 sich mit Haut und Haaren beschäftigen und unter den 80 kleinen Merkmalen sogar 29 [9]. Und im „Hohen Lied" von König Salomon (965–926 v. Chr.) beklagt sich das Mädchen im berühmten „Nigra sum, sed formosa" (Abb. 1) über die damaligen Schönheitskriterien und deren Auswirkungen.

Es ist festzuhalten, dass die Haut des Menschen, ihre Darstellung und die Wertschätzung, schon in allen frühen Hochkulturen immer wieder und ausgesprochen vielseitig zum Ausdruck kommt. Darin sind sich die Experten der Medizingeschichte, der Geistes- und der Verhaltenswissenschaften absolut einig [1, 10-13]. Ein besonderes „Schatzkästlein" stellt die reichhaltige Synopsis von Steven Connor [14] (Abb. 2) dar.

Mittelalter und frühe Neuzeit

Während die Haut im Altertum in jeder Beziehung sichtbar und von mythischer Relevanz war, ändert sich dies im Mittelalter dramatisch. Die Haut wurde deutlich weniger offengelegt, zuweilen gar verhüllt. Die Symbolkraft für Schönheit und Gesundheit tritt in den Hintergrund, Körper- und Hautpflege wurden vernachlässigt und die Darstellung der Haut in der Kunst untersagt. Diese Entwicklung war im christlichen Abendland besonders drastisch, wo Erbsünde, Demut und Buße die religiöse Welt prägten. Im Vordergrund stand die spirituelle Bewältigung der Körper-Geist-Probleme unter Vernachlässigung und sogar Unterdrückung neuer wissenschaftlicher Ansätze.

Erst ab dem 11. Jahrhundert wurden erste Leichenöffnungen gewagt und die anatomische Erforschung des menschlichen Körpers, und damit auch der Haut, nahm scheuen Anfang. Wissenschaft und Kunst waren die treibenden Kräfte. Und die erste zusammenfassende Darstellung erfolgte 1523 durch den Brüsseler Naturforscher Andreas Vesalius in seinem Werk „De humani corporis fabrica libri septem". Dies kam einem Durchbruch nahe [15].

Mittels der durch Antoni van Leewenhoek (1632–1723) im niederländischen Delft entwickelten Mikroskopie gelang Marcello Malpighi (1632–1694) die Beschreibung der Schichtung der Haut und ihrer Anhangsgebilde. Abraham Vater (1684–1751) und Filippo Pacini (1812–1883) beschrieben die Hautnerven und die nach ihnen benannten Endkörperchen. 1857 entdeckte der Göttinger Anatom Friedrich Merkel (1845–1919) die Merkelzellen und 1904 Felix Pinkus (1868–1947) die Haarscheiben als Mechanorezeptoren. Georg Meissner (1829–1905) berichtete 1852 über die nach ihm benannten Tastkörperchen. Und im Jahre 1875 beschrieb Paul Langerhans (1847–1888) die nach ihm benannten dendritischen, Antigen präsentierenden Zellen in der Haut. Soweit die Anatomie [15].

Im Jahre 1845 veröffentlicht der Wiener Dermatologe Ferdinand von Hebra (1816–1880) sein richtungsweisendes Werk „Versuch einer auf pathologische Anatomie gegründeten Einteilung der Hautkrankheiten". Damit belebt er die Dermatologie aufgrund der mikro- und makrologischen Morphologie, setzt eindeutig auf wissenschaftliche Grundlagen und lockert die humoralpathologischen Fesseln [15]. In der 2. Hälfte des Jahrhunderts entstand eine Vielzahl von dermatologischen Fachkliniken und Forschungseinrichtungen. Die Dermatologie ist in der akademischen Welt angekommen und prosperiert seither entsprechend. Die Neuzeit beginnt nun auch für unser Fach.

Die neue Zeit

In der neuen Zeit des 20. und 21. Jahrhunderts kommen unserer Haut wiederum ganz neue Bedeutungen zu. Die Dermatologie blüht in Forschung und Therapie enorm auf und die deutlich zunehmenden Hautkrankheiten werden Objekte öffentlicher Wahrnehmung. Eine Entwicklung, die nicht zuletzt den Medien zu verdanken ist und unseren Patienten zugutekommt. Zudem nimmt die Kosmetik im weiteren Sinne neue Räume ein und begeht frische Wege. Kosmetik expandiert und boomt [8].

Ganz wesentlich aber ist die neu aufkommende psychologische Betrachtungsweise, die aus der Reserve getreten ist und unsere Haut und deren Bewertung in vielfältiger Weise belebt. Der Haut wird sogar ein sogenanntes „Haut-Ich" zugesprochen [16]. Sie wird personalisiert und ihr wird, partiell wenigstens, eine eigenständige Rolle zugedacht. Der tiefsinnige und vielgestalte Diskurs darüber lässt uns erstaunen und fasziniert zugleich [12-14, 16]. Hat die Haut aber ein eignes „Ich", so ist der Weg zum Gedächtnis nicht mehr weit. Solchem virtuellen Speicher werden ewige Wahrheiten und elementare Gefühle eingebracht, virtuell eben oder „in effigie" [17].

Die Haut als Grenzfläche zu Luft und Wasser wird erweitert auf das Körperinnere und die Außenwelt. Die anatomische, physiologische und auch physikalische Betrachtungsweise wird ergänzt und ausgeweitet auf die Person und deren Gesamtstruktur auf der einen Seite und die Außenwelt anderseits. Dies wird gestaltet und betrachtet als ein Produkt von Klima, Habitat, Menschen, Arbeit und sozialen Beziehungsgeflechten. Die Haut beginnt daran teilzunehmen [18-20].

Vergesellschaftet mit den neuen Gesellschaftsstrukturen, kommt der Haut als Projektionsfläche unserer Erscheinung weit größere Bedeutung zu. Es ist dies die Umwertung zur „Ego-Gesellschaft" mit Selbstständigkeit und Selbstverwirklichung [21]. Die Gesellschaft wird offener, „Singles" und befristete Partnerschaften sowie soziale Absicherungen nehmen einspringend überhand.

Gleichzeitig änderten sich die biologischen Bedingungen. Gezielte Verhütung und damit Geburtenregelung führten zur Trennung von Sex und Fortpflanzung. Die Partnerwahl aber wird dadurch zu einer lebenslangen und immer wieder vordringlichen Aufgabe. Selbstanpreisung und „Zurschaustellung" ist angesagt. Da kommt es zwangsläufig zur drastischen Steigerung attraktiver Effekte durch alle möglichen Mittel und Möglichkeiten der individuellen und besonderen Attraktivität. Kosmetik der dekorativen und invasiven Art ist gemeint und die Haut hat all dies zu tragen [8].

Diese besondere und individuelle Attraktivität wird ausgehend von der allgemeinen Schönheitsvorstellung [22] durch Hervorhebung und Ausarbeitung der Blickfänger vordringlich im Gesicht gesucht. Dabei bewegt man sich auf einer gleitenden Skala zwischen Schönheit und Hässlichkeit [23], wie dies in der Mythologie durch die Medusa [24] und in den Traditionen des Maskenwesens [26, 27] vorgezeichnet wird. Hier droht die „Hässlichkeitsfalle", da oft das richtige Maß der Attraktivitätssteigerung verfehlt oder überschritten wird und Hässlichkeit erreicht wird. Ablehnung oder gar Abstoßung wird erreicht, was der ursprünglichen Intention gänzlich zuwiderläuft.

Exkurs über die Schönheit

Folgt man Umberto Eco, der 2004 ein wunderbar bebildertes Buch über die „Geschichte der Schönheit" [22] schrieb, suchten schon die alten Griechen die „Schönheit" in ihren Mythen. Früh, schon bei Homer, erscheint Helena, die schönste Frau, als zentrale Figur des Geschehens um den Trojanischen Krieg. Ihre Schönheit soll so überwältigend gewesen sein, dass jeder Mann, der sie sah, Helena besitzen wollte, und der sie bekam, ihr die Seitensprünge verzieh.

Neben der umwerfenden Schönheit kam, auch damals schon, sexuelle Attraktivität mit ins Spiel; und bei dieser Verknüpfung ist es offensichtlich bis heute geblieben.

Helena verkörpert die absolute Schönheit, war sie doch die Tochter des Göttervaters Zeus, welche der Leda aus dem Ei schlüpfte. Eine Krönung gleichsam, in der von den Göttern in idealtypischer Weise geschaffenen Welt der Natur und der innewohnenden Geschöpfe, auch des Menschen. Dort ist die Schönheit angesiedelt und am besten zu finden. Die Natürlichkeit in den Darstellungen der bildenden Künste dient als Wertmaß der Schönheit über Jahrtausende und ist auch heute keineswegs entwertet. In der Natur also muss die Schönheit von Anordnung und Konfiguration gesucht (Pythagoras 570–510 v. Chr.) und mathematisch erfasst (Euklid um 300 v. Chr.) werden.

In der Geometrie gibt es eine Symmetrie und unendliche Asymmetrien, aber nur eine, deren Einzigartigkeit und Besonderheit als gefällig, ja schön die Aufmerksamkeit auf sich zog.

„Goldener Schnitt" wird die göttliche Proportion genannt. Es ist das Verhältnis, das dann entsteht, wenn man eine Linie AB durch einen Punkt C so teilt, dass AB sich so zu AC verhält wie AC zu CB [22]. Der goldene Schnitt wiederholt sich entlang einer Zahlenreihe, die später als Fibonacci-Folge benannt wird, so der Mathematiker Leonardo da Pisa (1170–1246).

Der goldene Schnitt erscheint aber auch als harmonischer Zusammenhang von Flächen (Rechtecken), wobei die große Fläche stets aus der Summe der beiden kleineren besteht, die in der Reihe der großen Fläche vorgelagert sind. Zudem erscheint er in der Sprossung wachsender Pflanzenstängel [28] und wohl auch in den Abständen der Planeten zu unserer Sonne. Werden den Rechtecken die Kreissegmente eingezeichnet, so erscheint die Spiralwindung der Nautilus-Schnecke. Man fragte sich, ob es sich dabei um „Zeichen" einer übergeordneten Weltordnung handeln könnte.

In der Renaissance und den anschließenden naturwissenschaftlichen Epochen wird der goldene Schnitt der Antike wiederaufgenommen. Das Suchen nach Signalen oder Quellen einer übergeordneten Weltordnung als Spuren eines Schöpfungsplanes wird nicht mehr in der Mythologie gesucht. Es wird vielmehr versucht, die Spuren der Schöpfung in Maß und Zahl zu fassen und auf den Menschen und dessen Schönheit anzuwenden.

So sind, unter vielen anderen, die Versuche über die Proportionen des vitruvianischen Menschen von Leonardo da Vinci 1490 zu werten und diejenigen Albrecht Dürers 1528 [22]. Dies gelingt nicht überzeugend, obschon es nicht an weiteren Versuchen fehlt. Anderseits darf man nicht vergessen, dass der goldene Schnitt bei der Anordnung von Flächen, Schatten, Figuren und Konstellationen etc. in den darstellenden Künsten, der Architektur, Grafik und Design sehr oft berücksichtigt wird und beiträgt zu dem, was Betrachter und Nutzer empfinden, nämlich Gefallen und Schönheit. Er begleitet uns im Alltag sogar in der DIN-Normierung unserer Schreibwaren.

Im Jahre 1855 fasste Adolf Zeising [29] in seinem Buch über ästhetische Forschungen viele Beobachtungen zusammen und propagierte den goldenen Schnitt als Grundlage einer allgemeinen Proportionslehre. Daran allerdings zweifelte Gustav Theodor Fechner (1801–1887), einer der Gründungsväter der Psychologie. Er etablierte das sog. Fechner-Experiment. Dazu hat er eine Testreihe von 10 flächenmäßig gleich großen Rechtecken etabliert. Darunter befanden sich auch das Quadrat und der goldene Schnitt. Über Jahrzehnte testete er mehrere hundert Personen, welche die gefälligste (also auch schönste) Figur zu bezeichnen hatten. Der goldene Schnitt bewährte sich als die weitaus wohlgefälligste Konfiguration; Zeising wurde bestätigt [30]. Erst 1987 unternahm Holger Höge eine qualifizierte Wiederholung des Fechner-Experiments und erreichte überraschende Resultate. Der goldene Schnitt wurde nur selten bevorzugt, hingegen fand das Quadrat hohe Präferenz, und auch andere Rechtecke wurden, wenn auch geringer, dem goldenen Schnitt vorgezogen [31, 3]. Als Ursache wird die grundsätzliche Veränderung der „Lebenswelt" in den 100 Jahren angeführt und eine „Geschmacksveränderung" angenommen. Diese Hypothese hat viel für sich, beobachten wir doch, dass die Gefälligkeit (goldener Schnitt) nicht mehr ausreicht, die der Schönheit zugesellte und offenbar erforderliche erotische Attraktivität zu erreichen. Abweichende Formen müssen als Blickfang beigezogen werden. Diese Tendenz gilt es zu verfolgen.

Ein Sinn für Schönheit ist uns Menschen eigen, möglicherweise gar genetisch angelegt. Dies gilt für die Fremdeinschätzung sowie für die Eigendarstellung. Hier gilt das Prinzip der Prototypikalität, der Durchschnittlichkeit; ein Gesicht also ist dann am schönsten, wenn es dem Prototyp aller Gesichter nahekommt, gleichsam in der Allgemeinheit verschwindet [8]. Die Studien zeigen allerdings, dass der Schönheitssinn nicht einheitlich ist, Spielräume umfasst und sich in der Zeit auch verändert. So änderte sich etwa die Bedeutung der Bräunung sehr stark mit der Zeit (Abb. 2). Neuerdings kommt zum Schönheitssinn ein neues Element hinzu, die erotische Attraktivität, die ausgehend vom Schönheitsdenken besonderen Blickfang erfordert, und der in Erfüllung der neuerdings möglichen ständigen, also lebenslangen Partnersuche oft an Bedeutung enorm übersteigert wird. Damit werden die passageren und die bleibenden Attraktivitätssteigerungen vor allem der erogenen Zonen im Gesicht so hervorgehoben, dass sie auf einer virtuellen Skala von Schönheit zu Hässlichkeit deutlich zu letzterer tendieren. Schäden und nicht reversible Veränderungen sind die Folge. Leider wird des Öfteren in diese „Hässlichkeitsfalle" getappt. Die „Schönheit" geht dabei verloren.

Die Haut ist ein Grenzorgan, zwischen Innen und Außen. Das gilt seit jeher [8, 32] und wird nun von offizieller Seite wieder betont, in Deutschland von unserer Fachgesellschaft, der DDG [33], und auch in der Schweiz [34]. Nicht von der Hand zu weisen ist die Tatsache, dass unsere Haut als ein Organ der Selbstdarstellung und der erotischen Attraktivität neu in den Vordergrund tritt. Und die Werbebranche sowie die neuen Medien wissen dies zu nützen, oft in verblüffender Weise.

Erstmals erschienen in: Akt Dermatol 2017; 43: 208–212.
DOI: https://doi.org/10.1055/s-0043-106155

Literatur

1 **Jung EG.** Kleine Kulturgeschichte der Haut. Darmstadt: Steinkopff; 2007

2 **Jung EG.** Wunden in der griechischen Mythologie. Akt Dermatol 2014; 40: 251–253

2 **Greiner N.** Literarische Narben: Auf der Spurensuche in der Weltliteratur. Akt Dermatol 2006; 32: 490–495

4 **Schwarz M.** Von der Sprache unserer Haut. Akt Dermatol 2005; 31: 46–51

5 **Jung EG.** Vom Ursprung des Schindens in Assyrien. Akt Dermatol 2005; 31: 244–246

6 **Wegener K.** Xipe Totec (... der sich häutet, unser Herr) – ein Gott der Azteken. Akt Dermatol 2004; 30: 510–513

7 **Jung EG.** Vom Schinden. Akt Dermatol 2004; 30: 81–84

8 **Jung EG, Funke J.** Kosmetik im Wandel der Jahrtausende. Akt Dermatol 2015; 41: 200–206

9 **Krishnan Y.** The Buddha Image: its Origin and Development. Munshiram Manoharlal Pbl. Ltd; 2009

10 **Schipperges H.** Kleine Kulturgeschichte der Haut. Ruperto Carola 1968; 20: 5–10

11 **Condrau G, Schipperges H.** Unsere Haut. Zürich: Kreuz; 1994

12 **Mittag H.** Die Haut im medizinischen und kulturgeschichtlichen Kontext. Marburg: Völker & Ritter; 2001

13 **Benthien C.** Haut. Literaturgeschichte, Körperbilder, Grenzdiskurse. Reinbeck: Rowohlt TB; 1999

14 **Connor S.** The Book of the Skin. London: Reaktion Books; 2004

15 **Schönfeld W.** Kleine Geschichte der Dermatologie und Venerologie. Hannover: Oppermann; 1954

16 **Anzieu D.** Das Haut-Ich. Frankfurt: Suhrkamp; 1991

17 **Jung EG.** Der Haut eingeschrieben – ein neuer und virtueller Speicher. Akt Dermatol 2016; 42: 45–48

18 **Stadler R, Kaufmann R, Luger T.** Haut an der Grenze zwischen Innen und Außen. JDDG 2014; 12: 770–771

19 **Saurma A.** Kulturwissenschaftliche Aspekte der Haut. Akt Dermatol 2006; 32: 536–539

20 **Zude HU.** Haut – Zwischen Innen und Außen; Organ - Fläche - Diskurs. Villiger Profile Bd. 12. Berlin: Verlag Dr. W. Hopf; 2009

21 **Schirrmacher F.** EGO, das Spiel des Lebens. Frankfurt a. M.: Büchergilde Gutenberg; 2011

22 **Eco U.** Die Geschichte der Schönheit. München: Hanser; 2004

23 **Eco U.** Die Geschichte der Hässlichkeit. München: Hanser; 2007

24 **Jung EG.** Perseus, Medusa und die Darstellung der Hässlichkeit. Akt Dermatol 2010; 36: 488–491

25 **Jung EG.** Sonnen und Sonnenkult. Akt Dermatol 2014; 40: 302–305

26 **Jung EG.** Mythologie und Kosmetik. Akt. Dermatol 2014; 39: 476–481

27 **Jung EG.** Masken, vom Mythos zur Zeitkultur. Akt Dermatol 2013; 39: 90–94

28 **Leins P, Erbar C.** Zwei versetzte Fibonacci-Reihen, ein Erfolgsrezept in der Organentwicklung bei Pflanzen. In: Zude HU, Hrsg. Haut – zwischen Innen und Aussen. Villiger Profile Bd. 12. Berlin: Verlag Dr. W. Hopf; 2009: 154–163

29 **Zeising A.** Ästhetische Forschungen. Frankfurt/Main: Meidinger; 1855

30 **Fechner GT.** Vorschule der Ästhetik. Leipzig: Breitkopf & Härtel; 1876

31 **Höge H.** Emotionale Grundlagen ästhetischen Urteilens. Frankfurt/Main: Peter Lang; 1984

32 **Götze O, Kugler L, Hrsg.** Göttliche Proportion und menschliche Deutung. Katalog zur Ausstellung in Berlin 2016/7. München: Hirmer; 2016

33 **Stadler R, Kaufmann R, Luger T.** Haut auf der Grenze zwischen Innen und Außen. JDDG 2004; (Suppl. 04): 70–71

34 **Itin P, Lautenschläger S.** Die Haut – ein Spiegel der Psyche. Swiss medical forum 2016; 16 (51–52): 1094–1096

Cultural History and Dermatology

Kulturgeschichte und Dermatologie

Nach dem Festvortrag an der Jahrestagung der AG Psychosomatische Dermatologie der DDG am 27. November 2009 in Berlin-Spandau.

Zusammenfassung Die Haut und damit die Dermatologie haben ihren Ursprung in der Kulturgeschichte, und zwar in der frühen Zeit der Entstehung der Mythen. Dies kann am Mythos des geschundenen Satyrs Marsyas beispielhaft gezeigt werden. Er ist bis heute wirkkräftig. Der Leichnam erfüllt die Metapher für Dominanz, Unterdrückung und für den Verlust von Person und Individualität. Die leere Hülle der Haut allerdings steht für Fruchtbarkeit und rhythmische Erneuerung nach dem Symbol der sich häutenden Schlange. Solches wirkt bis heute weiter in der Psychodermatologie, der neuen Philosophie der Haut und in der aufkommenden Debatte über die Qualitäten des Lebens, wie Schönheit, Hässlichkeit und Alterung.

Abstract Skin and Dermatology take their origin in the ancient times when the myths were formed. This may be demonstrated by the myth of the flied Satyr Marsyas. The bare cadaver acts as a metaphor for domination, suppression and for the loss of its person and individuality. The separated skin stands for fertility and rhythmic renewal according of the symbol of the snake sloughing its skin. These metaphors are still active up to the present in psychodermatology, in the new philosophy of the skin and in the upcoming debate on beauty, ugliness and aging.

Einleitung

Die Wertschätzung der Haut und die kulturhistorische Bedeutung derselben, die Verankerung also in der Erinnerung, geht zurück in die Frühzeit der Menschheitsgeschichte. Es ist dies diejenige frühe Phase, in welcher auch die Mythen entstanden sind. Die Haut erscheint als ein starkes Element in den Mythen in vielfältiger Art und mannigfachem Bezug. Es lohnt sich, diesen nachzugehen. Es lassen sich vielfältige Wirkungen auf die gegenwärtigen Reflexionen über unsere Haut sowie deren Bedeutung und Bezüge zur modernen Dermatologie und Kosmetologie verfolgen. Dazu betrachten wir zunächst die Frühzeit mit dem Ursprung der Mythen, um anschließend die Reflexionen der Moderne zu beleuchten, einschließlich des Phänomens der „Gegenwartsschrumpfung".

Frühzeit

Der **heutige moderne Mensch** (Homo sapiens) hat vor 170 000 Jahren Afrika in Richtung Norden verlassen (out of Africa). Nach der letzten Eiszeit, im Holozän also, breitet er sich über die ganze Erde aus. Als **Nomade**, Sammler und Jäger, sowie als kühner Seefahrer erobert er alle Kontinente. Als **Siedler** sodann domestizieren unsere Vorfahren Haustiere, betreiben Ackerbau und Handwerk. Es beginnt die **neolithische Revolution** (Tab. 1).

Tab. 1 Der Homo sapiens erobert die Welt, die zweite Welle „out of Africa" und die neolithische Revolution.

Jahre vor Chr. Geburt		
170 000	Nomaden, Jäger und Sammler	
12 000	Siedler	Ende letzte Eiszeit
9000	Neolithische Revolution	Haustiere, Getreide
7500	Jericho	erste Stadt
6000	Kupfer, Keramik	Flutung Schwarzes Meer Flutung Ostsee
5000	Bewässerung	Brit. Insel abgetrennt
4000	Bronze, Pflug, Schrift	

In den Stammesgemeinschaften und der Verdichtung der Siedlungen entsteht **„Kultur"**. Das Leben des Menschen wird hinterfragt, die zeitlichen Abfolgen und deren Rhythmen. Die Umwelt wird als Gabe erfahren, Schicksal und Menschenwerk werden Begriffe. **Mythen** entstehen zur Bewältigung der schwer fassbaren Vielfalt und **religiöse Elemente** formieren sich. Diese zeigen zuweilen verblüffend ähnliche Inhalte und Stufen der Abfolge in räumlich getrennten Kristallisationsfeldern, den fruchtbaren Flussebenen (Zweistromland, Nil, Indus etc.).

Unsere Vorfahren überstanden die enormen klimatischen Herausforderungen, bewältigten geologische Katastrophen wie die Abtrennung Englands vom Kontinent und die Flutungen der Ostsee und des Schwarzen Meeres und sie verankerten das Geschehen in der **kulturellen Erinnerung**. Das menschliche Werden, Wachsen, Vermehren, das Altern und der Tod werden erlebt, beobachtet und eingeordnet als Elemente eigener Weltbilder. Die biologischen Regelmäßigkeiten werden erkannt, hinterfragt und als Gaben oder Strafen der Gottheiten gewertet. Abweichungen (Missbildungen und Krankheiten), Lebensbrüche und auch der Tod werden erkannt und göttlicher Ungnade oder Strafe zugeordnet. Diesen in sakralen Handlungen zu begegnen, wird als Sache des Priesters verstanden. Krankheiten, vor allem selbstheilende und solche mit zeitlicher Begrenzung, sind neben der Begleitung Sterbender von besonderer Bedeutung für eingeweihte Heiler. Ist der Krankheitsablauf erkannt, sind die Heilungsriten so festzulegen, dass sie zur richtigen Zeit Wirkung zeigen. Dies gilt als Beweis für die Allmacht der Gottheit und auch für die spezielle Beziehung des Heilers zu dieser.

Medizin entstand in sozialen Gemeinschaften schon sehr früh durch erfüllte und effektive Heilbehandlungen im sakralen Kontext. Vom „Sacerdos" (Opferbringer) trennt sich der Heiler (Medizinmann) durch Spezialisierung ab. Abkunft und Nähe zum Sakralen bleiben dem Mediziner allerdings noch lange erhalten. Haut allerdings gibt es schon immer, die gepflegt und geschmückt werden will. Haut spielt zudem eine gewichtige und nachhaltige psychosoziale Rolle, seit jeher und noch immer. Die Bedeutung und Gewichtung der Haut stammt aus der mythischen Zeit, wird in den Mythen tradiert und mythologisch gewertet schon in der Frühzeit und immer wieder durch die Jahrtausende bis heute, immer aktuell und immer bezogen auf den Träger der Haut, den Menschen also.

Haut ist Teil moderner Anthropologie: nämlich Decke, Dekor und Deutung.

Die Haut ist **Decke**; sie gibt Form, Aspekt, bildet Grenze, ist Organ der Empfindung, des Schmerzens und bei Verlust zerläuft die Persönlichkeit gleichsam. Der Mythos vom geschundenen **Satyr Marsyas** wird eine zentrale Figur.

Dies sei kurz erinnert: Die Göttin Athena schuf die Doppelflöte, den Aulos, aus Knochen vom Steinbock und spielte ihn ergreifend. Dennoch verwarf sie das Instrument, als sie im Wasser sah, wie sie beim Blasen entstellt wurde. Wer immer die Flöte aufhebe, sollte schwer bestraft werden. Der Satyr Marsyas hob die Flöte trotz Warnung auf und spielte sie meisterlich. Ehrgeizig fordert er den Leier spielenden Gott Apollo zum Wettstreit – und verliert! Der Sieger dürfe mit dem Besiegten nach Belieben verfahren. Auf Hautabziehen hatte man sich geeinigt. Also hängte Apollo den klagenden

Marsyas an einen Baum und zog ihm bei lebendigem Leib die ganze Haut ab (soweit Ovid[1]).

Das Häuten oder Schinden war und blieb über lange Zeit eine qualvolle Strafe mit Todesfolge und Verlust der Person (Abb. 1). Zudem ist es eine Warnung vor Überheblichkeit gegenüber Göttern und Herrschern.

Marsyas gilt als Metapher in Richtung Unterdrückung und Beherrschung des Menschen durch allmächtige Dominanz. Marsyas ist Symbol für die Aufgabe der eigenen Gestalt und damit der Individualität, der Person. Der Mythos des Marsyas findet sich in allen anthropologischen Reflexionen über Dominanz auf der einen und Selbstaufgabe auf der anderen Seite.

Das Schinden des Marsyas und anderer Märtyrer zieht sich durch die Jahrhunderte künstlerischer Darstellung (Abb. 2 und 3). Soviel zur Haut als Decke und deren Verlust.

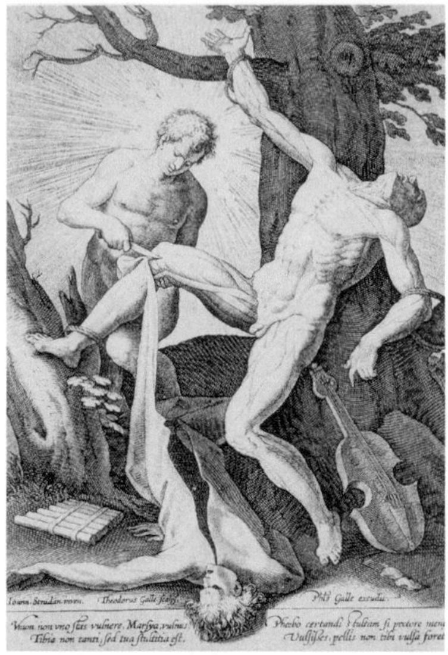

Abb. 1 Der Gott Apollo schindet den Satyr Marsyas. Während der zu Tode geschundene Marsyas am Baum gebunden verendet und seine Identität (symbolisiert durch das Wegdrehen des Kopfes) verliert, bleibt die abgetrennte Haut insgesamt erhalten und gewinnt eigenen Symbolcharakter der rhythmischen Erneuerung. Kupferstich von Theodor Gelle um 1580.

Seit den frühesten Zeugnissen wird die Haut als Dekor verwendet und durch flüchtige sowie permanente Zeichen, Farben und Zusätze bereichert. Schmuck und Individualität, Einmaligkeit sind tragende Motive. Dazu kommt oft auch der Wunsch, die Zugehörigkeit zu oder auch den Ausschluss aus einer besonderen Gruppierung oder Geisteshaltung darzustellen. Solche Bemühungen haben nie nachgelassen und blühen gegenwärtig wieder mächtig auf.

Deutung

Die Haut dient dem Körper als Decke, bedingt die Form, den Aspekt und gewährt Individualität. Durch Schmuck und Zusätze werden diese Effekte verstärkt oder verändert.

2
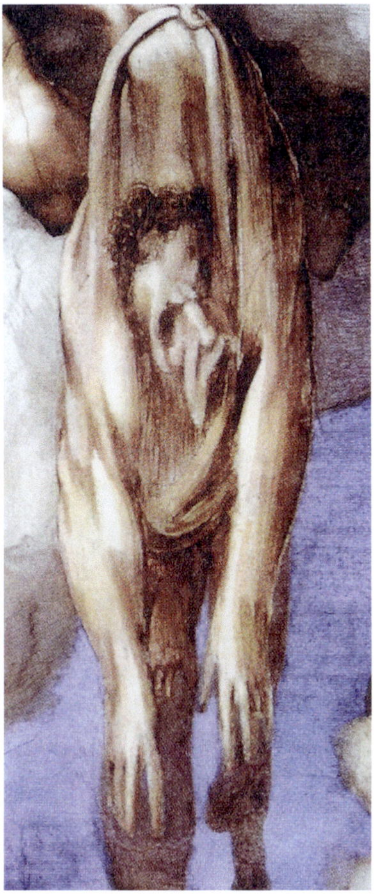

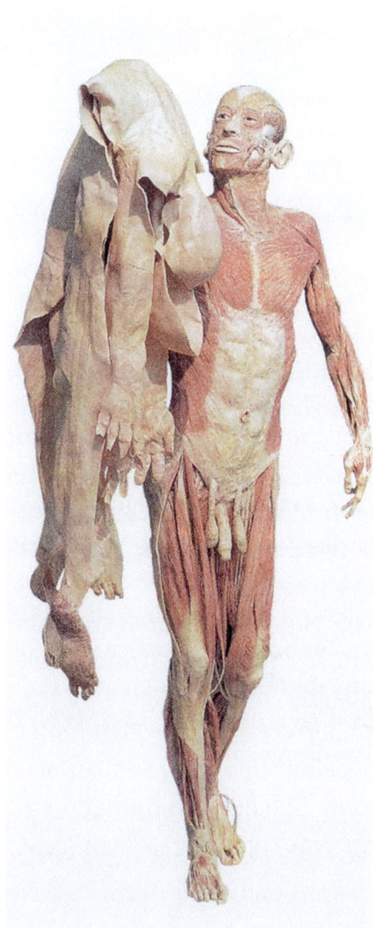
3

Abb. 2 Die abgetrennte Haut des Heiligen St. Bartholomäus als Symbol dauerhafter Glaubenstreue. Detail aus dem Fresco „Das jüngste Gericht" in der Sixtinischen Kapelle von Michelangelo 1536–1541.

Abb. 3 Skinman, Ganzkörperplastinat von G. van Hagens, aus Körperwelten 1999. Selbstbewusst verabschiedet sich der Gehäutete von seiner Haut, die zwei Arme des Marsyas-Mythos andeutend.

Tab. 2 Struktur und Hierarchie von Denk- und Ordnungsmustern, Versuch einer Gliederung analytischer und synthetischer Wege des Denkens und von Verfahren.

Mathematik	Physik	Biologie	Psychologie	Soziologie
Axiome	Atome	**Gene**	**Meme**	Mytheme
Rechen-Operationen	Moleküle	Proteine	Verhaltens-Muster	Mythen
Räume & Zeit	Chemie	Struktur & biol. Funktion	Bewusstsein Individualität	Gruppen-Verhalten
			individuelles	kollektives
			Unbewusstsein kulturelles Gedächtnis	

Gene: Gregor Mendel 1854. Meme: Richard Dawkins 1976. Mytheme: Didier Anzieu 1985

Die enorme Bedeutung der Haut stellt sich dar beim Verlust derselben. Solches ist wegen des Besatzes an Empfindungen besonders schmerzhaft und, wenn auch protrahiert, tödlich. Schinden ist eine qualvolle Todesstrafe. Großflächige Verbrennungen auch. Damit aber nicht genug. Es geht auch die Körperform, der Aspekt und die Individualität verloren, Elemente, die bei allen Überlegungen zu einem vorstellbaren Leben nach dem Tod, Auferstehung oder Wandlung, unabdingbar sind. Schinden zerstört also zudem die erinnerbare Person und verbietet jede spirituelle Erweckung. Die Gegenwart ist der Tod, Vergangenheit wird gelöscht und Zukunft verwehrt. Auch wenn sich die Praktiken zumeist geändert haben, die Tatsachen bleiben und die Bedeutung auch. Dafür steht der Mythos vom Satyr Marsyas.

So hat Didier **Anzieu** 1985 (deutsch 1991) die mythische Erinnerung in typische Bausteine gegliedert, die er Schlüsselelemente nennt, und in Analogie zur Biologie als **Mytheme** bezeichnet [2]. Und einige von diesen Mythemen finden sich im Mythos von Marsyas. Recht zentral also!

In Tab. 2 sind solche Denk- und Ordnungsmuster skizziert und in Analogie zur Biologie gegliedert. Es sind dies gesammelte theoretische Gedankenexperimente, welche nach analytischer Dekonstruktion komplexer Inhalte trachtet und eine endliche Zahl Bausteine als Elemente derselben postuliert. Es ist eine Zusammenführung von Hypothesen und bedarf der Überprüfung, Verwerfung oder des Beweises. Den Erfolgen in Biologie und exakten Naturwissenschaften ist es zuzuschreiben, dass die Geisteswissenschaften Ähnliches versuchen. Didier Anzieu [2] beruft sich auf den Strukturalismus von Claude Lévi-Strauss (1908–2009) und bezieht sich auf Richard Dawkins (geb. 1941), der in seinem weltbekannten Buch „The Selfish Gene" [3] 1976 den Begriff des Mem in Analogie zum Gen einführt und typische Elemente des Denkens und der Erinnerung beschreibt (Memory-Gene sozusagen). Unschwer sind Anspielungen auf das „kulturelle Gedächtnis" des Zeitgenossen Jan Assmann [4] zu erkennen und solche zu den Archetypen von Carl Gustav Jung (1876–1961), sowie dessen Gliederung des Unbewussten in einen persönlichen Part und einen kollektiven.

Unsere kulturelle Basis besteht offenbar und unter anderem aus zusammensetzbaren mythischen Elementen. Sie sind, wie die biologischen und psychologischen Elemente, Gene und Meme also, wohl vererbbar als auch durch mündliche oder schriftliche Übermittlung sowie durch Imitation tradierbar.

Die Verallgemeinerung basiert nicht zuletzt auf der Tatsache, dass sich ähnliche Mythen schon aus der Frühzeit vieler Kulturen nachweisen lassen und dass diese nachhaltig wirksam bleiben, bis heute.

Neuzeit

Wir verlassen die Frühzeit und ihre Ausstrahlungen und durcheilen die folgenden Jahrtausende. Die Medizin behauptet sich und bleibt spirituell, manchmal recht bizarr.

Empirie gedeiht und Spiritualität bleibt. Priester und Ärzte wirken getrennt und doch verschränkt. Wir wenden uns der Neuzeit zu und beobachten während der letzten hundert Jahre das, was die Philosophen **„Gegenwartsschrumpfung“** nennen. Alles geht rasant, hektischer, mächtiger und jedes Geschehen wird verdichtet; es schrumpft die erlebte Zeit. Drei Felder sind vordringlich zu betrachten:

Die Psychodermatologie, eine Philosophie der Haut und die neue Debatte über Lebensqualitäten.

Die Medizin ist seit Rudolf Virchow naturwissenschaftlich, und sie spezialisiert sich. Dermatologie entsteht–und blüht! Die moderne Psychologie startet mit Wilhelm Wundt (1832–1920) und Sigmund Freud (1856–1939). Zusammen, Dermatologie und Psychologie, bemühen wir uns um **Psychodermatologie** seit gut 50 Jahren. Die „Haut als Spiegel der Seele“ gilt es zu ergründen. Haut und Hirn also mit phylogenetischem Bezug auf den gemeinsamen ektodermalen Ursprung.

Beispielhaft haben wir erfahren, dass wir Menschen

- ausgesprochen geeignete Instrumente und Fähigkeiten haben, Stresssituationen zu bewältigen, biopositiv zu gestalten und „Schulungseffekte“ auch anderen Lebensbereichen zugutekommen zu lassen. Erfahrung durch stete Forderung!

- Schwierigkeiten haben, Störungen gewohnter Rhythmen zu bewältigen und biopositiv zu nutzen. Keine kulturelle Erfahrung, Rhythmen waren stabil!

Gesichert ist zudem: Die Phase allgemeiner Zusammenhänge, Bezüge und Ausschlüsse ist überwunden. Ohne klare und differenzierte Diagnostik sowohl der Hautkrankheiten einerseits und der Psychosen anderseits geht es nicht mehr [5]. Das ist sicher.

Neuerdings wird mutig von der **„Philosophie der Haut“** gesprochen. Spiegel der Seele und Verbindung zur Welt sind Stichworte und die Zugänge sind die **hermeneutischen Erkundungen** landläufiger Volksweisheiten und Sprichwörter sowie wiederum die **Mythologie**.

Was alles steckt dahinter, wenn wir dünnhäutig oder mit dickem Fell Fühlung aufnehmen, wenn uns Emotionen auf den Leib geschrieben, Zuneigungen unter die Haut gehen, wenn wir Schindluder treiben oder uns mit Haut und Haaren verpflichten. So zeigt sich der anthropologische Erfahrungsschatz und öffnet ganze Felder der hermeneutischen Wortdeutung [6].

Aus dem Pantheon der aztekischen Götterwelt sticht der Fruchtbarkeitsgott Xipe Totec (der sich häutet, unser Herr) hervor, der als Mensch durch einen Priester dargestellt wird, überzogen mit der Haut eines Menschenopfers. Den Häuten der dem Gott Geopferten wird Heilkraft und Erneuerung zugesprochen. Der Gott symbolisiert nach dem Bild der sich häutenden Schlange auch Wiedergeburt, Fruchtbarkeit und Überfluss [7, 8]. Der Marsyas-Mythos wird umgedeutet und ergänzt. Zweigestaltig wird er nun. Auf der einen Seite steht der geschundene Marsyas, ein sterbender Leichnam, als Metapher für Beherrschung und Unterdrückung des Menschen durch die allmächtige Dominanz der Herrschenden. Dazu kommt der Verlust der eigenen Person, dargestellt durch die Abwendung des Kopfes ohne einsehbares Gesicht in Abb. 1. Auf der anderen Seite ist im selben Bild die abgetrennte Haut dargestellt, bereit, eine eigene und komplementäre Figur zu bilden. Hier eine Metapher für Reifung, Verjüngung und Metamorphose nach dem Bild der sich häutenden Schlange. Durch die Häutung wird die Person getötet und gleichzeitig ausgelöscht, während die abgetrennte Haut für Fortbestand in wiederkehrenden Zyklen steht. Eine Konzentration mythischer Figuren zur wirkkräftigen Metapher für „Werden und Vergehen“.

Dies greifen Gion Condrau und Heinrich Schipperges 1993 [9] auf, wenn sie eine Philosophie der Haut als eine Anthropologie der Oberfläche, der Grenzfläche und deren Bearbeitung deuten (Schmuck, Dekor). Dies wird durch Claudia Benthien 1999 [10] und Hannelore Mittag 2001 [11] unterstützt, die kulturgeschichtlich argumentieren und zudem auf Körperbilder und Grenzen abheben. Nach wie vor ist Marsyas gegenwärtig!

Die **Qualitäten des Lebens** sind nicht mehr allein vorgegeben, Gott ergeben sozusagen. Nein, sie können den Vorstellungen angepasst werden. Und damit ändern sich auch die Vorstellungen. Dieser Prozess wird in typischer Weise enorm vorangetrieben, beschleunigt also, und trägt alle Zeichen der Gegenwartsschrumpfung! Wiederum aber steht die Haut im Mittelpunkt, denn sie ist beteiligt an der Körperform, gibt Aspekt und gewährt Individualität. Dekor, Kosmetik und Zutaten, können invasiv und konservativ sehr vieles anbieten, um den Ansprüchen kurzfristig nur oder permanent zu genügen. Atemraubend weiten sich die Möglichkeiten aus. Daraus ergeben sich wiederum und neu erschaffene Probleme. An beidem, den Lösungen wie auch an den neu entstandenen Problemen, sind die Dermatologen maßgeblich und die Psychologen folgerichtig beteiligt.

Die Kulturanthropologen mischen sich aktiv ein. Sie liefern den kulturellen Überbau. Umberto Eco monografiert 2004 [12] über die **Schönheit** und 2007 über die **Hässlichkeit** [13]. Und die Debatte über das Alter bricht los. Das klassische Altertum bietet zwei Modelle, dasjenige der Verwerfung durch Aristoteles und das der Wertschätzung von Cicero. Entscheidend scheint aber immer der erste Aspekt, und den bietet die Haut. So schildert es die Monografie **„Das Alter“** von Pat Thane 2005 [14]. Aging und Anti-Aging sind also primär dermatologischer Art und die Machbarkeit des Dekors hat ihr neues Tummelfeld.

Ja, Anti-Aging von der einen Seite konvergiert gleichsam mit dem Jugendwahn von anderseits. Niemand scheint ausgeschlossen und die Gegenwartsschrumpfung erlebt eine weitere hohe Zeit.

Erstmals erschienen in: Akt Dermatol 2010; 36: 192–195.
DOI: https://doi.org/10.1055/s-0029-1243889

Literatur

1 **Publius Ovidius Naso. Metamorphosen.** UB Nr. 356. Stuttgart: Reclam, 1971

2 **Anzieu D.** Das Haut-Ich. Frankfurt a. M.: Suhrkamp, 1991

3 **Dawkins R.** The Selfish Gene. Oxford: University Press, 1976

4 **Assmann J, Hölscher T.** Kultur und Gedächtnis. Frankfurt a. M.: Suhrkamp, 1988

5 **Gschnait F, Exel W.** Haut und Seele. Wien: Ueberreuter, 2002

6 **Schipperges H.** Kleine Kulturgeschichte der Haut. Ruperto Carola 1968; 20: 3–10

7 **Jung EG.** Kleine Kulturgeschichte der Haut. Darmstadt: Steinkopff, 2007

8 **Jung EG.** Haut und Kultur, auch ein Gang des Geistes. Akt Dermatol 2008; 34: 437–441

9 **Condrau G, Schipperges H.** Unsere Haut. Zürich: Kreuz-Verlag, 1994

10 **Benthien C.** Haut, Literaturgeschichte, Körperbilder, Grenzdiskurse. Reinbek: Rowohlt, 1999

11 **Mittag H.** Die Haut im medizinischen und kulturgeschichtlichen Kontext. Marburg: Völker & Ritter, 2001

12 **Eco U.** Die Geschichte der Schönheit. München: Hanser, 2004

13 **Eco U.** Die Geschichte der Hässlichkeit. München: Hanser, 2007

14 **Thane P.** Das Alter. Eine Kulturgeschichte. Darmstadt: Primus, 2005

The Change of Cosmetics Over Millenniums

Kosmetik im Wandel der Jahrtausende

E. G. Jung, J. Funke

Zusammenfassung Die Kosmetik sowohl in ihrer dekorativen als auch in den invasiv persistierenden Formen ist Kultur begleitend dokumentiert, also stabil über Jahrtausende. Sie bereichert maßgeblich die Darstellung von Macht, Rang und Funktion in den herrschenden Schichten. In den Zeiten florierender Hochkulturen findet Kosmetik zudem Eingang in weitere Gesellschaftsschichten. Selbstdarstellung und Attraktivitätsgestaltung treten in den Vordergrund.

In Mittelalter und früher Neuzeit ist eine wellenförmige Bedeutung der Kosmetik festzustellen. Neben Kriegen und Seuchen werden ursächlich auch christliche Wertvorstellungen diskutiert. Der Wandel ist frappierend.

Seit dem 20. Jahrhundert erlebt die Kosmetik, zunächst als Hygienemaßnahme und zur Körperpflege, einen ungeahnten Aufschwung. Zunehmend wird Schönheit und Jugendlichkeit („Anti-Aging") als Ziel und Zweck in den Vordergrund gestellt und persistierende Ausschmückungen (Tattoo, Piercing) nehmen überhand. Kosmetik ist gleichsam allgegenwärtig und gestaltet die persönliche Attraktivität im Wechselspiel von Schönheit und Hässlichkeit. Partnerwahl, einst der frühen Erwachsenenzeit vorbehalten, wird zur lebenslangen Herausforderung und ist weitgehend entkoppelt von der Fortpflanzung. Ohne kosmetische Bemühungen geht es kaum mehr.

Abstract The decorative cosmetics as well as in the invasive and therefore persistent form are documented as accompanists of the cultural development over millenniums. Cosmetics enrich the presentation of power, ranking and function of leaders. In times of flourishing high cultures the cosmetics infiltrates as well broad classes of the urban societies. Later on, self-presentation and the optimization of once personal attractiveness became additional arguments for new cosmetic impulses.

Through the middle age and early modern times, cosmetics may be characterized by a distinct waving of its importance. Apart of wars and epidemic diseases, the discussion if this phenomenon inflicts values of Christianity as well. The changing is remarkable. In the 20th century, a dramatic increase of cosmetics is observed in the direction of personal hygiene and beauty culture. Juvenileness and anti-ageing are the "new goals", and persistent decorations, tattoos and piercings, as well as body paintings are the instruments of increasing importance. Cosmetics in all its decorative and persistent forms became omnipresent. To reach the aim of an optimal presentation of personal attractiveness, cosmetics play a risky game to balance between the two edges of a virtual scale from eternal beauty to ugliness.

Choosing a sexual partnership, once a task for young adults, is becoming a lifelong challenge and is largely decoupled from reproduction due to contraceptives and social reorganizations. In the new world, it is hardly possible without cosmetic efforts.

Einleitung

Schönheit und deren Inhalte werden von den Ästhetikern und den Kunstwissenschaftlern eifrig und unter allen möglichen Aspekten diskutiert, ohne eine dauerhafte und allgemein akzeptierte Formulierung zu finden. Einst war Schönheit die möglichst originalgetreue Abbildung nach der Natur. Später beanspruchten die schaffenden Künstler (und vielgestalte Experten) die Kompetenz, Schönheit zu definieren und zu diktieren. Und weit verbreitet steht immer noch die Meinung, Schönheit sei vor allem das, was gefällt, „das, was mich aus den Socken haut" (Sabrina von der Ley, in [1]). James Elkins spricht gar von einer Bankrotterklärung seiner Fachrichtung [1]. Die Debatte geht weg von der Frage „Was ist schön?" weiter zu „Was empfinden wir als schön?". Die Vorgabe war einst von der Schöpfung vorgegeben, dann wird die Deutungshoheit vom schöpferischen Menschen als Kreator beansprucht und dennoch ist die Sicht des Empfängers (Fachleute und Laien) noch immer und in vielen Beziehungen kraftvoll wirksam [2-4].

Die Kosmetik ist seit jeher bestrebt, Schönheit darzustellen, zu betonen und korrigierend einzugreifen, um individuelle Abweichungen der natürlichen Idealausprägung anzunähern. Schönheit allgemein ist ein Ziel der dekorativen Kosmetik. Dem steht zur Seite, und gewinnt an Bedeutung, dass auch Persönlichkeit, individueller Anspruch sowie Attraktivität mit besonderen Effekten befriedigt werden möchten. Invasive und operative Methoden werden nicht gescheut, besondere Wirkungen und eine gewisse

Dauerhaftigkeit zu erlangen. Dekorative und vor allem invasive, in die Haut gebrachte Symbole, mittels Tattoo und Piercing, finden seit jeher reiche Verwendung zur Kennzeichnung von Stellung, Rang und Zugehörigkeit, wobei einerseits diese belegt werden oder anderseits die Einordnung in eine Randgruppe dauerhaft festgeschrieben wird. Zusätzlich kommen neuerdings Bestrebungen hinzu, mit persistenter Symbolik auch individuelle Attraktivität besonders auszudrücken [5].

Kosmetik im Wandel der Zeiten

Seit wir überlieferte Dokumente der frühen Hochkulturen einsehen können, sind menschengefertigte und ausdrucksstarke Veränderungen und Eingriffe in die äußere Erscheinungsstruktur bekannt. Es sind dies sichtbare Zeichen der nonverbalen Kommunikation, also das, was wir heute als Kosmetik bezeichnen. Das griechische Wort „*kosmetikos*" hat doppelte Bedeutung: ordnen und schmücken. Mit „ordnend" sind Darstellungen, Zeichen und Symbole zu verstehen, die Zugehörigkeit oder Zuordnung zu Macht, Rang und Funktion vermitteln. Mit „schmückend" hingegen ist das Streben nach Schönheit und Attraktivität sowie die individuelle Darstellung gemeint.

Kosmetik ist sowohl in den dekorativen wie auch in den persistenten Formen seit frühester Kulturation, über Jahrtausende bis heute, weit verbreitet und vielseitig eingesetzt.

Kosmetik ist Kultur-begleitend, stabil und omnipräsent über alle Zeiten. Variabel allerdings ist, über die Epochen gesehen, die Verbreitung und die Bedeutung, ebenso wie die eingesetzten Mittel und ganz speziell die anvisierte Zielrichtung kosmetischer Bemühungen. Darum geht es im Folgenden.

Die ersten Darstellungen von Menschen

Sie stammen aus den Höhlen in Frankreich und Spanien und sind 15–30-tausend Jahre alt [6]. Neben vielfältigen und künstlerisch wertvollen Darstellungen von Tieren, deren Charakteristika und deren Jagd, kommen die Menschen als Jäger, und auch dies nur selten, zur Darstellung. Zudem erscheinen sie als Mischwesen mit Tierköpfen oder Masken, den divinen Anspruch andeutend, und mit Betonung der Geschlechtsteile. Frauendarstellungen aus denselben frühen Epochen finden sich als Votivfiguren (Schnitzereien in Stein, Elfenbein oder Holz) und werden wegen der Überbetonung weiblicher Attribute als Venusfiguren bezeichnet. Ritualinsignien sind nicht dargestellt.

Ausschmückungen der Personen, ihrer Gesichter oder Betonung von Augen oder Lippen fehlen. Allenfalls können Einfärbungen von Gesichtern als frühes Zeichen von Schmücken gedeutet werden.

In den frühen Stammeskulturen der Steinzeit waren die rituellen und die therapeutischen Markierungen Aufgabe der Priesterschaft; also rituelle Handlungen in engem Zusammenhang mit den Göttern und deren Diensten. Bei zunehmender Differenzierung und Spezialisierung haben die Heiler (Medizinmänner) die therapeutischen Riten ausgefeilt und auch Körperpflege, Reinigung und rituelle Waschungen einbezogen. Die Heiler waren also auch die ersten Träger kosmetischer Kompetenz. Dazu kommen auch die speziellen Ausschmückungen zum Kampf (Kriegsbemalung), zur Jagd und für Partnerwahl und Fortpflanzung.

Im 5. Jahrtausend v. Chr. kommt es in Europa zu einer ersten Welle von dekorativen Bemühungen mit Schneckenhäusern, Muscheln und mit Henna zum Einfärben von Haut und Haaren. Es ist dies die Zeit fortgeschrittenen Ackerbaus, erster astronomischer Kultanlagen und der „Bandkeramik" als Schmuck an Tongefäßen. Die eindeutigen Ausschmückungen am Körper sind passagerer Art und werden zusätzlich, ja ergänzend, aufgetragen zu den permanenten rituellen („tribal") Zeichnungen auf und in der Haut durch Tätowierungen und Piercings. Diese Durchmischung von rituellen Marken und passageren Ausschmückungen hält sich bis heute bei den Indianern sowie in den traditionellen Völkern und Stämmen in Afrika [7], Polynesien und auch im asiatischen Raum.

So zeigt die über 5000 Jahre alte Gletschermumie des Ötzi über 50 teils gruppiert stehende Kohlenstoff-Tätowierungen, denen rituelle und möglicherweise auch therapeutische Bedeutung zugemessen wird [8].

Ein Höhepunkt im alten Ägypten

In den **frühen Hochkulturen** der fruchtbaren Flusstäler in Mesopotamien, an Nil, Indus und in China findet sich schon sehr früh eine hochentwickelte und differenzierte Kosmetik im rituellen Bereich, aber zusätzlich auch schon zur Darstellung von Schönheit und Attraktivität. Dokumentiert ist dies in großer Vielfalt in den Fürstenhäusern und deren Hofstaat. Die weite Verbreitung von Salbenreibepaletten (teils mit eingravierten Rezepturen) und von Instrumenten zur dekorativen Kosmetik aber lässt vermuten, dass diese auch in der urbanen Bevölkerung weit verbreitet waren und differenziert zur Anwendung kamen. Eine Vielzahl von Farbstoffen mineralischer und organischer Art waren bekannt, darunter auch giftige! Neben manchen streichfähigen Grundlagen (Salben, Cremen, Öle etc.) zum flächigen Auftragen auf die Haut wurden reichlich Düfte verwendet und alles zusammengesetzt mit Accessoires wie Haarkonstrukten, Kopfschmuck und Symbolzeichen aller Arten. Im Papyros Ebers aus dem Jahre 1552 v.Chr. sind sowohl medizinische wie auch kosmetische Rezepturen und auch die Anleitungen zu deren Anwendung verewigt und legen nahe, dass Medizin und Kosmetik in einer Hand lagen [9].

Die Gesichtskosmetik konzentrierte sich auf die Hervorhebung der Augenpartie (Vorbild „Horusauge") und des Mundes, also eine Betonung derjenigen Gesichtspartien, die der Fokussierung, dem Blickfang und der erotischen Attraktivität dienen. Schönheit und Attraktivität waren erklärte Ziele. Die Besonderheit der sozialen Stellung wurde schon damals, wie heute, bei Mann und Frau durch das gepflegte Äußere ausgedrückt.

Und das Schönheitsideal wurde dargestellt und überliefert in Nofretete (die Schöne), der Gattin des Pharao Echnaton, und in Nefertari (die Allerschönste), Gattin des Pharao Ramses II.

Also gab es schon eine idealtypische oder gar individuelle Note in der Gestaltung der äußeren Erscheinungsform. Dies kam aber nicht nur den lebenden Personen zugute, sondern auch den Verstorbenen, die für ihren Weg durch die Totenwelt, und allenfalls eine erwartete Auferstehung, erkennbar und reich geschmückt wurden. Im alten Ägypten ist dies gut dokumentiert und oblag hochrangigen Spezialisten am Hofe, einer für den Körper (Vorsteher beider Bäder), einer für die Haartracht und ein weiterer für die Nagelpflege.

Die **Griechen** und später die **Römer** übernahmen die gepflegte Kosmetikkultur vorwiegend von den Ägyptern und verfeinerten die zur dekorativen Kosmetik eingesetzten Mittel und deren Kombinationen.

Die Waschungen und Bäder wurden rituell und zunehmend auch zur Reinigung und Hygieneprophylaxe gepflegt. Heilquellen wurden zu Volksbädern ausgebaut, Kultstädten einst, aber immer mehr auch soziale Kondensationsorte.

Die Rohstoffe und die Manufaktur wurden kommerzialisiert, die Importe vor allem aus dem vorderen Orient gesichert und die Massenproduktion dem Bedarf angepasst. Reichhaltige Sortimente von Geräten und kosmetischen Instrumenten wurden hergestellt und imperiumweit verbreitet. Aber immer noch gehören Kosmetik und Körperpflege zur Medizin. Der römische Arzt Galenus aus Pergamon (129–201 n.Chr.) gilt als der Begründer der wissenschaftlichen Zubereitung von Arzneimitteln und Kosmetika, jetzt „Galenik" genannt. Zeitlos blieb seine als „Kaltcreme" bezeichnete Zubereitung zur Pflege trockener und juckender Haut mit einer Rezeptur aus Olivenöl, Bienenwachs und Rosenwasser.

In der spätrömischen Zeit mehren sich dann Stimmen, welche vor übermäßiger Nutzung von Kosmetika warnten. Hier anknüpfend erhoben auch die frühen christlichen Autoren Vorbehalte gegen Kosmetik. Dies führte im frühen Mittelalter zu einer deutlich abnehmenden Nutzung von schönheitsfördernder Kosmetik. Die innere Schönheit vor Gott, nicht die sündhafte, also nicht „gottgefällige" Eitelkeit wurde propagiert. Eine Frau, die ihr Gesicht bemalte und die Lippen schminkte, geriet in Gefahr, als Hure diffamiert zu werden. So hat das Christentum wesentlich zum Niedergang der Kosmetikkultur im Mittelalter beigetragen.

Mittelalter

Im römischen Reich wurde die Kultur, und damit auch die Kosmetik, im ganzen Mittelmeerraum und sogar darüber hinaus standardisiert und hochgehalten. Mit dem Zusammenbruch des Imperium Romanum sind die römische Organisation, die Reichsstruktur und auch die Kultur weitgehend zusammengebrochen, und damit auch die Kosmetik. Dazu kommt, dass mit dem Aufkommen des **Christentums** ein grundsätzlicher Wertewandel eintritt. Die Schönheit wird als Eitelkeit (Vanitas) diskriminiert. Das gottgefällige Leben erfordert die Reinheit von Körper und Seele, weshalb die dekorative Kosmetik zurücksteckt, während dem Badewesen zur Gewährung von Sauberkeit und Reinlichkeit des Körpers, und symbolisch auch der Seele, besondere Bedeutung zukommt. Allerdings bricht die gemeinsame Badekultur gewaltig ein, da sie bald als Brutstätte zur Ansteckung mit der ab 1495 neu in Europa aufkommenden epidemischen Syphilis eruiert wurde.

Der wellenförmige Verlauf von Bedeutung und Verbreitung der Kosmetik über alle Zeiten und Epochen ist von der Arbeitsgruppe von Frau Prof. Dr. Martina Kerscher an der Universität Hamburg in vorbildlicher Weise aufgearbeitet und bildhaft dargestellt worden (Abb. 1).

Diese und die folgenden Überlegungen beziehen sich auf den Europäischen Raum und die USA, also auf „hellhäutige Menschen" (Kaukasier). Bei Menschen mit stark pigmentierter oder gar schwarzer Haut sind ähnliche, aber doch spezifisch andere Beobachtungen und Reaktionsweisen zu registrieren, insbesondere die Probleme mit den Versuchen, den Hauttyp artifiziell zu verändern (Strecken der Kraushaare, Aufbleichung der schwarzen Haut und deren Gegenreaktion: „black is beautiful").

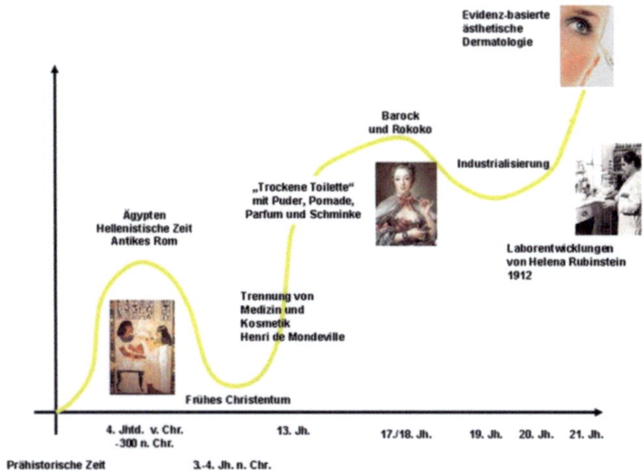

Abb. 1 Entwicklungsgeschichte der Kosmetik in Wellen [10].

Die mehrere Jahrhunderte lang gehaltene Kosmetikkarenz wurde nur sehr langsam aufgelockert. Dies geschah vorerst durch neue Farben und verführerische Düfte aus dem Orient infolge des aufkommenden Handels und mächtig befördert durch die Kreuzzüge vom 11. bis 13. Jahrhundert. Sinnesfreudige Diesseitigkeit kommt auf und wird vorerst von der Ritterschaft getragen. Die verfeinerten Sitten wurden alsbald und freudig von den Stadtbürgerschaften übernommen. Dazumal erfolgte auch die Herauslösung der kosmetischen Maßnahmen aus dem Bereich der Medizin. Dies wird dem französischen Hofchirurgen Henri de Mondeville (1260–1320) zugeschrieben [10]. Diese Trennung wurde erst vor einigen Jahrzehnten durch die gegenseitige Annäherung im operativen Bereich wieder gelockert.

Aufschwung im 14.–18. Jahrhundert

In der **Renaissance** kam die dekorative Kosmetik wieder in Schwung, nicht zuletzt durch Impulse aus dem Orient und einem neuen, von den damals aufkommenden anatomischen Studien geprägten Körperverständnis. Das Schönheitsideal wurde, wie in der Kunst, aus der Antike übernommen. Die vornehme Blässe wurde durch Bleichmittel und Puder vermittelt, wobei leider auch giftige Chemikalien (Blei, Quecksilber und Arsen etc.) mit ihren Folgen zur Anwendung kamen.

Im **Barock** wurde Kosmetik wichtiger und verbreitete sich über die Länder Europas. Die Körperpflege wurde weitgehend ohne Wasser verrichtet.

Allenfalls wurde Weinessig zum Abreiben des Körpers verwendet. Wasser diente eher zur Wäsche der Kleidung. In den höfischen Gesellschaften und bald auch im Stadtbürgertum derjenigen Territorien, die von Kriegshandlungen verschont blieben, kam die sogenannte **trockene Kosmetik** auf. Mit Puder, Schminken, Pomaden, mit phantasievollen Perücken und üppiger Kleidung bemühten sich alle, Frauen und Männer, Jung und Alt, dem neuen Ideal zu entsprechen. Mit den in großer Vielfalt aufkommenden Duftstoffen und Parfüms soll die mangelhafte Körperpflege kompensiert oder wenigstens überduftet werden. Die vornehme Blässe soll sich, wie schon einmal bei Salamon (AT, Hohelied, 1,3–6, [11]), deutlich abheben von der umweltbedingten Bräunung, welche vor allem den Landarbeiter zeichnet.

Im Zuge der **Aufklärung** im 19. Jahrhundert wurde die Natürlichkeit wieder entdeckt und rational angepriesen. Luft, Wasser und Licht wurden als jedermann zugängliche Mittel zur Ertüchtigung von Körper und Geist propagiert. Bergsteigen und Schwimmen wird angepriesen zur Ertüchtigung des Volkes. Die dekorative Kosmetik hingegen wurde eindrücklich reduziert, ja teilweise als „Unsitte" verschrien.

Die neue Zeit

Die Kosmetik hat im 20. Jahrhundert und bis jetzt einen gewaltigen Aufschwung genommen und in mehreren Beziehungen einen Wandel der Ziele und der Mittel durchgemacht. Der Boom ist unvergleichlich und betrifft alle, Männer und Frauen sowie alle Lebensalter.

Zum Ersten hat sich eine **Kosmetikindustrie** etabliert. Feine Rezepturen sowie artifizielle Düfte wurden bereitgestellt, die Großproduktion von Massenartikeln sowie von differenzierten Serien für jeden Hauttyp und für individuelle Ansprüche in Angriff genommen. Den Anfang machten L'Oréal 1909, Helena Rubinstein 1912 und Coco Chanel 1913 in Paris. Diesen folgten bald viele weitere. Auch alteingesessene Kulturgüterproduzenten eröffneten eigene Fachbereiche für Körperpflege, Kosmetik, Haarpflege und Düfte.

Der Aufschwung der permanenten Tätowierungen, aber auch von Piercing und Branding gehört dazu. Waren **Tattoos** jahrhundertelang ein Charakteristikum von Randgruppen oder Ausgestoßenen, der Vogelfreien (Fleur de Lyss), die lebenslang gezeichnet waren und dauerhaft in einer Nische verbannt blieben, so hat sich dies grundsätzlich geändert. Tattoos sind in Mode gekommen, je nach Erhebung tragen 30 % und mehr der jungen Leute solche. Es sind dies vielgestalte „tribal tattoos", deren Motive den Mustern der rituellen Zeichen im Altertum und der traditionellen archaischen Stämme in Afrika [7] sowie in der Südsee entnommen sind. Manche sind auch als Blickfang, als Schmuck, andere als Bildergeschichten und weitere als Beschwörung zu verstehen. Sie alle dienen nicht dem Ausschluss, sondern bezeichnen oft die Zugehörigkeit zu einer Gruppe oder einer besonderen Person. Sie werden stolz und sichtbar getragen, dienen also dem Ausdruckswillen und der Attraktivität der Träger. Sie sind zusammen mit dekorativer Kosmetik, Haartracht und Kleidung gefügige Instrumente zum Ausdruck von Gesinnung und Absicht des Trägers oder der Trägerin. Dies erlaubt eine besondere und individuelle Gestaltung der Körpersprache. Der Körper wird gelegentlich sogar zur Installation, wird „Kunstobjekt", zuweilen auch mit Marktwert.

Die Entwicklung der Gesellschaft mit ihren Gruppen und Werten, nicht unwesentlich mitbewegt durch Kriege und Migration, führt zwangsläufig auch zu einer ganz anderen und neuen Stellung der Kosmetik. Die Voraussetzungen hierfür sind vielfältig.

Es sind dies die Umwertung zur Ego-Gesellschaft [12] mit Selbstständigkeit und Selbstverwirklichung in vorderer Linie. Die neue Rollenverteilung in Partnerschaften spielt eine Rolle, von denen es viel gibt, zusätzlich zur traditionellen Ehe. Die zeitliche Befristung derselben sowie die finanziellen und sozialen Absicherungen von Alleinerziehenden, von getrennt Lebenden und von Benachteiligten wirken sich aus. All dies und noch viel mehr führt zu einer neuen, offenen Gesellschaft mit neuer Verteilung der Rollen. Die vielen „Singles", vermehrter Partnerwechsel, frühe Hilfe zur Kinderbetreuung und der Anspruch aller, in den Arbeitsprozess und dessen soziale Infrastruktur eingebunden zu werden, führen zu neuen Bedürfnissen. Dazu dient, unter anderem, die Kosmetik in besonderer Weise. Gleichzeitig änderten sich auch die biologischen Bedingungen und Möglichkeiten. Die zuverlässige und der Kontrolle der Frauen überstellte Verhütung und die Geburtenregelung hormoneller Art (Antibaby-Pillen), also die Trennung von Sex und Fortpflanzung, sowie die zeitlich befristeten Partnerschaften führen dazu, dass die Partnerwahl eine lebenslange und immer wieder vordringliche Aufgabe geworden ist. Attraktivität und erotische Kommunikation wird dominierendes Anliegen von Männern und Frauen, jederzeit und überall. Dies bringt auch für die Kosmetik neue Aufgaben und Ziele und fordert von dieser neue Möglichkeiten und Angebote. In solchem Zusammenhang entwickelten sich in der Kosmetik eine Fülle von dekorativen und vor allem invasiven, also bleibende Veränderungen bewirkenden Verfahren und Methoden. Es wird nicht nur dekoriert und geschmückt, mit Accessoires versehen und mit Düften ausgestattet, nein, es wird auch operiert, abgesaugt, unterspritzt, Falten gefüllt und Muskeln sowie Hautdrüsen mit Botox vorübergehend gelähmt. Dazu wird die Hautoberfläche geschliffen, geschält, bestrahlt und mit präzisen Wachstumsstimuli angeregt. Und es wird auch geschützt vor den schädlichen Anteilen der natürlichen Sonnenbestrahlung, geschützt vor der lichtbedingten vorzeitigen Alterung der Haut und vor lichtinduzierten Hautkrebsen. Der „Jugendwahn“ umfasst auch die Haut. „Anti Aging“ heißt die Devise und Verjüngung („rejuvenation“) ist Anspruch [13].

Nach wie vor dient Kosmetik in ihrer schmückenden Bedeutung der Schönheit, der Attraktivität und der individuellen Darstellung. Kriterien zur Bemessung der Schönheit eines Gesichtes sind Ausgewogenheit, regelmäßige Hautoberfläche sowie rötliche Tönung. Die experimentelle Psychologie nimmt diese Kriterien auf, um Selbsteinschätzung mit der Fremdbeurteilung zu vergleichen. Nachdem Evidenz besteht, dass die kosmetischen Anwendungen im Gesicht (Puder, Schminke und Tönung, Lippenrot) Effekte auf den Träger selbst und auf die Fremdbewertung haben [14], ist man auf der Spur derselben ins Gehirn gegangen [15]. Vergleicht man in homogenen Gruppen (Studenten) aufgrund dieser Kriterien Männer und Frauen in der Selbst- und Fremdwirkung, so zeigt sich regelmäßig eine Fehleinschätzung, geschminkte Gesichter wirkten attraktiver als ungeschminkte. Dies wird *„pluralistic ignorance“* [16] genannt. Bei Frauen ist dieser Effekt etwas geringer als bei Männern. Frauen überschätzen die Annahme, dass Männer verstärkte Kosmetik bei Frauen besonders attraktiv finden. Dies gilt umgekehrt auch, wenngleich in geringerem Ausmaß. Diese weit verbreitete Fehleinschätzung, dass mehr Kosmetik zu höherer Attraktivität führe, verhindert die Beschränkung auf ein optimales Ausmaß. Solches gilt nicht nur für Männer und Frauen in der Selbst- und Fremdbeurteilung, sondern verleitet auch die Medien und die Industrie zur Propagierung ungezügelter, das Optimum verfehlender Anwendung. So viel zu Attraktivität, welche die dekorative Kosmetik zur Angleichung der Gesichter an die idealtypische Schönheitsidee verwendet.

Dies aber scheint in der neuen Zeit nicht mehr zu genügen. Im Zuge der Selbstverwirklichung und der lebenslangen Partnersuche ist eine ebenso permanente wie wirksame Selbstanpreisung und „Zurschaustellung“ angesagt. Dazu sind drastischere Effekte nötig, um die individuelle Attraktivität zu erhöhen, ja bisweilen ins Extreme zu steigern. Dieser Prozess umfasst den ganzen Körper, schließt Kleidung, Schmuck und Putz, Farbe, Düfte und ganz besonders Kosmetik ein und fasst alles zur Präsentation und „Eigenwerbung“ zusammen.

Die **besondere Attraktivität** wird, ausgehend von der allgemeinen Schönheitsvorstellung, durch besondere Betonung oder Herausarbeitung der Blickfänger im Gesicht gesucht. Seit Karl Rosenkranz 1853 das Hässliche als wissenschaftlich interessante Gegenposition zur Schönheit berief [17], wird sie als solche verstanden. Im Jahre 2004 setzte Umberto Eco mit einem wunderbaren Bildband die Schönheit [18] in Szene und ergänzte 2007 mit einem ebenso reichhaltigen Band über die Hässlichkeit [19]. Schönheit und Hässlichkeit sind auf einer affektiven Skala diametral entgegengesetzt, bilden also ein richtiges Gegensatzpaar. Die Hässlichkeit orientiert sich einerseits an der antiken Medusa-Figur [20], als Sinnbild der schrecklichen Hässlichkeit, und anderseits an den traditionellen Masken der Alpenländer [20] (Abb. 2). So ist die Kosmetik seit jeher eng mit der Mythologie und deren in die Neuzeit transferierten Relikten verbunden [22]. Auf dieser Achse zwischen Schönheit und Hässlichkeit ist also die neue Attraktivität zu suchen. Es ist dies die Attraktivität des Eros, sie ist rücksichtslos, egoistisch und zielorientiert. Sie bedient sich der Kosmetik und schafft spezielle Blickpunkte. Denn Schönheit ohne individuelle Merkmale ist nicht attraktiv genug. Es bedarf der Blickfänger, die den Betrachter „auf einen Blick", in den ersten knapp drei Sekunden also, anlocken und zu fesseln vermögen [23]. Dies geschieht durch kosmetische Herausarbeitung der beiden Blickfang-Horizontalen im Gesicht:

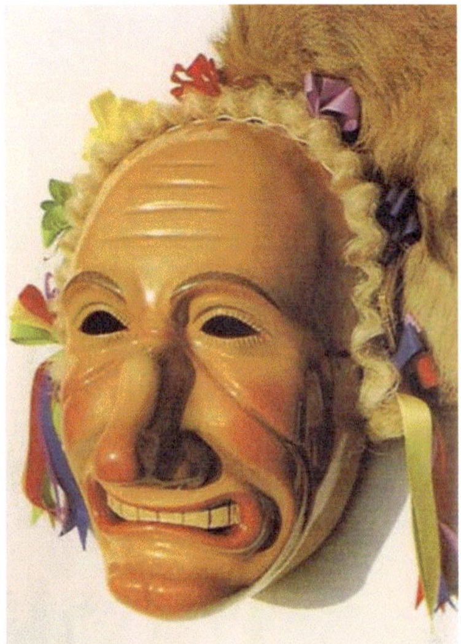

Abb. 2 Alemannische Narrenmaske mit übergroßer Nase und verbreiterter Mundhorizontale, wulstigen Lippen und massivem Zahnsatz, sog. „Rottweiler Biss" **[21]**.

Die *Lippenpartie:* wird verbreitert, wulstig durch „Filler" aufgespritzt, wobei kleine Unregelmäßigkeiten toleriert oder sogar als besonderer Blickfang genützt werden. Optisch wird das Lippenrot ausgeweitet und vergrößert (Abb. 3, 4), mit grellem Rot und anderen, atypischen Farben knallig hervorgehoben (Abb. 4, 5). Eine erweiterte Randbetonung durch Tätowierung mit Farbpigmenten ergibt einen besonderen Touch (Abb. 6). Dekorative und auch permanente Lippenkosmetik in größter Vielfalt.

Die *Augenpartie:* wird ausgearbeitet durch teilweise oder komplette Entfernung der Augenbrauen und deren Neuzeichnung in Schwarz oder anderen Tönungen. Augenlider und Augenhöhlen werden in das Dekor mit einbezogen. Die Stärke der Betonung und deren Ausdehnung zur Stirn hin und zur Schläfe erinnert oft an das ägyptische „Horusauge". Artifizielle Wimpern kommen als auswechselbare Elemente, Lidoperationen zur Öffnung, Straffung oder Verformung als bleibende Eingriffe dazu.

3

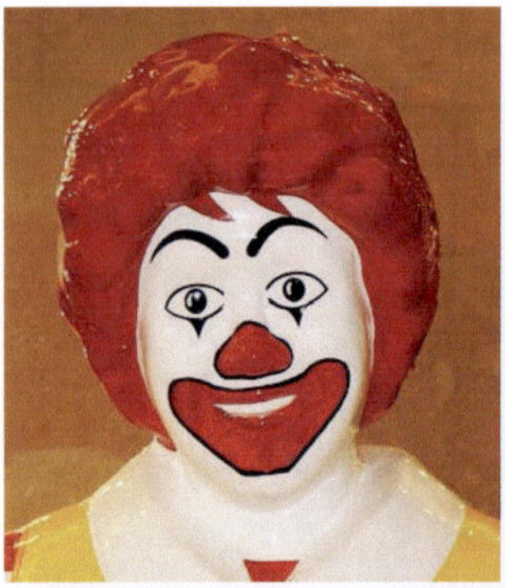

4

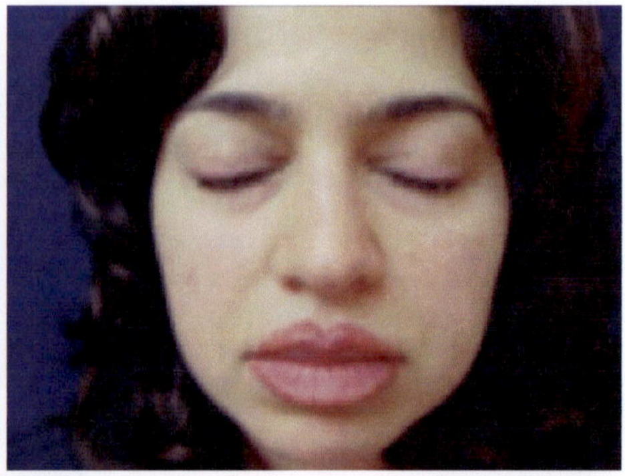

5

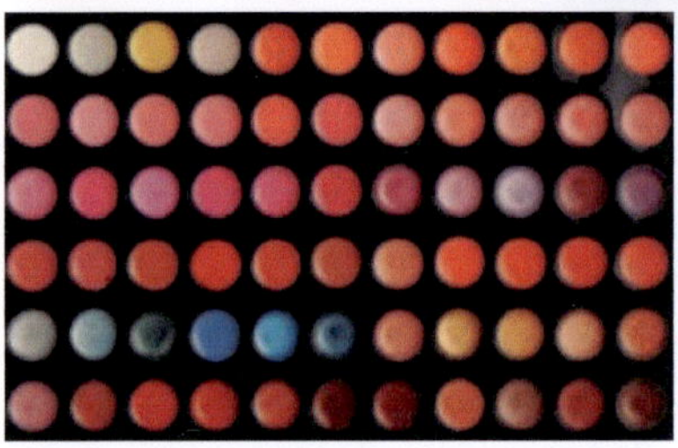

6

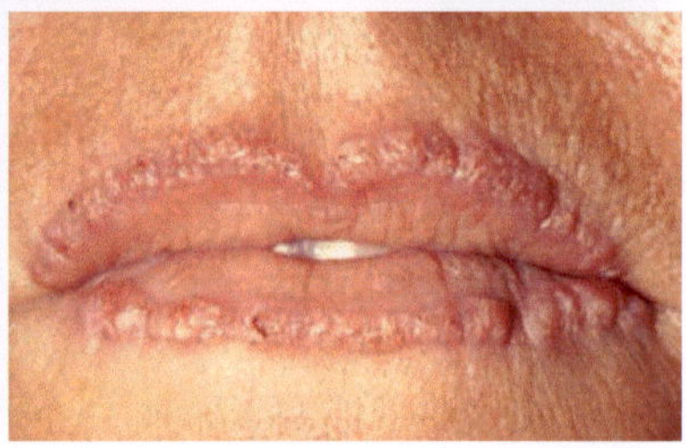

Abb. 3 Der Clown Ronald McDonald. Der komische Ausdruck wird erreicht durch Reduzierung der Augenhorizontalen auf die zwei Augen, durch eine weiße Gesichtsabdeckung und die rote Überzeichnung der Lippen. Komischer Gesichtsausdruck als ein gewisser Gegensatz zu schön und gerade noch nicht hässlich (Bild: Chris Brown/ zoonabra, www.flickr.com).

Abb. 4 Überzeichnung des Lippenrots mit starker Betonung der geschwungenen Form und besonderer Rottönung **[22]** (Bild: Univ.-Hautklinik Mannheim, Prof. C. Bayerl).

Abb. 5 Palette von 66 kommerziellen Lippenstiftfarben **[22]**.

Abb. 6 Markierung des Lippenrandes als permanentes „Make-up" zur Betonung der Mundpartie. Sekundäre granulomatöse Fremdkörperreaktion als unerwünschter Nebeneffekt **[22]**
(Bild: Univ.-Hautklinik Mannheim, Prof. C. Bayerl und Dr. G. Feller-Heppt).

Diese vorwiegend durch dekorative Kosmetik, nicht selten ergänzt durch persistente Eingriffe erreichten Akzente werden abgerundet durch Haartracht und Kleidung sowie durch spezielle Duftnoten verstärkt.

Es sei daran erinnert, dass diese angestrebte erotische Attraktivität auf der Skala zwischen Schönheit und Hässlichkeit deutlich von der idealtypischen, ausgewogenen Schönheit abweicht und Elemente als Blickfang nützt, die auf dem Weg zur Hässlichkeit schon recht weit unterwegs sind. Es entstehen Verzerrungen, die, als Blickfang intendiert, ganz leicht zum Komischen, zum lächerlich Clownesken (Abb. 2) und bald zu Hässlichkeit tendieren und eher abschrecken. Die Hässlichkeitsfalle ist zuweilen eher erreicht als geplant. Auch hier besteht zudem eine Diskrepanz zwischen der Selbst- und der Fremdbewertung.

Die Schönheit von Gesichtern ist nach Erkenntnissen der Psychologie interessanterweise eine Frage der Durchschnittlichkeit: Je mehr man verschiedene Gesichter miteinander verschmelzen lässt, umso attraktiver werden sie von Testpersonen eingeschätzt [24]. Eine Erklärung dafür liefert der Prototypikalitäts-Ansatz [25]: Je prototypischer ein Gesicht ist (je „gesichtsartiger“ also es wirkt), umso attraktiver wird es bewertet. Dies gilt im Übrigen nicht nur für Gesichter: Gute Exemplare einer Kategorie sind immer die typischsten; das gilt (nach [25]) für Gesichter, aber auch für so heterogene Bereiche wie Armbanduhren, Hunde oder Klavieraufführungen. In diesem Sinn kann Kosmetik dazu beitragen, mehr Durchschnittlichkeit zu erzielen und damit individuelle Abweichungen vom Prototypen zu verdecken.

Selbstverwirklichung, lebensbegleitende erotische Attraktivität und zuweilen eigentliche Körperinstallationen sind die Herausforderungen an die neuen und sehr vielfältigen Möglichkeiten der dekorativen und der invasiv-persistenten Kosmetik.

Die beinahe unbegrenzten Variationsmöglichkeiten der dekorativen Kosmetik laden zu innovativen Versuchen ein, die neue Reaktionen zu erproben, Fehlversuche zu korrigieren und Abenteuerlust zu wecken vermögen. Diesem Spiel der Fremd- und Eigenwirkung ist keine Grenze gesetzt. Es wird also weitergespielt und eine Grenze ist nicht abzusehen. Anders verhält es sich mit den bleibenden Eingriffen, deren Missgriffe eine Umkehr oder Korrektur benötigen, die oft nicht das Missratene einfach zu löschen vermag, sondern zudem die Gefahr weiterer unerwünschter Effekte birgt. Hier ist vorsorgliche Beratung und Selbstkritik vonnöten und Zurückhaltung geraten, eine hehre Aufgabe.

Erstmals erschienen in: Akt Dermatol 2015; 41: 200–206.
DOI: https://doi.org/10.1055/s-0034-1391962

Literatur

1 **Widmer R, Hrsg.** Laienherrschaft. 18 Exkurse zum Verhältnis von Künsten und Medien. Zürich: Diaphanes; 2014

2 **Umbach W, Hrsg.** Kosmetik und Hygiene von Kopf bis Fuß. 3. Aufl. Weinheim: Wiley; 2004

3 **Jung EG, Hrsg.** Kleine Kulturgeschichte der Haut. Darmstadt: Steinkopff; 2007

4 **Jung EG.** Körperform und Erscheinungsbild. Kosmetische Medizin 2009; 5: 15–18

5 **Jung EG.** Tätowierung und Tattoo. Akt Dermatol 2005; 31: 527–531

6 **Bataille G.** Lascaux oder die Geburt der Kunst. Genf: Ed. d'Art. A. Skira S.A.; 1986

7 **Schwarz M.** Von der Sprache unserer Haut (Afrika). Akt Dermatol 2005; 31: 46–51

8 **Ötzi, der Mann aus dem Eis.** Die Tätowierungen. Südtiroler Archäologiemuseum Bozen 3013. Katalog zur Sonderausstellung 2014

9 **Papyros Ebers.** Das hermetische Buch über die Arzneimittel der alten Ägypter in hieratischer Schrift, Leipzig 1875. Osnabrück: Biblio; 1987

10 **Wietig C, Williams S, Reuther T et al.** Zum ästhetischen Wertewandel in Kultur und Kosmetik. Akt Dematol 2005; 31: 38–41

11 **Jung EG.** Pigment. Akt Dermatol 2006; 32: 300–403

12 **Schirrmacher F.** EGO, das Spiel des Lebens. Frankfurt a. M.: Büchergilde Gutenberg; 2013

13 **Jung EG.** Sonne und Sonnenkult. Akt Dermatol 2014; 40: 303–305

14 **Cash T, Dawson K, Davis P et al.** Effect of Cosmetics use on the physical attractiveness and body image on American College Women. J Soc Physiology 1988; 129: 349–355

15 **Aya Ueno et 9 coll.** Neural activity associated with enhanced facial attractiveness by cosmetics use. Neuroscience letters 2014; 566: 142–146

16 **Jones AL, Robin SS, Ward R.** Miscalibration in judgement of attractive- ness with cosmetics. Quaterl J Exptl Psychology 2014; 67: 10,2060–2068

17 **Rosenkranz K.** Ästhetik des Hässlichen. Königsberg: Bornträger 1853. neu: Stuttgart: Reclam; TB Nr. 21555

18 **Eco U.** Die Geschichte der Schönheit. München: Hanser; 2004

19 **Eco U.** Die Geschichte der Hässlichkeit. München: Hanser; 2007

20 **Jung EG.** Perseus, Medusa und die Darstellung der Hässlichkeit. Akt Dermatol 2010; 36: 488–491

21 **Jung E.** Masken, vom Mythos zur Zeitkultur. Akt Dermatol 2013; 39: 11–15

22 **Jung EG.** Mythologie und Kosmetik. Akt Dermatol 2013; 39: 476–481

23 **Jung EG.** Das Phänomen Blickdiagnose. Akt Dermatol 2011; 37: 214–217

24 **Langlois JH, Roggman LA.** Attractive faces are only average. Psychological Science 1990; 1: 115–121

25 **Halberstadt J.** The generality and ultimate origins of the attractiveness of prototype. Personality and Social Psychology Review 2006; 10: 166–183

Inscribed on Skin – A New and Virtual Store

Der Haut eingeschrieben – Ein neuer und virtueller Speicher

Zusammenfassung In den vergangenen Dezennien wird der Haut als einem virtuellen Speicher große Bedeutung zugemessen. In dieses virtuelle „Hautgedächtnis" werden ewige Wahrheiten und elementare Gefühle eingebracht. Diese mögen den Mitmenschen und der Nachwelt auf ewig präsent bleiben. Beispiele werden genannt. Abgrenzung ist nötig gegenüber „Body Art", Tattoos und Installationen. Und vor Missbrauch muss gewarnt werden.

Abstract During the last decades, our skin got higher importance as a virtual store for eternal verities and elementary feelings. These impressions should be stored for all humans now and in future. Examples are quoted and misuse should be avoided.

Einleitung

Die Haut ist uns Menschen vertraut und lieb. Sie ist unser größtes Organ und unsere Hülle. Sie gibt Form, Aussehen und Individualität. Sie ist etwas Besonderes und beschäftigt uns Tag und Nacht, übers Jahr hinweg und das ganze Leben lang; auch uns Dermatologen. Wir sind die Spezialisten für Hautkrankheiten und für die gesunde Haut. Aber die Haut ist kein isoliertes Organ unseres Körpers, sondern steht in besonderer Verbindung mit dem Magen-Darm-Trakt, sodass viele Erkrankungen beide Systeme betreffen, jedes in seiner besonderen Art. Und es wird auch betont, dass die Haut so etwas wie „der Spiegel der Seele" sei. Unsere Psychodermatologen haben dies schon mit Erfolg vertieft. Aber auch die menschliche Kulturgeschichte gibt der Haut eine spezielle Bedeutung, die des Menschen Leben in vielen Phasen mitprägt. Unser Alltag ist davon nicht frei. Die Haut, vorwiegend von Tieren, war und ist immer noch Schriftträger; Pergament eben [1], und sie dient nun dem Menschen als sichtbarer Platz für dauerhafte Symbole. Es sind dies Bilder oder Schriften, die eingeritzt oder in die Haut gestochen werden, oft farbig und aussagekräftig. Tätowieren und Tattoos sind altbekannt und bekennen oft Zugehörigkeit oder Elimination, oder sie sind Ausdrucksformen der persönlichen Verfassung und der Einstellung des Trägers. Auch individuelle Situationen werden ausgedrückt sowie Beziehungen und Absichten. Dies ist gut bekannt [2] und nimmt gegenwärtig enorm zu.

Hautgedächtnis als ein neuer, virtueller Speicher

Die Haut als Schriftträger in all ihren Formen ist nicht das akute Thema. Es beschäftigt uns zunehmend ein neu zu beobachtendes Phänomen. Unsere Haut wird symbolhaft gebraucht für allgemeine Wahrnehmungen, Gedanken und Gefühle, ja sie muss gar als Metapher für breiter ausgelegte Beziehungsgeflechte herhalten [3]. Während sich dies bisher vor allem in Sprachwendungen und Gleichnissen bewegte (Tab. 1), so wird die Haut neuerdings als virtueller Aufbewahrungsort für besonders wichtige und dauerhafte Festlegungen aller Art in Anspruch genommen. Was muss nicht alles „unter die Haut gehen", in der Haut sitzen bleiben oder in, auf oder unter die Haut gehen, um dort zu verbleiben und ständig auf uns einzuwirken. Eine neue Art eines als „Hautgedächtnis" angelegten Speicherorgans, das uns neben dem Gehirn, der Schrift- und Sprachkultur und neben den digitalen Möglichkeiten neuerdings und in virtueller Form zur Verfügung steht. Darin werden vor allem Merksätze, Grundgedanken, Gesetzmäßigkeiten und Verpflichtungen gelagert und dauerhaft zur Verfügung gehalten. Die Haut also ein virtueller Speicher für Axiome der Zwischenmenschlichkeit? Obwohl dieser auch Gefühle und Regungen einschließt, verarbeitet er solche kaum. Empathie geht ihm ab. Das ist nicht ganz neu.

Gleichsam ein Anfang wurde gemacht durch den hessischen Generalstaatsanwalt Dr. Fritz Bauer (1903–1968), der verantwortlich war für den Frankfurter Auschwitz-Prozess 1963–1965. Er sagte über die menschlichen Grundrechte, „sie sollen nicht auf Pergament, sondern auf empfindliche menschliche Haut geschrieben werden" [1]. Dies ist nicht wörtlich als Tattoo gemeint, sondern übertragen. Die menschliche Haut diene als unverrückbarer Speicher virtueller Art, um grundsätzliche Regeln und Gesetze unabhängig von Zeit und Ort zu verewigen. Hier ist formal und ausdrücklich die menschliche Haut erstmals als Speicher für Grundsätzliches postuliert worden.

Tab. 1 Vielfältige Verwendung von „Haut" im Sprachgebrauch.

Metaphorische Sinnsprüche
Mit Haut und Haaren
Dünnes Häutchen
Dickhäuter
Rothaut
Eine treue Haut
Die geschundene Haut
Die teure Haut
Haut wie Milch und Honig, oder Blut
Auf der faulen Haut liegen
Haut-Gleichnisse
Haut als Hülle
Hautkleid
Haut-Gefängnis
Hautlandschaft
Haut als Botschaft
Die Häutung
Das Haut-Ich
Mythos Haut
Und was auch noch
Schinden
Skin painting
Haut als Installation
Body sculpturing
Body Art
Haut als Gesamt-(Kunst-)Werk

Seit Mai 2015 werben die Medien mit Schlagzeilen wie „In die Haut geschrieben" und ähnlichen Formulierungen für die Europatournee 2015 der singenden Schauspielerin Charlotte Gainsbourg (geb. 1971) mit allein 10 Auftritten in Deutschland. Bezug wird genommen auf ein Lied „Beauty

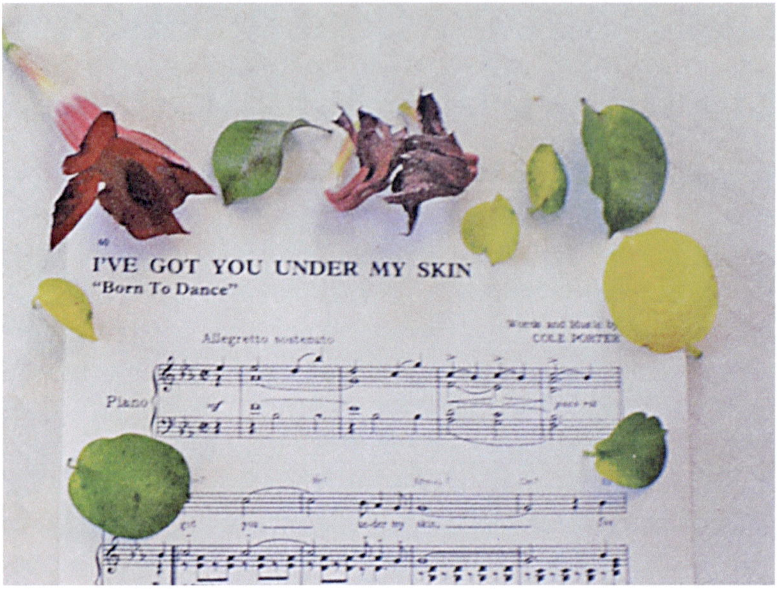

Abb. 1 Musikalische Metapher, welche „unter die Haut geht" und global verstanden wird. © 2006 Nicolas Bock

Mark" aus dem Album 5.55 von 2006. Schönheitsfleck eigentlich, wird das Mal auch als „Leberfleck" bezeichnet. Nun sind Schönheitsflecken, vor allem im Gesicht, als Blickfänger seit Jahrhunderten bekannt und werden zuweilen auch als „Artefakte" an prominenter Stelle im Gesicht platziert. Sie werden so auf den ersten Blick [4] zum maßgeblichen Erstaspekt des Gegenübers und sie erhalten dabei gesteigerte Bedeutung. Das ist nicht neu. Aber hier kommt noch etwas Besonderes hinzu. Der Pigmentfleck wird wie folgt beschrieben: „dem Herzen ganz nah, von dem Liebsten in die Haut geschrieben". Der vorbestehende Schönheitsfleck der Haut wird also vom Liebhaber angesprochen, berührt und somit markiert. Er wird zur sekundären erogenen Zone und dient der Steigerung und Verewigung. Ihm wird eine neue Qualität zugesungen. Eine Lokalisation erfolgt nur insofern, als dass die Nähe zum Herzen angesprochen wird, dem Organ, welchem seit jeher ein enger Bezug zu Emotionen zukommt.

Auch sei erinnert an den Welthit (1956) von Cole Porter: „I've got you under my skin", gesungen von Frank Sinatra. Dieser wirkt fortan als musikalische Metapher [5] für die Dauerhaftigkeit persönlicher Beziehungen und von Liebe (Abb. 1). Eine Lokalisation erfolgt nicht, was Skeptiker nach der Kapazität der Haut als Speicherorgan fragen lässt. Diese Frage bleibt unbeantwortet und offen.

Die Wiener Literatin Katrin Bernhardt (geb. 1982) publizierte 2013 einen Lyrikband „Auf bittere Haut geschrieben“ [6]. Charakteristisch ist, dass sie intensive Gefühle und Regungen persönlicher und allgemeiner Art so eindringlich angeht, dass diese auf die Haut verewigt gehören. Die Haut wird dadurch bitter. Der angesprochene Hautspeicher verändert sich also durch den aufgebrachten Inhalt. Was wir aus der Psychodermatologie kennen, dass psychosomatische Wechselbeziehungen die Haut verändern. Diese wird glanzlos, trocken, schuppend und erscheint vorgealtert. Eine wilde Reise in die Abgründe der menschlichen Seele scheint es zu sein, was die Autorin ihren Lesern auf die Haut presst, mit Anspielungen auf mediterrane und fernöstliche Erlebniswelten.

Die moderne Oper „Written on Skin"

Am 7. Juli 2012 fand in Aix-en-Provence die Uraufführung der modernen Oper „Written on Skin“ statt, einer Kurzoper (100 Min.) von George Benjamin (geb. in London am 31. 1. 1960) mit Texten von Martin Crimp (geb. in Dartford, GB, am 14. 2. 1956). Es war auf Anhieb ein durchschlagender Erfolg. Aufführungen folgen Schlag auf Schlag in London, Tanglewood/USA, Amsterdam, Toulouse, Florenz, Wien, München, Straßburg, Bonn, Lissabon und 2015 in Stockholm, Toronto, New York und in St. Gallen [7] (Abb. 2).

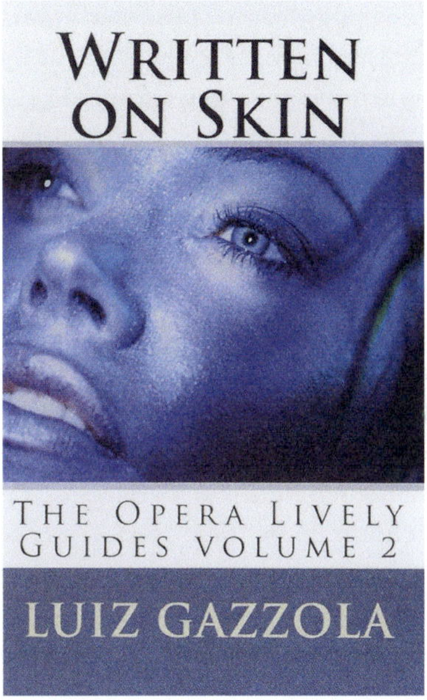

Abb. 2 Cover von The Opera Lively Guides Vol. 2 von „Written on Skin" 2015 [8].

Die Oper geht zurück auf eine Erzählung des katalanischen Troubadours Guillem de Cabestany (1162–1312), eine banale, tragische Dreiecksgeschichte. Er gibt sich als Liebhaber von Seremonda, Frau des Ramon aus, der des Troubadours Herz der untreuen Gattin zum Mahl anbietet. Nach der Eröffnung der Grausamkeit nimmt sich die Gattin durch Fenstersturz das Leben. Das Motiv erscheint wiederum im Decamerone von Giovanni Boccaccio als Geschichte des 2. Tages, sowie, unter anderen, auch in den „Cantos“ von Ezra Pound.

Anderseits finden sich Elemente dazu schon bei Ovid in den „Metamorphosen“ und in der „Medea“ von Euripides.

Die Handlung der Oper [9]: Der Protector, ein Landlord, will seiner 14-jährigen Frau Agnes, die weder schreiben noch lesen kann, zeigen, was er hat und ist. Dazu engagiert er einen jungen Maler, Boy genannt, der die Familiengeschichte des Protectors in einem illustrierten Band darstellen soll. Darin zeichnet er auch „die Frau“, worin Agnes sich selber erkennt und die sinnliche Kraft erahnt, die sie ausstrahlt. Und sie verführt den Maler. Als er dies vor dem Hausherrn zu vertuschen versucht, ist Agnes tief verletzt, da „der Boy“ nicht zu ihr und zum Ehebruch stehen will. Dieser bekennt also und wird vom Protector getötet. Das Herz serviert der Protector seiner Gattin zum Mahl und deckt den Gräuel auf. Agnes ist entsetzt und stürzt sich aus dem Fenster zu Tode. Der Engelchor begleitet das Geschehen und agiert zugleich als Erzähler.

Die Oper ist mehrschichtig angelegt. Zum einen steht sie unter dem mächtigen Titel der Hautaufschrift. Ehebruch, Verrat und das grässliche Mahl sollen dem Auditorium, jedem Einzelnen, auf die Haut geschrieben ewig in Erinnerung bleiben. Dies wird aber nicht dargestellt, sondern auf einem Zwischenmedium, den illustrierten Zeichnungen eben, im Spiel den Akteuren vermittelt. Die Haut wird nicht gezeigt, nur genannt. Und so vermittelt die Wucht der Darstellung gleichsam die Allgewalt und Ausschließlichkeit des erotischen Erlebnisses, wenn Agnes vor dem Todessturz bekennt, dass „weder Gewalt noch Verbote die Bilder entfernen können, die der Boy ihr auf die Haut gezeichnet hat“. Und sie bestärkt dies noch durch die Versicherung, „dass der Geschmack des verspiesenen Herzens ihres Liebhabers ewig ihr im Munde verbleibe“.

Das Hautgedächtnis also als lebenslanger Speicher für tiefgreifende, auch schmerzliche Ereignisse. Verstärkt wird das Ganze durch die Verknüpfung mit dem Herzen als Metapher für die Gewalt der Gefühle. Es wird derselbe Weg dargestellt, den die erotische Erregung in das Hautgedächtnis begeht, und die Annäherung zum Herzen, wie es im Lied von Charlotte Gainsbourg mit dem in Herzensnähe liegenden Leberflecken besungen wird. Die Intention und die Richtung sind dieselben, die Intensität allerdings ist verschieden. Die Spannbreite erotischer Beziehungen wird gleichsam abgesteckt. Die zärtlich-freudige Liebe einerseits und dann ihre vernichtende Wucht im Konfliktfall.

Tatsache ist, dass ewige Wahrheiten oder elementare Gefühle, um lebenslang zu wirken, dem virtuellen Speicher „Haut“ zugeschrieben und eingearbeitet werden. Autor und Berichterstatter erachten solche Geschehnisse also als dermaßen bedeutsam, dass diese den Mitmenschen und der

Nachwelt auf ewig präsent sein sollen. Dazu dient der virtuelle Speicher Haut. Dem ist eine gewisse Wirksamkeit nicht abzusprechen. Dies betrifft einzelne Personen im zwischenmenschlichen, dem psycho-sozialen Bereich. Gemeint ist aber auch die gesamte Menschheit mit den autonomen und ihren selbst gewählten Umgangsformen in Gesellschaft, Religion, Rechtswesen, Erziehung, Kultur, Wissenschaft und Politik. Die zugesprochene Wirksamkeit wird anerkannt und findet Anwendung. Darauf ist das Instrument zu beschränken. Soweit gut und recht.

Über Abgrenzung und Missbrauch

Der virtuelle Speicher „Haut" ist nicht zu verwechseln mit all den Formen der Bemalung, Zeichnung und Dekoration der Haut, umschrieben oder großflächig, hautbezogen oder integriert. Gemeint sind nicht die Installationen von Körper und Haut. Bodypainting, Tattoo, Piercing und dergleichen haben mit dem virtuellen Speicher nichts zu tun. Sie heben sich davon durch ihren vorwiegend individuellen Charakter auch deutlich ab [10, 11]. Allerdings beanspruchen künstlerische Ambitionen an Körper und Haut (Body Art) neben der individuellen Aussage zuweilen auch allgemeingültige Botschaften zu vermitteln [12]. Anmaßenderweise wird versucht, diese in die Nähe des virtuellen Speichers „Haut" zu rücken [13]. Soviel zur Abgrenzung.

Allerdings beobachtet man in den letzten Jahren auch einen drastischen Missbrauch solcher Zuordnungen. Das Instrument der Haut als virtueller Speicher wird „verwässert", indem es für Belanglosigkeiten als kurzfristige Bedeutungszumessung werbemäßig eingesetzt wird. So ist es absolut fehl am Platz, wenn beispielsweise eine lokale Vorführung derart angepriesen wird, dass diese dem einzuladenden Besucher „auf ewig" unter die Haut gehen werde. So und ähnlich wird, vor allem durch die mediale Werbung, eine Inflation des virtuellen Speichers Haut betrieben, die groteske Züge annimmt und der jegliche Glaubwürdigkeit abgeht. Dies ist bedauerlich und gehört unterlassen.

Halten wir fest: Die Ausdeutung eines virtuellen Speichers „Haut" ist beeindruckend, interessant und offenbar recht wirksam. Ein bemerkenswertes Phänomen in der kulturellen Entwicklung und deren Deutung. Terminus und Bedeutung werden allerdings durch Missbrauch geschwächt und sogar diskriminiert.

Erstmals erschienen in: Akt Dermatol 2016; 42: 45-48.
DOI: https://doi.org/10.1055/s-0034-1392545

Literatur

1 **Jung EG. Zimmermann K.** Haut als Schriftträger. Akt Dermatol 2005; 31: 297–299

2 **Jung EG.** Tätowieren und Tattoo. Akt Dermatol 2005; 31: 527–531

3 **Schipperges H.** Kleine Kulturgeschichte der Haut. Ruperto-Carola, Universität Heidelberg; Bd. 43/44 1968: 3–10

4 **Jung EG.** Das Phänomen Blickdiagnose. Akt Dermatol 2011; 37: 214–219

5 **Saurma A.** Kulturwissenschaftliche Aspekte der Haut. Akt Dermatol 2006; 32: 536–539

6 **Bernhardt K.** Auf bittere Haut geschrieben. Oberwart/Österreich: Edition lex liszt 12; 2013

7 **Gerber T.** Wiederholte Geschichte. Rezension von „Written on Skin“, NZZ, Int. Ausgabe Nr. 101 vom 4. 5. 2015

8 **Gazzola L.** Written on Skin. Chapel Hill, NC/USA: Opera Lively Press; 2015

9 **Gazzola L.** Written on Skin. Chapel Hill, NC/USA: Opera Lively Press; 2015

10 **Wegenstein B.** Getting Under the Skin. The Body and Media Theory. Cambridge/USA: MIT Press; 2006

11 **Anzieu D.** Das Haut-Ich. Frankfurt a. M: Suhrkamp; 1988

12 **O'Reilly S.** Body Art. Der Körper in der zeitgenössischen Kunst. Berlin: Deutscher Kunstverlag; 2012

13 **Mewes C, Steinkraus V.** Haut. Mythos und Medium. Hamburg: Revolver Publ; 2011

Dermatological Peculiarities in Wolfram von Eschenbach's Romance on *Parzival*

Dermatologische Besonderheiten im höfischen Roman: *Parzival* von Wolfram von Eschenbach

Herrn Prof. Dr. Fritz Peter Knapp, Ordinarius der Älteren Deutschen Philologie (Mediävistik) der Universität Heidelberg zu seinem 65. Geburtstag am 6. Juli 2009 in herzlicher Zuneigung gewidmet.

Einleitung

„Parzival" ist ein höfischer Roman von Wolfram von Eschenbach (vermutlich 1170–1220), welchen er, wahrscheinlich in zwei Abschnitten, zwischen 1203 und 1210 verfasste, teilweise wohl auf der Wartburg. Als Quelle diente der unvollendete Text „Perceval" von Chretien de Troyes (1150–1190), den dieser nach 1181 in Flandern schrieb.

In der Parzivalgeschichte [1] spielen zwei eigenständige Figuren mit unterschiedlichen dermatologischen Besonderheiten eine einflussreiche Rolle. Es sind dies „Feirefiz", der von Wolfram von Eschenbach neu eingeführt wurde, und „Cundrîe", die schon bei Chretien de Troyes erscheint. Sie sollen hier dargestellt werden. Es stellt sich die Frage, inwieweit die Besonderheiten der Haut in bedeutsamer Beziehung zur Hauptfigur Parzival und dessen Entwicklung stehen.

Feirefiz (vaire fiz, gescheckter Sohn) ist der Halbbruder Parzivals. Beider Vater ist der unstete Ritter Gahmuret, der auf seiner ersten Orientfahrt die heidnische Mohrenkönigin Belakane befreite und heiratete. Mit ihr zeugte er Feirefiz. Wieder zurück, heiratete er Herzeloyde, die Schwester des Gralkönigs Amfortas. Bevor der Sohn Parzival geboren wurde, zog Gahmuret wieder in den Orient, wo er zu Tode kam. Im ersten Buch wird über die Geburt von Feirefiz erzählt: „zur rechten Zeit gebar die Edle (Morenkönigin Belakane) einen zweigefärbten Sohn. Er war schwarz und weiß zugleich! Sie nannte ihn Feirefiz von Anjou. Die ganze Haut und seine Haare waren scheckig wie die Elster" (57,15–28). Bezug wird hier wohl auf das Elsterngleichnis im Prolog genommen (Abb. 1).

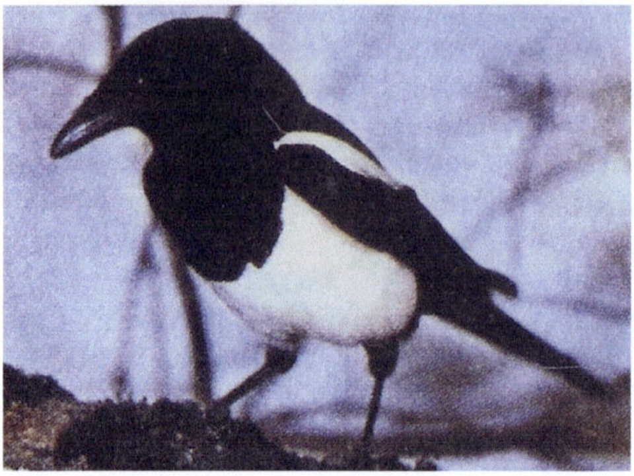

Abb. 1 Die Elster, Symbol der schwarz-weiß gescheckten Haut als Elsterngleichnis im Prolog zum „Parzival".

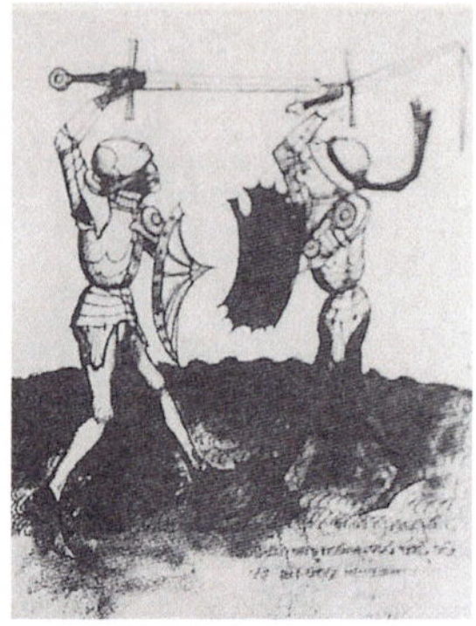

Abb. 2 Duell der Halbbrüder Parzival (mit zerfetztem Schild) und Feirefiz mit halbseitig schwarzem Gesicht, aus **[3]**.

Parzival aber wird Artusritter, heiratet Condwiramurs und trifft auf der Suche nach der inzwischen verstorbenen Mutter zufällig auf die Gralsburg. Dort wird er vom schwerkranken König Amfortas empfangen, versäumt aber die „Mitleidsfrage" und kommt verstört an den Artushof zurück. Nun tritt die Gralsbotin Cundrîe auf, schildert Parzivals Herkunft, sein Fehlverhalten bei Amfortas und verflucht ihn. Sie kündigt auch vom Halbbruder Feirefiz „wahrlich er ist schwarz und weiß, der Sohn der Königin von Zazamanc, weiß und schwarz ist er zugleich, Feirefiz von Anjou" (317,8–10; 328,17). Parzival weiß nun Bescheid.

Parzival geht auf Wanderschaft, besteht manche Gefahren und Prüfungen, hadert mit Gott und wird vom Einsiedler Trevrizent wieder bekehrt. Nach Jahren trifft er im Feld den Artushof und begegnet dort dem unbekannten Ritter aus dem Morgenland. Es kommt zum Zweikampf. Beide sieggewohnten Ritter erfahren erstmals in ihrem Leben einen gleichwertigen Gegner, gleich gut gerüstet, gleich kraftvoll, mutig und geschickt. Der Kampf bleibt unentschieden, bis das Schwert von Parzival bricht (Abb. 2).

Feirefiz legt das seine ebenfalls weg, er kämpfe nicht gegen einen unbewaffneten Ritter. Mit Respekt und Neugier nähern und erkennen sie sich. Nachdem sie die Helme absetzten, erkennt Parzival die Erkennungs-Charakteristik „wie beschriebenes Pergament, wechselweise schwarz und weiß" (747,25–27) und aufgrund des elsternartig gescheckten Gesichtes (748,7) den Feirefiz als seinen Halbbruder. Zum Fest der Verbrüderung tritt die Gralsbotin Cundrîe wieder auf und beruft Parzival mit Frau Condwiramurs und den Söhnen Kardeiz und Lohengrin zum Gralkönig. Dieser wählt den Halbbruder Feirefiz zu seinem Begleiter bei der Inthronisation. Feirefiz aber, der gefleckt-gescheckte

Heide (810,10), vermag den Gral nicht zu sehen. Er wird bekehrt, getauft und heiratet die Gralsträgerin Repanse de Schoye, Schwester von Amfortas und von Herzeloyde, und sie verabschieden sich nach Osten.

Fazit: Feirefiz als Mischling der schwarzen Mutter mit einem keltischen Ritter ist nicht homogen braun pigmentiert, sondern zeigt ab der Geburt die mehr oder weniger schwarze Grundfarbe der Mutter mit einem Muster von mosaikartig angeordneten, weißen Arealen, was den gescheckten Aspekt ergibt, schwarz und weiß. Die Mutter küsste bei der Geburt schon die weißen Stellen liebevoll (57,15–22) und benannte ihn „Feirefiz". Feirefiz ist also kein normaler Mischling, sondern Einzelkind mit einer angeborenen und persistenten Pigmentstörung ohne assoziierte Symptome, wie sie beim Piebaldismus vorkommt. Eine erworbene Pigmentstörung Vitiligo kommt demnach nicht in Frage. Allenfalls kommt noch eine nävoide, postzygotische somatische Mutation in Betracht, wobei die mutierten Areale entweder dunkelrot (Feuermal), mit bräunlichen Verhornungsstörungen (ichthyosiform oder Darier-artig), pigmentiert oder eben weiß erscheinen. Ein Solitärfall also von einer autosomal-rezessiven Pigmentanomalie (Piebaldismus) oder eine nävoide, somatische Mutation ohne Vererbbarkeit [2, 3].

Die Gralbotin Cundrîe ist dem Artushof zusammen mit ihrem gleichgestalten Bruder Malcreatiure von der indischen Königin Secundille geschenkt worden. Dort in Indien gebe es zahlreiche missgebildete Menschen, offenbar Nachkommen der ungehorsamen Töchter von Adam (518,519): Cundrîe tritt zweimal als Gralbotin in Szene, einmal bei der Verfluchung von Parzival und dann wieder bei dessen Berufung zum Gralkönig.

Cundrîe, „la surziere" (Hexe, Zauberin), wird nachdrücklich geschildert als hochintelligente Frau, aber missgebildet. Latein, arabisch und französisch spricht sie, beherrscht Dialektik, Geometrie und Astrologie (312,19–26) und ist vortrefflich höfisch gekleidet. Sie ritt auf einem Maulesel und wirkte nicht sehr damenhaft. Doch ihr Benehmen: Raserei! (312,4). So viel zum Verhalten von Cundrîe.

Ihr Äußeres war erschreckend und so beschrieben:

Behaarung: die Kopfhaare als Zopf, schwarz, starr und hässlich, „weich" wie Schweine-Rückenborsten, die Brauen verzopft, bis an das Haarband hoch, das Gesicht ganz behaart, Hände wie Affenfell; sie brauchte keinen Hut, die Sonne hätte ihr nichts getan, sie konnte die behaarte Haut mit ihren Strahlen nicht mehr bräunen (313, 314,1–9; 780,25–28).

Die Fingernägel wuchsen wild, wie Löwenkrallen.

Das Gesicht ist entstellt, die Ohren wie ein Bär, Hundeschnauze, lange Zähne, Eberzähne, und die Lippen bläulich wie ein Veilchen. Die Augen leuchten gelb wie Topase.

Cundrîes Bruder Malcreatiure war genau ihr Ebenbild, grauslich anzusehen. Eckzähne wie ein wilder Eber, sein Haar war nicht ganz so lang wie bei Cundrîe, doch stachlig kurz, wie Igelfell (517,21–27)!

Fazit: Angeborene Hypertrichose und Onychogryphose bei zwei Geschwistern, vergesellschaftet mit einem Gesicht, das an Akromegalie erinnert, wohl autosomal-rezessiv vererbt. Es könnte sich um das sehr seltene Syndrom „Akromegaloides Gesicht mit Hypertrichose“ handeln, dem allerdings die Onychogryphose fehlt. Es darf dabei nicht übersehen werden, dass retrograde Diagnostik immer hypothetisch bleiben muss.

Besprechung

Feirefiz trägt einen angeborenen Pigmentdefekt, wahrscheinlich das homogene Braun des Mischlings, durchsetzt mit weißen Arealen am ganzen Körper, was vordringlich und nicht zu übersehen im Gesicht hervorsticht. Dies ist so bedeutsam, dass es zur Charakterisierung der Person dient. Er wird wiederholt darauf angesprochen und in Gesprächen regelmäßig damit charakterisiert. Der weiß und schwarz gescheckte Feirefiz wird also durch sein Mal charakterisiert sowie durch sein Heidentum. Der Pigmentdefekt dient aber auch der Erkennung. Schon bei der Geburt küsst ihn seine Mutter liebevoll, anerkennt ihn mit dem Mal und benennt ihn dementsprechend als „gescheckten Sohn“ (57,15–22). Die zweite Erkennung erfolgt durch den Halbbruder Parzival nach dem Zweikampf, wiederum durch die Pigmentauffälligkeit im Gesicht, die Parzival von Cundrîe vorausgesagt bekommen hat. Parzival und Feirefiz als Halbbrüder sind vergleichbar tapfer, edel und höfisch gewandt. Im Kampf sind sie annähernd gleich stark und erfahren, wenn auch Parzival nach der Erkennung dem Feirefiz das Erstgeburtsrecht zuerkennt und damit eine familieninterne Reihung vornimmt. Auch in allen anderen Bereichen, inklusive in der Gunst der Frauen sind beide gleich erfolgreich. Unterschiede bestehen nur in der Religion und dem Pigmentmal von Feirefiz. Eine kleine Einschränkung ist erkennbar, als der Knabe Lohengrin den Onkel bei der Begrüßung nicht küssen will. Feirefiz lacht darüber nur und der Erzähler meint dazu, dass noch heute edle Kinder ängstlich sind (805,28–806,3). Der Pigmentdefekt von Feirefiz gilt eindeutig als Mal und nicht als Makel. Er dient der Charakterisierung und der Erkennung, beeinträchtigt den Helden aber sonst in keiner Weise [4–6].

Ganz anders verhält es sich mit der **Gralsbotin Cundrîe**, die als solche schon bei Chrétien de Troyes erscheint; eine Vermittlerin zwischen der realen Ritterwelt und der märchenhaften, virtuellen, ja spirituellen Welt des heiligen Grals. Sie wird mit hoher Intelligenz beschrieben, beherrscht Sprachen und Wissenschaften, ist trefflich gekleidet und wirkt dennoch, wegen ihres monströsen Aussehens mit Ganzkörperbehaarung und vielgestalten Missbildungen, abschreckend, gefährlich und verbreitet Angst und Furcht. Behaarung, Nägel, Zähne und das Gesicht werden mit Tiervergleichen geschildert. Damit wird sie vom menschlichen Aspekt entrückt und aus der höfischen Gesellschaft bis auf die Funktion der Gralsbotin ausgeschlossen. „Cundrîe la surziere" weist sie als Zauberin oder gar als Hexe aus. Der Aspekt, nicht der Intellekt, ist entscheidend für die Einordnung, respektive den partiellen Ausschluss aus der höfischen Ritterwelt.

Beide Figuren, der schwarz-weiß gescheckte Feirefiz und die missgestaltete Gralsbotin Cundrîe, spielen entscheidende Rollen im Werdegang von Parzival, nämlich in der Vorbereitung und dann in der Berufung Parzivals zum Gralkönig. Ein Mann also und eine Frau. Ersterer ein fürstlicher Halbbruder als Begleiter zur Gralsburg, und dann die Gralsbotin Cundrîe als Vermittlerin zwischen der höfischen Realwelt und der virtuellen Welt der Gralsgeschichte.

Wolfram von Eschenbach ist ein literarischer Vorreiter des Übergangs von idealtypisch gezeichneten Figuren zur individuellen Beschreibung von Personen anhand spezieller, für den Betreffenden typischer Charakteristika. Während Parzival und die Artusritter idealtypisch beschrieben werden mit Attributen zu Stellung und Funktion sowie entsprechender Kleidung oder Ausrüstung, stellt er dem Leser zwei besondere Figuren vor, die er durch personentypische Darstellung von Aspekt und Gestalt auszeichnet. Er gibt ihnen Individualität, Charakter und ermöglicht Erkennung. Es ist dies der edle Ritter Feirefiz durch die weiß-schwarze Scheckung (ein Mal) und die Gralsbotin Cundrîe durch deren Missgestalt als Makel [7].

Die gebildete und höfisch gekleidete Cundrîe trägt als Makel vielfältige, tiergestalte Zeichen, die so fehlgestaltet (Malcreatiure) wirken, dass ihr im höfischen Bereich nur Ablehnung widerfährt. Sie wird reduziert auf das Zwischenwesen Gralsbotin. Da hilft es auch nicht, dass sie Christin ist. Sie erinnert an die vielen Mischgestalten, teils Mensch, teils Tier, wie sie in allen Religionen und Mythen vorkommen. Cundrîe erscheint in der Literatur immer wieder als missgestalte Gralsbotin, bei Richard Wagner allerdings nicht missgestaltet und als Verführerin.

Feirefiz anderseits wird als Ritter und Held dargestellt, der Titelfigur Parzival in jeder Beziehung gewachsen. Erscheinung, Gestalt, Kraft, Geschicklichkeit und Erfolg im Feld wie am Hof, Beliebtheit und Anerkennung bei Fürsten wie bei den Damen werden gezielt und ausführlich als gleichwertig dargestellt. Sein Edelmut und seine Rittertreue werden nicht geschmälert durch die Tatsache, dass er Heide ist. Und dies wird ja durch Bekehrung geheilt [7, 8].

Sein weiß-schwarzes Mal beeinträchtigt nicht, es dient vielmehr zur Charakterisierung der Person und zu seiner Erkennung durch die wichtigsten Personen in seinem Leben. Den früh verstorbenen Vater haben beide Halbbrüder ja nie kennen gelernt. Die Mutter aber erkennt, benennt und küsst ihn liebevoll bei der Geburt und Parzival erkennt den Halbbruder nach dem Zweikampf, nimmt ihn als den Erstgeborenen an und kürt ihn als seinen Begleiter zur Gralsburg. Feirefiz ist ein Wandler zwischen Ost und West, Vermittler zwischen Heiden und Christen und Symbol zur Gleichwertigkeit der Kulturen. So klingt das Elsterngleichnis vom Prolog wieder an [1].

Eine zusätzliche Überlegung

Soweit die Aussagen des Autors Wolfram von Eschenbach. Man kann aber noch weiter gehen und ahnt, dass der Autor noch ein weiteres Anliegen verbirgt, ein sehr persönliches allerdings. Eine Aussage, vermittelt durch die Feirefizgeschichte, die wohl zeitlich sowie örtlich an die Entstehung des „Parzival" gebunden sein muss. Es handelt sich also um die Wartburg, wo wesentliche Teile des Werkes in den Jahren 1203–1205 entstanden. Und dies unter der Ägide und im Schutz des damaligen Lehens- und Dienstherren Landgraf Hermann I. von Thüringen (1155–1217). Er war Pfalzgraf von Sachsen ab 1181 und ab 1190 zudem Landgraf von Thüringen bis zu seinem Tode am 25. 4. 1217. Er versammelte die besten Literaten seiner Zeit am Hofe, so auch Wolfram von Eschenbach, wohl sogar mehrfach [9]. Dieser war dem Mäzen sehr dankbar und hat dies, sowie die Stoffvermittlung, im Parzival (297,16) und auch im darnach gefertigten Willehalm entsprechend vermerkt [10]. Es liegt nahe, dass der Autor seinem Fürsten durch diese Werke indirekt gleichsam vermitteln möchte, dass ein edler Herr auch mit einem störenden Mal durchaus ein vollwertiger Ritter und Herrscher sein kann [2, 3]. Er möge Feirefiz zum Vorbild akzeptieren. Und er doppelt noch nach, wenn er im Willehalm [10] den edlen Joseweiz, König von Ametiste, Sohn eines Weißen mit einer Mohrin, mit einem ebenfalls zweifarbigen Schwan vergleicht (386,2–387,1).

Nun suchen wir aber vergeblich, ob Hermann I. von Thüringen tatsächlich ein Mal, einen Makel oder eine sichtbar getragene Narbe aufwies, was die Intention des Literaten erklärte und rechtfertigte. In der Literatur ist kein Hinweis zu finden und in der Abbildung des Landgrafen Hermann I. im Landgrafenpsalter von 1213 [11] (Abb. 3) auch nicht, wobei feststeht,

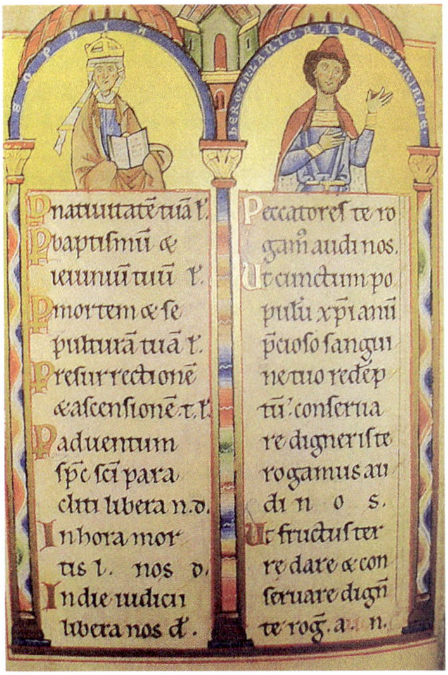

Abb. 3 Idealtypische Darstellung, rechts Herman I., Landgraf von Thüringen (1155–1217), verheiratet seit 1196 in zweiter Ehe mit Sophie (1170–1238) aus Bayern (links). Landgrafenpsalter, wahrscheinlich von 1207 (aus **[11]**, Foto: EGJ).

dass damals die Abbildungen zwar Attribute und Namensbezeichnungen enthielten, sonst aber noch keine Ansätze portraithafter Darstellung aufwiesen. So auch hier.

Wir müssen es bei der Hypothese belassen, dass Wolfram von Eschenbach in der Figur des Feirefiz seinem Dienstherren Hermann I. von Thüringen ein Vorbild zeichnet. Gelten soll es als Hinweis, dass ein äußeres Mal einem Ritter keineswegs zu Schaden gereichen muss. So solle es verstanden werden. Und so kann man es auch mit unverrückter Gültigkeit stehen lassen.

Erstmals erschienen in: Akt Dermatol 2009; 35: 186–189.
DOI: https://doi.org/10.1055/s-0028-1119559

Literatur

1 **Lachmann K.** Wolfram von Eschenbach: Parzival. Bibliothek des Mittelalters. Bd. 8/1 und 8/2. Frankfurt a. M.: Deutscher Klassiker Verlag, 1994

2 **Jung EG, Ulmschneider H.** Das moderne „Happle-Konzept“ der Naevi mit historischen Bezügen. Akt Dermatol 1996; 22: 129–131

3 **Jung EG.** Was ist ein Naevus? Akt Dermatol 1999; 25: 60–65

4 **Famira H.** Feirefiz, der zweier varwe war. Seminar, Journal of Germanic Studies 1986; 22: 267–276

5 **Wapnewski P.** Wolframs Parzival, Studien zur Religiosität und Form. 3. Reihe Heidelberg: Germanische Bibliothek, 1955: 135ff

6 **Bumke J.** Parzival und Feirefiz-Priester Johannes-Loherangrin. Der offene Schluss des „Parzival“ von Wolfram von Eschenbach. Deutsche Vierteljahresschrift für Literaturwissenschaft und Geistesgeschichte 1991; 65: 236–264

7 **Knapp FP.** Vorlesung Wolfram von Eschenbach, Universität Heidelberg WS 2008/9

8 **Muschg A.** Der rote Ritter, eine Geschichte von Parzival. Frankfurt/Main: Suhrkamp, 1993

9 **Haustein J.** Deutsche Literatur am Landgrafenhof und in Thüringen unter Hermann I. In: Blume D, Werner M (Hrsg). Elisabeth von Thüringen–eine Europäische Heilige. Petersberg-Verlag, 2007: 60–61

10 **Heinzle J (Hrsg).** Wolfram von Eschenbach: Willehalm. Tübingen: Niemeyer, 1994

11 Der Landgrafenpsalter (Faks.) von 1213. Württembergische Landesbibliothek Stuttgart: 1992

The Symbolism of Hair in Christian Iconography

Haarsymbolik in der christlichen Ikonografie

Zusammenfassung Die Bedeutung der Haarsymbolik in der christlichen Ikonografie wird anhand von zwei Beispielen angesprochen. Anhand der Hypertrichosis generalisata wird gezeigt, dass ein fellartiges Haarkleid am ganzen Körper sowohl als Symbol als auch als Argument zur Wiedererlangung christlicher Gnade dient. Dies vor allem im 15. Jahrhundert. Die cholerische Stirnlocke des Apostels Petrus anderseits dient zu dessen Kennzeichnung und Charakteristik.

Abstract The symbolism of hair is observed in the Christian Iconography. The first example is hypertrichosis generalisata with the skin covered completely with fur. This disfigurement symbolizes the recovery of Christian grace. This was repeatedly represented in the 15th century. The second example reflects on the choleric forelock of the Apostle Petrus as its characteristic.

Einleitung

Das menschliche Haarkleid besteht aus dem dichten Kopfhaar und einer feinen Körperbehaarung, welche die ganze Haut mit Ausnahme der Handflächen und Fußsohlen bedeckt. Dazu kommt die Geschlechtsbehaarung mit Bart, Achselhaaren und der Genitalbehaarung, die geschlechtsabhängig unterschiedlich ausgeprägt ist. Während die Körperbehaarung im Laufe des Lebens eher verstärkt erscheint, muss die Kopfbehaarung im Laufe des Lebens im wörtlichen Sinne „Haare lassen". Beim Mann als Glatze bis hin zum Kahlkopf, bei der Frau eher als Ausdünnung im Scheitelbereich. So unterscheiden wir uns wesentlich von den Säugetieren, die Fell oder Pelz tragen. Den Kälteschutz müssen wir uns durch Kleidung sichern, wozu wiederum tierische Häute und Felle sowie Gewebe aus tierischen Haaren (Wolle), tierischen Fäden (Seide), Pflanzen- und Chemiefasern dienen.

Unser Haarkleid, speziell die Haare am Kopf und im Gesicht, trägt wesentlich zu unserer Körperform, unserer Erscheinung und damit unserem Selbstwert bei, was durch Farbe, Formgebung und mittels Zusätze individuell und zudem variabel gestaltet werden kann. Individuelle Schmückung, persönliche Auszeichnung, aber auch Zugehörigkeit zu einer Gruppe werden signalisiert. Umgekehrt können spezielle Gestaltungen des Haarkleides als persönliche Erkennungszeichen übergeordnete Bedeutung erlangen, oder sie können als Merkmale für besondere Charaktere oder für Sinninhalte allgemeinen Ausdrucks Bedeutung bekommen. Dies gilt besonders für auffällige Abweichungen von der gewohnten und vertrauten Norm [1-3].

Die generalisierte Hypertrichose stellt eine sehr seltene Erbkrankheit dar, die ab Geburt eine fellartige Körperbehaarung mitbringt, die den ganzen Körper betrifft und sowohl allein als auch mit assoziierten Symptomen vorkommt. Daneben kommen auch erworbene Formen der Hypertrichose vor, die zumeist aber als paraneoplastische Syndrome bei fortgeschrittenen Tumorleiden beobachtet werden.

Als besondere, häufige und imponierende Auffälligkeit bei der männlichen Glatzenbildung gilt die Persistenz einer oft mächtigen Stirnlocke.

Zwei Beispiele aus der christlichen Bildsprache (Ikonografie) sollen dies erläutern: die generalisierte Hypertrichose der Maria Magdalena und die cholerische Stirnlocke des Apostels Petrus.

Die Hypertrichosis congenita generalisata

Es handelt sich eine sehr seltene Erbkrankheit der Haut mit verstärktem allgemeinen Haarwuchs am ganzen Körper seit der Geburt, wobei nur Handflächen, Fußsohlen und die Schleimhäute ausgespart bleiben. Die Vererbung erfolgt X-chromosomal dominant, sodass befallene Männer den Defekt ihren Töchtern weitergeben, befallene Frauen aber der Hälfte der Kinder, Mädchen oder Knaben. In der Literatur sind an die 100 Fälle bekannt und publiziert worden. Nicht selten wurden sie früher als „Wolfmenschen“ oder „Affenmenschen“ bezeichnet und „zur Schau“ gestellt sowie als Kuriositäten herumgereicht.

Es gibt noch eine „Lanuginosa-Form“, vorwiegend mit Lanugohaaren und assoziierten dysmorphen Symptomen, Ambras-Syndrom genannt, die autosomal-dominant vererbt wird. Der Defekt liegt auf Chromosom 8q [4]. Es sind gut 50 Fälle seit dem 17. Jahrhundert bis jetzt publiziert.

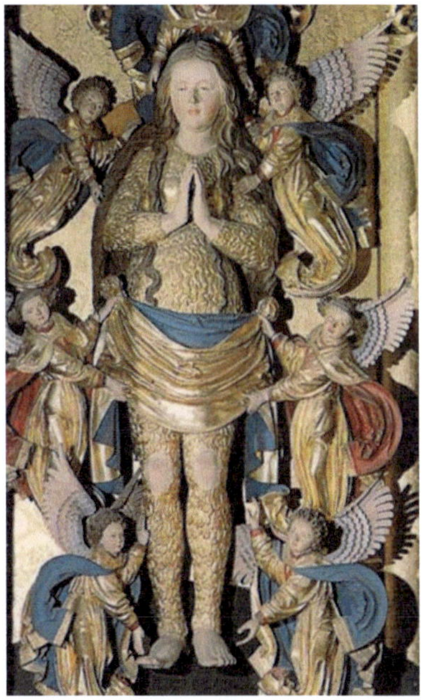

Abb. 1 Magdalenenaltar des Lucas Moser in Tiefenbronn, Mittelteil bei Öffnung: Magdalena mit langem Haupthaar und Ganzkörperbehaarung, Aussparung von Gesicht, Brüsten, Händen, Füßen und Knien (Foto: H. & W. Sundermeyer).

In der christlichen Ikonografie erscheint die Hypertrichosis congenita generalisata ohne assoziierte Symptome aber schon früher, seit dem 15. Jahrhundert. Sie geht zurück auf das Neue Testament der Bibel, wo Maria Magdalena als Jüngerin Jesu dargestellt wird und ihn bei der Kreuzigung und Grablegung begleitet sowie diesem bei der Auferstehung als Erste begegnet („Noli me tangere", Joh. 20,11). Und sie wird ergänzt und vermengt mit der Schilderung der Maria Magdalena Ägyptiaca in der „Legenda aurea" des Jakobus de Voragine, Erzbischof von Genua am Ende des 13. Jahrhunderts. Es mag uns verwirren. Die ägyptische Maria aus Magdala wird geschildert als eine gefallsüchtige, lebenslustige Frau mit ausschweifendem Lebenswandel, die sich nach einer Wallfahrt nach Jerusalem als Büßerin in der Wüste läuterte. Es wuchs ihr neben langen wallenden Haupthaaren ein Haarkleid am ganzen Körper, welches die Schönheit ihres Körpers verhüllte. So fand sie Abt Zosimas, der sie mit dem Abendmahl sühnte und nach Jahresfrist christlich begrub.

Diese Szene der Legende mit der geläuterten und haarverhüllten Magdalena stellte im 15. Jahrhundert ein beliebtes und mehrfach dargestelltes Motiv dar. Eine der ersten Darstellungen erfolgte im Magdalenenaltar des Lucas Moser (1390–1434) im rechten Seitenschiff der gotischen Basilika in Tiefenbronn [5]. Der Mittelteil des geöffneten Retabels zeigt Magdalena in der Verzückung als geschnitzte und farbig bemalte Zentralfigur mit dem langen Kopfhaar und dem dichten Köperhaar (generalisierte Hypertrichose), wobei nur Gesicht, Brüste und die Knie ausgespart blieben (Abb. 1). Bei geschlossenem Altar ist rechts nochmals Magdalena mit der Hypertrichose bei der letzten Kommunion dargestellt. Der Altar wurde 1432 fertig gestellt und 1938/39 umfassend restauriert.

In der Skulpturengalerie der Berliner Museen Preußischer Kulturbesitz findet sich eine ähnliche Schreinskulptur mit langem Haupthaar

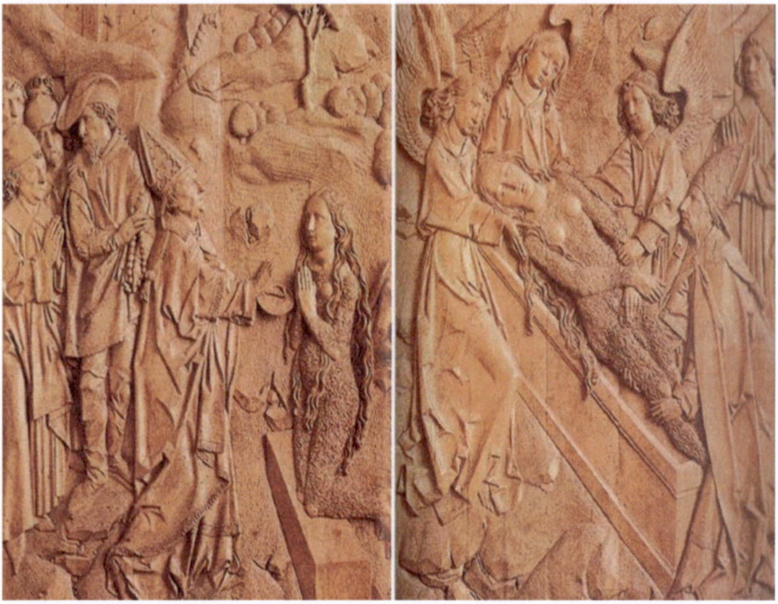

Abb. 2 Münnerstädter Altar von Tilman Riemenschneider, rechter Flügel: Die am ganzen Körper dicht behaarte Magdalena empfängt vom Bischof die letzte Kommunion und Grablegung (Foto privat).

und Ganzkörperbehaarung. Allerdings sind die Knie nicht ausgespart. Sie stammt aus der Multscher-Schule um 1425. Wenig später (um 1440) entstand die Skulptur „Maria Magdalena als reuige Sünderin" von Donatello (1386–1466), mit langem Kopfhaar und einem Haarkleid am Körper.

Die wohl berühmteste Darstellung der behaarten Maria Magdalena stammt aus den Jahren 1490–92 von Tilman Riemenschneider (1460–1531) im Münnerstädter Altar (Abb. 2). Auch in der Nürnberger Chronik des Hartmann Schedel (1440–1514) finden sich zwei, teils kolorierte Zeichnungen der am ganzen Körper dicht behaarten Maria Magdalena.

Es war und ist ein beliebtes und reizvolles Motiv für die Künstler im 15. Jahrhundert. Das lange Haupthaar und die volle Körperbehaarung, ohne assoziierte Symptome, zeigt, dass der sündige Reiz ihres Köpers nach der Läuterung verhüllt ist und so die Maria Magdalena, eben die ägyptische, zurück in die christliche Gnade begleitet.

Eine generalisierte Hypertrichose wird auch beim Heiligen Onophrius beschrieben und in einigen, nicht in allen, Abbildungen dargestellt, wobei die Hände und Füße ausgespart sind. Eindrücklich ist das Gemälde „Die Kommunion des Heiligen Onophrius" des unbekannten Meisters der Darmstädter Passion um 1440, welches sich im Kunsthaus Zürich befindet.

Die Legende beschreibt Onophrius als einen äthiopischen Fürstensohn des 4. Jahrhunderts, der dem weltlichen Leben entsagte und als büßender Eremit in der Ägyptischen Wüste lebte, den Leib mit einem Haarkleid gänzlich bedeckt, bis er durch die heilige Kommunion kurz vor dem Tod wieder in die christliche Gemeinschaft zurückkehrt [6].

Die Legende gleicht in verblüffender Weise derjenigen der ägyptischen Magdalena und unterstreicht die Symbolkraft der generalisierten „fellartigen" Hypertrichose als Verschleierung und damit „Außer-Kraft-Setzung" der anmutigen und zu ausschweifendem Lebenswandel verführenden Körperlichkeit. Das tierhafte Haarkleid gliedert den Träger Onophrius sowie die Trägerin Magdalena aus jeder menschlichen Beziehung aus und zwingt sie zur asketischen Einsiedelei. Das ist einer der Wege zur christlichen Innerlichkeit, der heilige Weg.

Die spät im Leben manifeste generalisierte Hypertrichose, deren Auftreten nach nur einem Jahr zum Tod in Verklärung führt, ließe auch an eine paraneoplastische Hypertrichose denken, doch ist die Legende frei von Krankheitsbeschreibungen und nur erfüllt vom ausschweifenden Leben, gefolgt von Buße und Martyrium. So kann man es bewenden lassen. Es lassen sich auch keine direkten Beziehungen knüpfen zur Figur der Cundrîe, die im Parzival-Roman des Wolfram von Eschenbach als eine kluge, hoch gebildete aber ungewöhnliche Dame auftritt, die mit ihrer angeborenen, autosomal-rezessiven Hypertrichose mit akromegaloidem Gesicht [7] als Vermittlerin zwischen der höfischen Realwelt und der virtuellen Welt der Gralsgeschichte wirkt. Auch sie ist eine Außenseiterin und charakterisiert durch die generalisierte Hypertrichose.

Man kann sich fragen, ob die Verfasser der Legenden, deren Tradierer und die Gestalter der Ikonografien sich Gedanken machten, ob die Missbildung zum besonderen Weg der Träger führte oder ob die Kausalität umgekehrt wirksam wird. Ob der heilige Weg durch Isolierung erst vollendet werden kann. Auf alle Fälle steht der Symbolwert der Hypertrichose im Vordergrund, die kraftvolle Aussage, dass Verunstaltung den inneren Wert des Menschen nicht beeinträchtigt und dem christlichen Heilszugang nicht im Wege steht. Dies wurde bevorzugt im 15. Jahrhundert vielfältig in Bildprogrammen vermittelt und ist bis heute uneingeschränkt gültig.

Die cholerische Stirnlocke des Apostels Petrus

Petrus war der erste Jünger Jesu und der Apostel zur Bekehrung der Judenchristen. Später fungiert er auch als Nachfolger Christi auf dem Papststuhl in Rom. Er wird regelmäßig mit dem Schlüssel, Bart nach oben, als charakterisierendem Attribut dargestellt. Ab dem 4. Jahrhundert wird er zusätzlich als Rundkopf mit Glatze, Lockenkranz und Backenbart abgebildet, sowie mit einer mächtigen Stirnlocke, die freistehend am oberen Stirnrand oft wie aufgesetzt imponiert. Diese wird als cholerische Stirnlocke bezeichnet, als Anspielung an sein cholerisches Temperament (nach Hippokrates), also Bezug nehmend auf seine stürmische Reaktion bei der Gefangennahme Jesu auf dem Ölberg, als er dem Schächer Malchus ein Ohr abschlug (Joh. 18,11). Ab dem 13. Jahrhundert wird Petrus dann in pontifikaler Kleidung mit Tiara dargestellt. Buchrolle, Kreuzstab und gelegentlich ein Hahn ergänzen seine Attribute. Die cholerische Stirnlocke ist besonders bei frühen und einfachen Darstellung sein einziges und somit sein charakterisierendes Attribut, wie es in vielen Kirchen und Klöstern noch immer und eindrücklich zu finden ist. Als Beispiele unter vielen imponieren die Werke in der Martini-Kirche, Stadtkirche zu Stollberg im Harz (Abb. 3) und in der gotischen Basilika zu Tiefenbronn in Württemberg (Abb. 4). Die cholerische Stirnlocke erlaubt einfach und unzweideutig die Abgrenzung des Petrus von seinem Mitjünger Paulus, dem Heidenapostel, der Buch

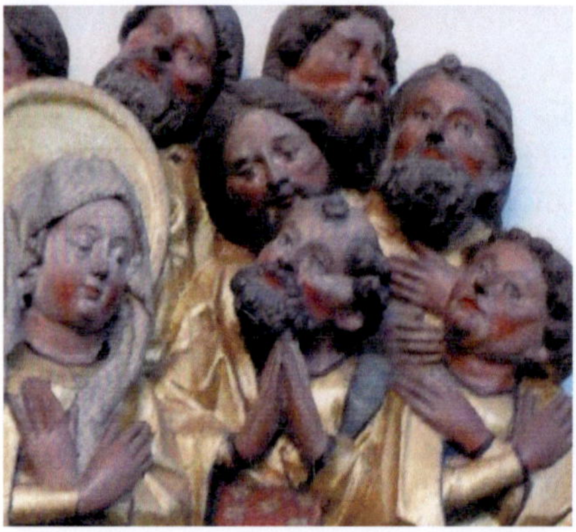

Abb. 3 Martini-Stadtkirche zu Stolberg im Harz. Muttergottes mit Petrus und anderen Bewunderern. Er ist einzig durch die cholerische Stirnlocke charakterisiert. Ausschnitt aus dem Bildteil des ehemaligen Hochalters, jetzt über dem Chorgestühl (Foto: H. & W. Sundermeyer).

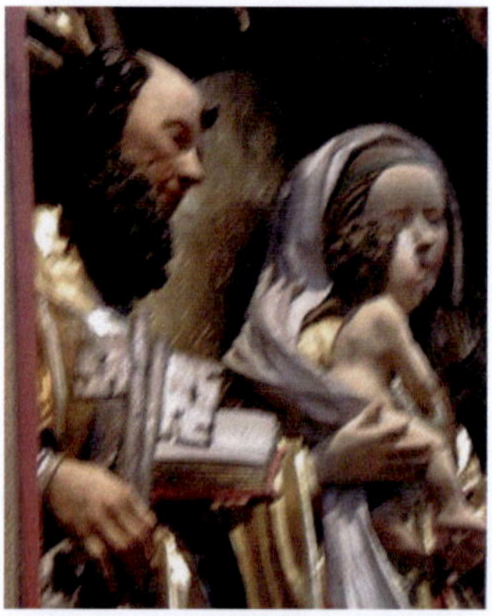

Abb. 4 Gotische Basilika Tiefenbronn, Petrus mit cholerischer Stirnlocke und Schlüssel betrachtet die Muttergottes mit Kind (Foto: H. & W. Sundermeyer).

oder Schriftrolle als charakteristisches Attribut trägt und mit ovalem Kopf und Spitzbart dargestellt wird.

Gute 1500 Jahre lang war die Stirnlocke ein feststehendes Attribut des Apostels Petrus [8]. Dies galt für die gesamte Christenheit weltweit und war unabhängig von Sprache und von schriftlicher Tradierung. Erst im letzten Jahrhundert erfolgte im Zuge der Säkularisierung eine Umdeutung, welche auch die Symbole und deren Werte mit einbezieht. Die Stirnlocke war ein Charakteristikum des deutschen Politikers Willi Brandt (1913–1992, deutscher Bundeskanzler 1969–1974, Friedensnobelpreis 1971), der so bekannt war, dass die Stirnlocke sowohl in der Presse wie in Lehrbüchern als Willi-Brandt-Stirnlocke benannt wird. Der SPD-Politiker Willi Brandt hat also den Apostel Petrus in der Charakterisierung durch die Stirnlocke gleichsam abgelöst, allerdings nur in dieser einen Beziehung und wahrscheinlich auch nicht für immer.

Rituale und ihre Symbole entfalten Kraft und vermitteln Werte. Sie sind unglaublich beständig, zuweilen jedoch auch veränderlich. Sie bleiben stets wirksam, wenn auch gelegentlich mit gewandelter Bedeutung und Gewichtung. Dies ist an unseren Beispielen mit aller Deutlichkeit zu erfahren. Die generalisierte Hypertrichose wirkt als Symbol des durch äußere Verunstaltung und inneren Wandel überwundenen, lasterhaften Lebensweges. Dies erfuhr im 15. Jahrhundert einen Höhepunkt der Darstellung und wirkt, wesentlich diskreter, wohl auch noch weiter. Die Haartracht in vielfältiger Form und Aufmachung hat aber neuerdings an Bedeutung und Symbolwert enorm zugewonnen und treibt mitunter echte Blüten.

Etwas anders ist der Symbolcharakter der cholerischen Stirnlocke als Attribut des heiligen Petrus zu sehen, welche 1500 Jahre lang unangefochten Gültigkeit hatte. Neuerdings hat Petrus die Singularität dieses Attributs eingebüßt, ohne allerdings dieses abzutreten. Symbole haben langes Leben!

Erstmals erschienen in: Akt Dermatol 2010; 36: 235-238.
DOI: https://doi.org/10.1055/s-0029-1243957

Literatur

1 **Jung EG.** Kleine Kulturgeschichte der Haut. Darmstadt: Steinkopff, 2007

2 **Jung EG.** Haut und Kultur, auch ein Gang des Geistes. Akt Dermatol 2008; 34: 437–441

3 **Schipperges H.** Kleine Kulturgeschichte der Haut. Ruperto Carola 1968; 20: 3–10

4 **Fantauzzo KA et al.** A position effect on TRPS1 is associated with Ambras syndrome in humans and the Koala phenotype in mice. Hum Mol Genet 2008; 22: 3539–3551

5 **Heinzmann F, Köhler M.** Der Magdalenenaltar des Lucas Moser in der gotischen Basilika Tiefenbronn. Regensburg: Schnell & Steiner, 1994

6 **Gans O.** 2 Fälle von Hypertrichosis generalisata (acquisita?) aus der Mitte des XIV. Jahrhunderts. Hautarzt 1969; 20: 229–230

7 **Jung EG.** Dermatologische Besonderheiten im höfischen Roman: Parzival von Wolfram von Eschenbach. Akt Dermatol 2009; 35: 186–189

8 **Heinz-Mohr G.** Lexikon der Symbole. München: E. Diederichs, 1988

Leserbrief

Generalisierte erworbene Hypertrichose in der christlichen Ikonografie

Liebe Frau Professor Bayerl,

Kürzlich besuchte ich wieder einmal in Schwäbisch Hall die Ausstellung „Alte Meister" der Sammlung Würth in der Johanniterkirche. Es handelt sich dabei um die spätmittelalterlichen Schätze Fürstlich Fürstenbergischer Provenienz, die 2004 hier eine würdige Bleibe erhielten und adäquat bewahrt sowie wundervoll präsentiert werden. Es lohnt sich der Besuch und jedermann ist vom Stifter eingeladen.

Diesmal ist mir ein Bild besonders aufgefallen, weil es sich um die Bestätigung einer besonderen christlichen Ikonografie handelt, die ich in der „Aktuellen Dermatologie" im Jahre 2010 vorstellte [1]. Darauf möchte ich eingehen.

Es handelt sich um das Bild „Die letzte Kommunion Maria Magdalenas in der Kathedrale von Aix-en-Provence". Der Maler ist nicht bekannt, stammt aber sehr wahrscheinlich aus dem Bodenseeraum, weshalb er als „Seeschwäbischer Meister" bezeichnet wird [2]. Datiert wird das Bild um 1500 (Sammlung Würth, Inv. 6497). Dargestellt ist eine Schlüsselszene aus dem Leben der Maria Magdalena. Gemeint ist die „ägyptische" Maria aus Magdala, welche, nach sündigem Leben, als Büßerin auf eine Wallfahrt nach Jerusalem geht und in der Wüste geläutert wurde. Der schöne Körper wird durch wallendes Haupthaar und eine Ganzkörperbehaarung verhüllt. Sie kehrt zurück, erhält vom Abt Zosimas die letzte Kommunion und verstirbt binnen Jahresfrist. Diese Szene in der Kathedrale von

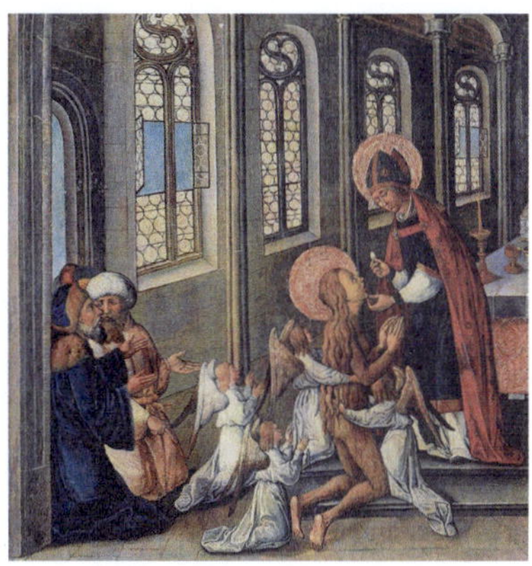

Abb. 1 Die ägyptische Maria Magdalena mit generalisierter, erworbener Hypertrichose; eine reuige Büßerin, die Gnade findet (Bild: Sammlung Würth, Foto: Horst Ziegenfusz, Frankfurt a. M.).

Aix-en-Provence ist auf dem Bild dargestellt. Die Geschichte geht zurück auf die „Legenda aurea“ des Jakobus de Voragine, Erzbischof von Genua im 13. Jahrhundert.

Diese Marienlegende war im 15. Jahrhundert sehr bekannt und weit verbreitet. Die Verhüllung des wohlgestalten Körpers durch die Ganzkörperbehaarung dient als Zeichen der Absage vom sündigen Leben und zugleich als Voraussetzung für Gnade und Aufnahme in die Kirche und deren Sakramente. Als Mahnung und Verheißung wirkt sie auf die Kirchgemeinde. Deshalb wurde sie in vielen Kirchen im Altarbereich den christlichen Bildprogrammen beigefügt. Berühmt ist das geschnitzte Halbrelief im Münnerstädter Altar von Tilmann Riemenschneider (1490–1492) und die Skulptur von Donatello um 1440. Besonders aber in den Gemeindekirchen fand die Verbreitung statt und ist gelegentlich noch erhalten, so im Magdalenenaltar des Lucas Moser in Tiefenbronn [1]. Andere sind in Museen bewahrt, im Berliner Museum Preußischer Kulturbesitz oder hier in der Johanniterkirche zu Schwäbisch Hall. Zuweilen wurden kompakte Bildprogramme mit mehreren Szenen dargestellt, immer aber die Schlüsselszene der Kommunion als Zeichen der Wiederaufnahme in die christliche Gemeinschaft. Es handelte sich damals um ein beliebtes und für die Künstler wohl auch reizvolles Thema, war es doch geboten, die Monstrosität der Hypertrichose zu verbinden mit dem noch durchschimmernden wohlgestalten Leib. Verhüllte Schönheit in den christlichen Bildprogrammen war damals neu und riskant. Es war eine hohe Zeit der Bildergeschichten, die bald danach durch „Wort und Schrift“ ergänzt und wohl auch etwas abgelöst wurde (Buchdruck und Bibelübersetzung). Seither hat sich viel verändert. Die „Legenda aurea“ mit ihren Bildergeschichten ruht als musealer Schatz unseres kulturellen Gedächtnisses unter anderem in der Sammlung Würth; wohl behütet und gepflegt. Dies zu erinnern, ist meine Absicht.

Erstmals erschienen in: Akt Dermatol 2014; 40: 148.

Literatur

1 **Jung EG.** Haarsymbolik in der christlichen Ikonografie. Akt Dermatol 2010; 36: 235–238

2 **Weber SC, (Hrsg.)** Alte Meister in der Sammlung Würth. Ausstellungskatalog. Künzelsau: Swiridoff; 2004, überarbeitet 2009

The Medici-Syndrome
Historic Reminiscence of Psoriasis Arthropathica

Das Medici-Syndrom

Historische Reminiszenz an Psoriasis arthropathica

Zusammenfassung Neue Untersuchungen an exhumierten Skeletten der berühmten Florentiner Fürstenfamilie der Medici ergeben neue Informationen über die schweren Gelenkerkrankungen, an welchen vier prominente Medici-Fürsten jahrelang litten. Zusammen mit den Daten der Archive zeigt eine Gruppe Wissenschaftler der Universitäten Florenz und Sydney anhand aller Evidenzen, dass, mit aller Vorsicht retrograder Diagnosen, eine familiäre Psoriasis arthropathica in der alten Linie der Medici belegt werden kann. Dieses „Medici-Syndrom" wird an der eben laufenden Medici-Ausstellung in Mannheim kommuniziert und hier dargelegt.

Abstract Recent investigation on exhumed skeletons give new evidence on the arthropathies of 4 of the leading persons of the senior Medici lineage.

Together with documents of the archives a group of researchers of the universities of Florence and Sydney postulate that the so called "Medici-Syndrome" is based on Psoriasis arthropathica with familiar occurrence. These facts are shown in the Medici exhibition, recently running in Mannheim and will be reflected in this article.

Die Medici sind eine der berühmtesten Familien Italiens. Aus dem Bankhaus des Giovanni Bicci de' Medici gingen zwei, jeweils wieder weit verzweigte Linien hervor, die ältere, die vorwiegend im 15. Jahrhundert hoch blühte, und die jüngere, die seit dem 16. Jahrhundert führend war (Abb. 1). Sie residierten in Florenz und sie stellten drei Jahrhunderte lang die Herrscher über das Herzogtum Toskana sowie zwei Päpste und zudem zwei Königinnen. Ihr Name ist eng verbunden mit der Renaissance, mit Macht, Reichtum und Intrige, aber auch mit der Förderung von Kunst, Kultur und Wissenschaft.

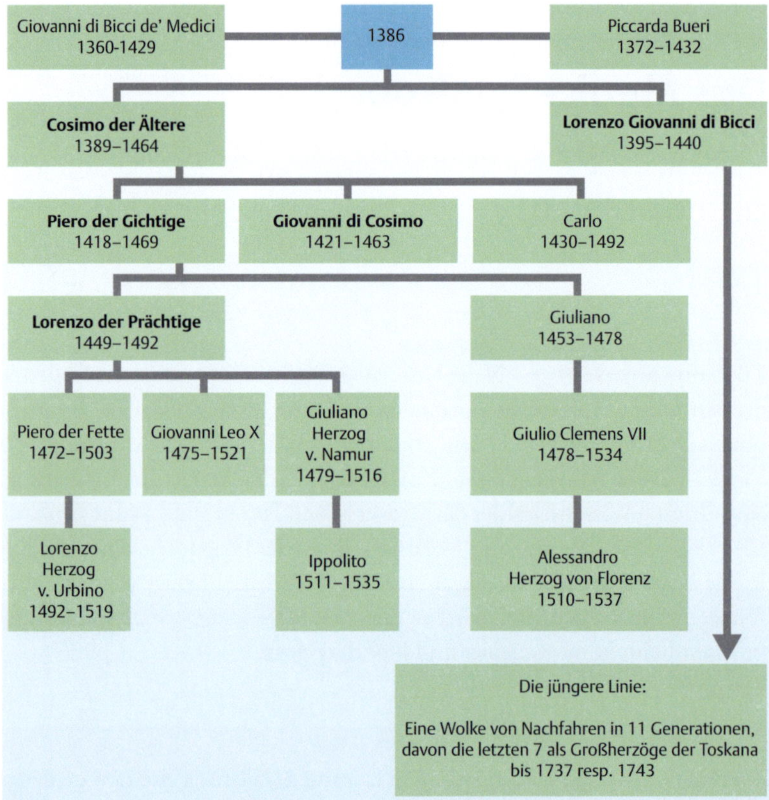

Abb. 1 Stammbaum der alten Linie der Familie Medici aus Florenz **[3]**.

Galileo Galilei genoss ihre Unterstützung, aber auch die Universität und die Stadt Florenz, welcher die gesamte Kunstsammlung der Medici von deren letzten Repräsentantin Anna Maria Luise, Kurfürstin von der Pfalz, 1743 bei ihrem Ableben „insgesamt und für immer“ vermacht wurde. Seit jeher ranken sich viele Mythen und Geschichten um diese Familie, um die Intrigen, die Todesfälle und nicht zuletzt auch um die Krankheiten, die sich in der Familie angereichert finden.

Während des 2. Weltkrieges waren die Medici-Gräber ausgelagert und blieben unbeschädigt. Vor der erneuten Grablege untersuchte eine Gruppe Anthropologen der Universität Florenz Teile der Särge und konnte aufgrund der gefertigten Röntgenbilder den vorherrschenden Mythos einer Gichtfamilie ernsthaft in Zweifel ziehen [1]. Im Jahre 1966 überflutete der Arno Florenz und damit auch die Basilica San Lorenzo, Grabeskirche der Medici. Hilfe war nötig. Deshalb wurde die Grablege teilweise eröffnet, getrocknet und neu konserviert. 2004 wurde die Erlaubnis erteilt zur Eröffnung einzelner Gräber und zur Untersuchung derer Inhalte. Dies erfolgte im sog. Medici-Projekt, in welchem Orthopäden, Rheumatologen und Medizinhistoriker der Universitäten Florenz und Sydney (Australien) sich zusammenfanden.

Seit 2010 erfolgt zudem eine Kooperation mit dem „German-Mummy-Project (GMP)" der Reiss-Engelhorn-Museen (REM) in Mannheim. Darauf basiert die Sonderausstellung „Die Medici, Menschen, Macht und Leidenschaft", die von Mitte Februar bis Ende Juli 2013 in Mannheim zu sehen ist [2]. Ein kleiner, aber bemerkenswerter Teil dieser Ausstellung stellt die neuesten Befunde zum sog. „Medici-Syndrom" vor und wagt eine erste Wertung der neuen, vorwiegend osteologischen Aspekte. Diese sind in der rheumatologischen Fachliteratur schon präsentiert [3] und sollen nun auch uns Dermatologen nahegebracht werden

Die Befunde

In der älteren, bekannteren und auch mächtigeren Linie der Medici sind in den ersten drei von sechs Generationen insgesamt vier befallene Personen bekannt, bei welchen die chronisch rezidivierende Polyarthritis nachgewiesen und Hautbefall beschrieben ist. Es sind dies:

Cosimo der Ältere (1389–1464), zwei seiner drei Söhne, Piero der Gichtige (1418–1469) und Giovanni di Cosimo (1421–1463), sowie der ältere der zwei Söhne von Piero, nämlich Lorenzo der Prächtige (1449–1492). Bei allen Vieren traten im Erwachsenenalter multiple Gelenkbeschwerden auf mit radiologisch nachweisbaren Mutilationen, Ankylosen, Ossifikationen und Fehlstellungen. Radiologisch konnten die Befunde mit dem Score 3 für Arthritis psoriatica nach CASPAR [4] als signifikant klassiert werden [3]. Beschrieben sind die entsprechenden akuten Schmerzen, die einer multilokulären (Hände, Finger und Beine), peripheren Arthropathie mit chronisch rezidivierendem Verlauf entsprechen. Zudem sind zentrale Veränderungen der Wirbelsäule radiologisch dokumentiert, die solchen einer Psoriasis arthropathica vom zentralen Typ entsprechen und ähnlich sind wie bei der Spondylitis ankylosans (Morbus Bechterew).

Die Diagnose basiert also auf reichlichen Evidenzen, zumal eine Gicht radiologisch ausgeschlossen werden kann [1] und keine Anhaltspunkte vorliegen für eine parainfektiöse Arthropathie (Morbus Reiter, Morbus Crohn u. a.). Serologische Befunde oder Typisierungen liegen allerdings nicht vor.

Bei alle Vieren werden auch schuppende, krustöse („rogna, eczema") und teils juckende Hautveränderungen beschrieben. Diese traten ebenfalls erst im Erwachsenenalter auf, zumeist sogar später als die Gelenkschmerzen erstmals beschrieben werden. Diese Beschreibungen umfassen alle entzündlichen, schuppenden Hautkrankheiten, also auch die Psoriasis, die allerdings damals noch nicht als eigene Krankheit mit charakteristischer Morphologie abgegrenzt werden konnte. Ausgeschlossen werden kann in unseren Fällen die Krätze, die, damals schon bekannt, charakteristisch beschrieben und als „rognoso" bezeichnet wurde.

In den nachfolgenden drei Generationen der alten Medici-Linie erscheinen zwar gelegentlich Befunde, die aber keine Diagnose oder gar eine diagnostische Zuordnung erlauben. Eine Einordnung als „Teilsymptomatik" oder „incomplete syndrome" bleibt spekulativ.

Zusammenfassend findet sich bei allen Vieren das typische Bild der Psoriasis-Arthritis, die auffälligerweise sowohl den peripheren als auch den zentralen Typ der Arthropathie vereinigt. Der Erbgang erscheint autosomal dominant und umfasst vier Männer. Ob dieser Befund aussagekräftig ist, erscheint fraglich infolge einer „zeitgenössischen Interessantheitsauslese" sowohl bei der Grablege wie bei der Dokumentation.

In der jüngeren und umfangreicheren Medici-Linie tritt eine massive Polyarthropathie nur noch einmal auf, und zwar ein Jahrhundert später bei Carlo di Fernando I (1596–1666). Dies ist gut dokumentiert [5, 6]. Als Geburtsfehler besteht ein Schiefhals, der radiologisch als Missbildung der HWS (Doppelwirbel) mit Kieferanomalie als Klippel-Feil-Syndrom diagnostiziert werden konnte. Dies ist und bleibt unbestritten.

Dem Archiv wird entnommen, dass er im Alter von 8 Jahren eine Tuberkulose durchmachte.

Unabhängig davon wird im 14. Lebensjahr das Auftreten von schuppenden, teils nässenden Hautveränderungen an Kopf, Hals und Schultern beschrieben, die nach einem Halsinfekt („Catharr") auftraten. Unschwer wäre solches als infektprovozierte Erstmanifestation der Psoriasis zu deuten. Ab dem 24. Lebensjahr wird mehrfach von juckenden „Ekzemen" berichtet und Besserung durch Balneotherapie.

Auch ab dem 24. Lebensjahr mehren sich Berichte über eine massiv progrediente Polyarthritis vieler Gelenke an Armen und Beinen, die in Schüben verläuft, mit enormen Schmerzen und zunehmenden Entstellungen, Funktionseinbußen und Versteifungen. Im Alter war er immobilisiert und konnte nicht einmal mehr von Hand unterschreiben.

Die bildgebenden Untersuchungen bestätigen das angeborene Klippel-Feil-Syndrom. An der Brustwirbelsäule werden blockartige Versteifungen gefunden, die auf die als Kind durchgemachte Tuberkulose zurückgeführt werden. Auch die periphere Polyarthritis wird zweifelsfrei als solche bestätigt.

Während aber der australische Rheumatologe G. M. Weisz diese in Analogie zu den Vorbefunden in der alten Medici-Linie als psoriatische Arthropathie deutet [5], kommen die Onkologen um G. Fornaciari der Medizinischen Fakultät der Universität Pisa aufgrund molekular-biologischer Ergänzungen zum Schluss, dass eher eine rheumatische Polyarthritis vorlag und keine psoriatische [7]. Demnach ist eine Analogie zu den zuvor beschriebenen Fällen der alten Linie unwahrscheinlich. Die Autoren haben anhand von steril entnommenem Material aus einer Rippe molekularbiologische Untersuchungen mit „PCR-SSP assay“ und „HLA genotyping“ vorgenommen. Die durchgemachte Tuberkulose konnte bestätigt werden. Nachgewiesen wurde die DR4-Variante und nicht Cw6, was eine Disposition für die rheumatoide Arthritis nahelegt und nicht eine solche für Psoriasis arthropathica. Die beiden Publikationen sind pikanterweise im selben Heft erschienen, direkt nacheinander.

Bewertung

Das Medici-Syndrom als Psoriasis arthropathica mit sowohl peripheren als auch zentralen polyarthritischen Veränderungen scheint infolge reichlicher Evidenzen naheliegend. Bei aller Vorsicht mit retrograden Diagnoseversuchen kann diese Zuordnung als sehr wahrscheinlich festgehalten werden. Sie basiert auf vier auffallend ähnlich verlaufenden Krankheitsgeschichten in direkter Linie durch drei Generationen der sog. „Alten Medici-Linie“ und sie stirbt mit dieser nach sechs Generationen aus. Ein solitärer Verdachtsfall bei Carlo di Ferdinando I de' Medici zeigt zwar einige Analogien, kann aber aufgrund unklarer Hautbefunde und der serologischen Typisierung nicht als Psoriasis arthropathica gewertet werden. Die größere, neue Medici-Linie ist also nach dem jetzigen Stand des Wissens frei von Trägern des „Medici-Syndroms“. Dieses ist demnach auf die alte Linie beschränkt, in welcher es dominant übertragen wird. Man kann sich fragen, ob es, in Anbetracht der weit umfangreicheren, aber freien neuen Linie, tatsächlich aus der gemeinsamen Medici-Vergangenheit über den Ahnherren Giovanni di Bicci de' Medici stammt oder möglicherweise aus derjenigen seiner Gattin, der Piccarda Bueri, die er 1386 heiratete.

Die Psoriasis ist eine häufige, polygene und multifaktorielle erbliche Hautkrankheit. Mindestens neun Gene sind bekannt, welche die psoriatische Disposition ausmachen. Eine starke Koppelung besteht mit HLA-Cw6. Dazu kommen Realisationsfaktoren exogener Art.

2–3 % der europäischen Bevölkerung sind betroffen. 20 % der Psoriatiker haben zusätzlich eine Polyarthritis vom peripheren oder zentralen, axialen Typ. Haut- und Gelenkbefall können synchron oder zeitlich versetzt manifestieren.

Man unterscheidet bei der Psoriasis den schweren Verlaufstyp 1 mit deutlicher intrafamiliärer Häufung und früher Erstmanifestation vom Typ 2 mit leichtem und späterem Befall. Der schwere Typ ist häufiger, ca. 70 % aller Fälle, und beinhaltet auch die Patienten mit Komplikationsformen des sog. Metabolischen Syndroms, also Herz-Kreislauf-Erkrankungen, Hochdruck, Obesitas, Leberstörungen und Diabetes [8]. Diesem Typ sind auch die meisten Patientenfamilien mit Psoriasis arthropathica zuzuordnen. Es ist schwierig zu werten, inwieweit spezielle Gene diese besonderen Ausprägungen, Arthropathie oder Metabolisches Syndrom, bedingen und wie stark exogene Belastungen dazu beitragen. Die Psoriasis selbst beeinflusst als chronische, spürbare und sichtbare Hautkrankheit auch das psychosoziale Befinden der Betroffenen und führt zu reaktiven Verhaltensmustern. Besonders hingewiesen wird regelmäßig auf die Absonderung, ja Trennung der Psoriatiker von den Mitmenschen und, in sich steigernden Wechselwirkungen, auch durch den Patienten selbst. Diese Einsamkeit durchwirkt alle Bereiche; Familie, Partnerschaft, Sport, Beruf und Freizeit. Die Folge sind Essstörungen und übermäßiger Genuss von Alkohol, Medikamenten und auch Drogen, was wiederum das Metabolische Syndrom befördert.

Andererseits wurden bei Psoriatikern, im Vergleich zu je einer Kontrollgruppe von Neurotikern und von Gesunden, mittels Fragebogen zur Persönlichkeitsstruktur und in halboffenen Interviews zur Lebensführung recht deutliche Unterschiede herausgearbeitet [9]. Die Psoriatiker imponieren durch Selbstsicherheit und Tatenlust, sind aufgeschlossen und zugänglich. Andererseits sind sie oft gelassen, was auch zu Isolation und Verwahrlosung führen kann. Auch hier ist schwer zu entscheiden, was zum speziellen polygenen Spektrum gehört und wie viel der ständigen Herausforderung durch Psoriasis und Behandlung zugemessen werden kann. Man denkt an Induktion oder Schulung positiver Bewältigungsstrategien anhand der Krankheit als Vorteil zum Bestehen kommender Herausforderungen aller Arten.

Bei der Häufigkeit der Psoriasis ist es klar, dass auch prominente Personen aller Prägungen, auch in Politik, Sport, Kunst und Kultur, mit Psoriasis geschlagen sind. Deren Schicksale werden bekannt durch Berichte aller Arten oder durch Selbstdarstellungen in autobiografischen Eröffnungen. Solches ist eindrücklich von den Kollegen Prof. Dr. H. Meffert und Frau Dr. E. Rowe dargestellt worden [10]. Der Revolutionär Jean-Paul Marat, der Politiker Jossif Stalin und die Sängerin Zarah Leander werden beispielhaft beschrieben, und auch der „autobiografische Aufschrei" des Schriftstellers John Updike. Prominenten Personen kommen Selbstsicherheit und Tatenlust sehr zugute, wenn diese Eigenschaften nicht sogar unabdingbar sind, und eine drohende Isolation des Psoriatikers geht unter in derjenigen des Prominenten, die er sowieso nicht verhindern kann.

Dazu gehört und passt nun auch die alte Linie der Familie Medici mit der Psoriasis arthropathica, eben dem Medici-Syndrom. Die Eigenheiten des Psoriatikers gedeihen zum Vorteil in der fürstlichen Stellung und eine gewisse Isolation kam den damaligen Fürsten zu. Sie wurde aber eingegrenzt und geregelt durch die höfische Ordnung mit Gepflogenheiten, die in der Regel stärker wirkten, also individuelle Nöte oder Eskapaden. Die Führungspersonen der Medici, insbesondere die vier mit Psoriasis arthropathica befallenen, kamen ihren Fürstenpflichten sogar mit besonderer Stärke nach und stellten sich der Öffentlichkeit in gebotener Weise. Ihnen kann auch das spätere Aussterben der alten Medici-Linie nicht angelastet werden. Sie waren fruchtbar und zeugten Nachwuchs.

Erstmals erschienen in: Akt Dermatol 2013; 39: 123–126.
DOI: https://doi.org/10.1055/s-0032-1326468

Literatur

1 **Genna G.** Ricerche anthropologiche sulla familia die Medici. Atti dell'Accademia Nationale die Lincei 1948, Serie VIII; 4: 589–593

2 **Wieczorek A, Rosendahl G, Lippi D.** Die Medici. Katalog zur Sonderausstellung in den Reiss-Engelhorn-Museen (REM), Mannheim. Regensburg: Schnell & Steiner; 2013, 414 Seiten

3 **Weisz GM, Matucci-Cerinic M, Albury WR et al.** The Medici Syndrome: a medico-historical puzzle. Int J Rheum Dis 2010; 13: 125–131

4 **Tayler W, Gladman D, Helliwell P et al.** Classification criteria for psoriatic arthritis. Artritis Rheum 2006; 54: 2665–2673

5 **Weisz GM, Matucci-Cerinic M, Albury WR et al.** The Illness of Carlo di Ferdinando I de' Medici, a second opinion. Clin Exptl Rheumatol 2012; 30: 6–11

6 **Albury WR, Matucci-Cerinic M, Weisz GM.** Carlo di Ferdinando I (1596–1666), im Ausstellungskatalog 400 Seiten, 2013, vide Nr. 2

Ferdinand Hodler Combined in his Picture „Enttäuschte Seele" an Old Aged Man with Facies Leontina

Ferdinand Hodler kombiniert im Bild „Enttäuschte Seele" Alter und Enttäuschung mit einer „Facies leontina"

Zusammenfassung In seinem 1889 gemalten Bild „Enttäuschte Seele" stellt Ferdinand Hodler einen alten, melancholischen und geknickten Mann dar, der resignierend auf seinen Weggang wartet. Zusätzlich ist eine zentrofaziale *Facies leontina* dargestellt, wahrscheinlich Ausdruck eines kutanen Lymphoms.

Abstract Ferdinand Hodler painted in „Enttäuschte Seele" an old, melancholic and broken man, who resigned and waits for going away. The picture shows in addition a centrofacial *Facies leontina,* maybe a manifestation of a cutaneous lymphoma.

Das Alter beschäftigt uns Menschen seit jeher. Es gab offenbar schon in den frühen Dokumenten menschlicher Lebensgemeinschaften immer Menschen, deren Lebensalter 50 oder 60 Jahre überschritt. Etwa 10 % werden es gewesen sein. Und diese Relation blieb konstant von den alten Kulturnationen bis ins 18. Jahrhundert, also bis vor 250 Jahren. Im selben Zeitraum verbleibt auch die Charakterisierung des Alters und damit dessen Darstellung weitgehend dieselbe [1]. Über die ganze Zeitspanne heben sich zwei divergente, sehr charakteristische Muster ab:

Alter als Fluch: das negative, durch Regression gekennzeichnete Muster des Alters mit Verlust von Fähigkeiten, Abbau von Leistungen, sozialem Abstieg, Isolierung, Schmerzen, Leiden und Vorbereitung zum Sterben. Dargestellt wird der Alte entstellt, mit groben Gesichtszügen, Haarverlust und Verkrüppelung. Er wird nicht ernst genommen, lächerlich gemacht, verspottet und oft geplagt und gequält. Diese Vorstellung geht auf Aristoteles (384–322 v. Chr.) zurück.

Alter als Segen: Dem steht das positive Muster diametral gegenüber: der Greis als weises, würdiges Oberhaupt der Sippe, als Respektsperson, gefragter Ratgeber, Senator, Doge, Fürst, als Wahrer von Überlieferung und Tradition. Dargestellt wird er als stattlicher Mensch mit edlen Zügen, wallendem Haar, traditioneller Kleidung und Stock. Diese Vorstellung geht auf *Cicero* (106–43 v. Chr.) zurück.

Seit dem 18. Jahrhundert nimmt die allgemeine Lebenserwartung der Menschen in den Kulturnationen infolge hygienischer, medizinischer und sozialer Maßnahmen stetig zu und zudem steigt auch der Anteil an Alten (Senioren, nach Maßgabe des Rentenalters) bis gegen 50 %. Der negative oder der positive Aspekt bleiben bestimmend, hinzu kommt aber eine Differenzierung der Muster und eine Durchdringung des Alters durch Alterskrankheiten, die jedes Organsystem, oder, multimorbid, alle Organe zusammen betreffen können. Im Vordergrund stehen die Stützorgane (Verkrüppelung), Stoffwechselkrankheiten (Gicht, Diabetes), Herz und Kreislauf, sowie das Nervensystem (Lähmungen und Demenz). Sowohl treffliche wie auch bizarr verzerrte Darstellungen von Menschengruppen oder besonderen Einzelschicksalen erscheinen in der Literatur, und die Aspekte derselben werden in der darstellenden Kunst abgebildet. Während die Literatur Alter und Krankheiten sehr subtil und differenziert zu Biographie und Wirkungsverlauf ordnen und gruppieren vermag, muss die darstellende Kunst Abfolge und chronologisches Zusammenwirken auf einer Abbildung vereinen. Kontamination und Abstraktion mögen hierzu behilflich sein. Zunehmend kommen aber auch vielfältige Gestaltungsentwürfe des Alters [2] zur Sprache und zur Darstellung.

Dermatologie in der Kunst

Eine Kulturgeschichte des Alters wird geschrieben [1]. Dabei werden körperliche Beeinträchtigungen dargestellt und solche von besonderen Empfindungen wie Schmerz, Verzweiflung und Unvermögen. Aber auch „Zustände der Seele“ werden trefflich ins Bild gebracht, wie Hoffnungslosigkeit, Enttäuschung, Trauer, Stumpfheit und Irrsinn. Das Alter selbst aber wird ganz besonders an Gesichtshaut und Haaren hervorragend beobachtet und als physiologischer Alterungsprozess äußerst präzise abgebildet. Die Verplumpung der Gesichtszüge mit tiefen, groben und feststehenden Falten einerseits und die dünne Altershaut mit feinen Fältelungen finden sich regelmäßig (Abb. 1). Das Haupthaar schütter, weiß oder ergraut, passt dazu und alterstypische Hypertrichosen der Ohren, Augenbrauen und an den Wangen

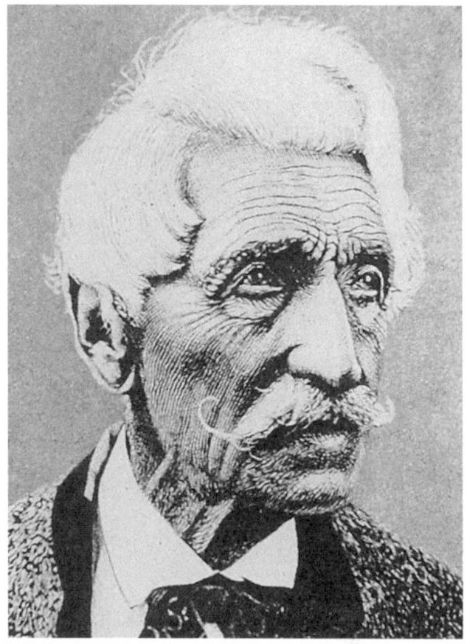

Abb. 1 Alte Haut mit feinen und groben, stehenden Falten im Gesicht; chronologische Alterung verstärkt durch Lichtalterung beim Pionier der Naturheilkunde und Sonnenenthusiasten Arnold Rikli (1823–1906).

fehlen selten. Dies alles dient der sichtbaren und gradierten Darstellung des Alters an Haut und Haaren und wird entsprechend kombiniert mit alters- korrelierten körperlichen und seelischen Beeinträchtigungen. Die Altersveränderungen an Haut und Haaren stellen die obligaten, charakteristischen und typischen Merkmale des Alters in der bildhaften Wiedergabe dar, und sie werden in Schwere und Stärke des Ausdrucks so variiert, dass alle Stufen des Alterungsprozesses ausgedrückt werden können. Eher fakultativ und der besonderen Intention dienend, werden zusätzlich noch körperliche und seelische Besonderheiten beigefügt. So wird Alter in feinen Abstufungen der Schwere und der Komplexität bildhaft dargestellt. Diese Bemühungen lassen sich durch alle Epochen und Stilrichtungen verfolgen [1].

In der bildhaften Kunst finden sich aber auch und in großer Fülle und Vielfalt Darstellungen von Krankheiten und Gebrechen. Aus der bildhaften Darstellung erklärt sich, dass es sich in sehr vielen Fällen, keineswegs aber ausschließlich, um die Darstellung von Veränderungen und Krankheiten der Haut und deren Anhangsgebilden handelt. Dermatologische Kostproben durchziehen also die Malerei und die Welt der Skulpturen in allen Epochen und Stilrichtungen [3, 4]. Dabei lassen sich unterschiedliche Intentionen auseinanderhalten.

Zum einen bildet der beflissene Porträtist die Eigenheiten, die Veränderungen und die Hautkrankheiten seiner Objekte beobachtungsgetreu ab, sodass diese dem Betrachter ins Auge stechen oder, da sie eigentlich Nebensächlichkeiten darstellen, erst nach beflissenem Suchen auffallen.

Zum zweiten gibt es Darstellungen von Hautkrankheiten, die als wichtiger Teil der Abbildung oder gar als deren Hauptaussage imponieren. Damit wird ein Porträt zum Krankheitsbericht gewandelt, der Träger also entsprechend stigmatisiert. Es kann auch sein, dass der Träger sogar in den Hintergrund tritt und die Krankheit als Hauptgegenstand wirkt, gleichsam zur

Aufklärung und Abschreckung. Solche Werke stellen eine besondere Form der präventiven Information dar und dienten als Warnung zur Verhinderung von Infektionen und von Geschlechtskrankheiten. Karikaturen vermögen solche Aussagen wohl noch zu fokussieren und bedeutend zu steigern.

Der Medizinhistoriker und der Dermatologe sind natürlich versucht, aus solchen Bildberichten die Hautveränderungen und Erkrankungen zu deuten und mit dem heutigen diagnostischen Inventar zu beurteilen. Dies mag in besonderen Fällen schlüssig oder plausibel erscheinen, kann aber nicht darüber hinwegtäuschen, dass solche „Spätdiagnosen" allein aufgrund einer Abbildung, mit oder ohne Beschreibung, äußerst problematisch sind und immer mit Vorbehalten behaftet bleiben [3, 4, 7].

Betrachten wir die bildhafte Darstellung von Alter und diejenige von Hautkrankheiten, so fällt auf, dass diese beiden Intensionen oft vermischt werden. Dies ist verständlich, da eine ganze Reihe von Hautkrankheiten erst im vorgerückten Lebensalter gehäuft auftreten, diese also alterskorreliert sind. Dennoch fällt auf, dass immer wieder Hautkrankheiten und die Darstellung von Gebrechen beigezogen werden, um die Aussage „Alter als Fluch" zu untermauern, drastisch zu verstärken. Hautkrankheiten dienen dann nicht nur zur Aussage, dass diese eben im Alter gehäuft auftreten und also noch dazu kommen, sondern sie werden, fast unspezifisch, als Verstärkungselement dem Alter zugeschrieben. Darauf will ich anhand eines Bildes den Blick lenken.

Ferdinand Hodler: Enttäuschte Seele, 1889

Dieses Bild, Öl auf Leinwand, 71,5 × 93,5, hängt im Kunstmuseum Basel (Abb. 2) im großen Umgang. Ferdinand Hodler (1853–1918) hat das Bild im Alter von 36 Jahren in einer Phase des künstlerischen und religiösen Umbruchs seines Wirkens gemalt. Er vollzog den stilistischen Durchbruch von der flächenhaften symbolischen Ausdrucksmalerei zur Ideenmalerei. Das herausragende Bild dazu ist die „Nacht", welches 1889/90 entstand und mehrfach preisgekrönt wurde. Es hängt jetzt im Kunstmuseum Bern. Von acht jungen Menschen liegen die meisten schlafend im Bild, angedeutet parallel, nur zwei Körper sind teilweise erhoben. Symbolisch ist Schlaf, Tod und auch Sexualität ausgedrückt. Der Tag-Nacht-Rhythmus wird im Bild „Der Tag" 1900 mit fünf parallel dargestellten jungen Männern und Frauen seine Fortsetzung finden. Diese erheben sich mit tanzender Geste aus dem Sitzen lebenslustig in den morgendlichen Tag (Kunstmuseum Bern).

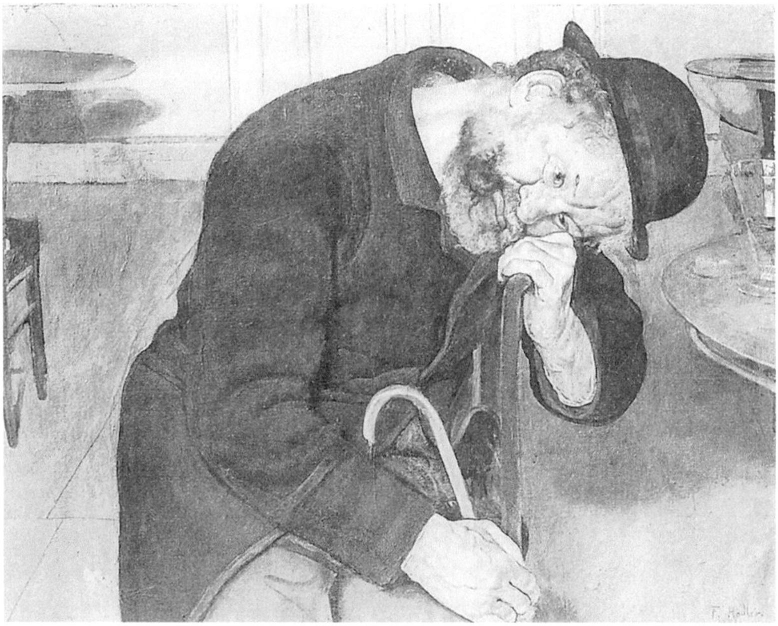

Abb. 2 Ferdinand Hodler, Enttäuschte Seele, Öl auf Leinwand, 1889, s-w-Photo © Kunstmuseum Basel, Martin Bühler.

Eine andere Gedankenfolge führt vom Bild „Nacht" zum 1892 entstandenen Gemälde „Die Lebensmüden" (Neue Pinakothek München), in welchem fünf bärtige Männer in sitzender Stellung im typischen Parallelismus dargestellt werden. Sie warten alt und eingefallen, die Hände betend gefaltet auf ihr Ende. Bis zum Jahre 1895 beschäftigte sich Ferdinand Hodler in Dutzenden von Zeichnungen und Bildern mit der Darstellung des Alters, wobei die Verknüpfung mit Armut und Melancholie vorherrscht [5].

Dazwischen ist das 1889 entstandene Bild „Enttäuschte Seele" anzusiedeln. Es stellt eine Einzelfigur dar, einen alten Mann, geknickt auf einem Stuhl sitzend, stützt er den Kopf auf die Stuhllehne. Das Gesicht ist im rechten Halbprofil gezeigt. Der Ausdruck ist müde und hoffnungslos, eben enttäuscht, und die offenen Augen sind gleichsam nach innen gerichtet. Mit Rock und Hut gekleidet und dem Stock als Altersattribut wartet er gelassen auf den Weggang. Die „enttäuschte Seele" ist als alter, resignierender Mann mit all diesen Attributen dargestellt. Eine gewisse Ähnlichkeit des Kopfes kann man zur Figur links außen im Bild „Die Lebensmüden" erkennen, obschon dieser frontal dargestellt ist. Passen könnte es. Hodler hat diesen Gedankenzug nach 1895 nicht mehr aufgegriffen, vielmehr hat er sich dem Symbolismus einerseits mit heroisierenden Parallelbildern und der Landschaftsmalerei zugewandt.

Betrachten wir nun im Bild „Enttäuschte Seele“ die Haut etwas genauer, so kommt noch ein weiteres Moment mit ins Spiel. In der Gesichtsmitte, sichtbar an Stirne, Nase und Wangen (Mund und Kinn sind bartverhangen) finden sich unscharf begrenzte, knollige Infiltrate mit leichter Rötung. Die Haut erscheint wulstig aufgetrieben mit groben Knoten und Furchen. Ähnliche Veränderungen finden sich auch am linken Vorderarm und ganz diskret am rechten Handrücken. Die Haut ist also nicht nur auffällig „aufgedunsen“ [5], sondern krankhaft strukturiert. Dies sind keine Altersveränderungen, sondern distinkte Zeichen einer systemischen knotigen Hauterkrankung. Kratzspuren als Zeichen von Juckreiz finden sich nicht. Ferdinand Hodler hat also dem Alten ganz bewusst und gezielt seine Hautkrankheit mitgemalt. Möglicherweise hat er diese als betontes Zeichen der Hautalterung aufgefasst oder aber als Alters-assoziierte Hautkrankheit. Möglicherweise war letzteres im Vordergrund und hat als progrediente Systemerkrankung an der Haut zur Enttäuschung des Alten beigetragen. Da wir über die dargestellte Person keine Informationen haben, kann eine Krankengeschichte seiner Haut nicht rekonstruiert werden. Bei aller Vorsicht retrograder Diagnostik aufgrund von Abbildungen darf hier doch von einer Facies leontina (Löwengesicht) gesprochen werden. Ja, Hodlers Bild zeigt eine solche in geradezu typischer, ja klassischer Lokalisation und Ausprägung (Abb. 2). Der teilweise Verlust der Augenbrauen könnte passen. Die Facies leontina stellt eine deskriptive Diagnose dar, welche aufgrund verschiedener Krankheiten, pathogenetischer Entitäten, zustande kommt. Am häufigsten steckt ein kutanes Lymphom dahinter, eine bösartige Systemerkrankung mit Wucherung krankhafter Blutzellen (Lymphozyten), die sich zuerst und besonders in und unter der Haut ansammeln, große, weiche und wenig schmerzarme Knoten bilden, großflächig die Haut besetzen und zuletzt, früher oder später, zur Invasion in den gesamten Organismus und zum Tode führen. Diese Diagnose hat große Wahrscheinlichkeit, müsste aber durch Histologie und Zytologie ergänzt werden. Dies ist jedoch im vorliegenden Fall nicht mehr möglich. Zum Vergleich sind zwei Fälle von Facies leontina bei Mycosis fungoides (Abb. 3) und bei chronisch-lymphatischer Leukämie (Abb. 4) beigefügt [6]. Dequeker und Kollegen [8] vermuten, dass schon im 16. Jahrhundert eine Mycosis fungoides zur Darstellung kam, obschon deren Charakter damals noch nicht bekannt war. Kutane Lymphome kommen in allen Lebensaltern vor, sind also keine Alters-assoziierte Erkrankungen, wenn man von der chronisch-lymphatischen Leukämie absieht.

3

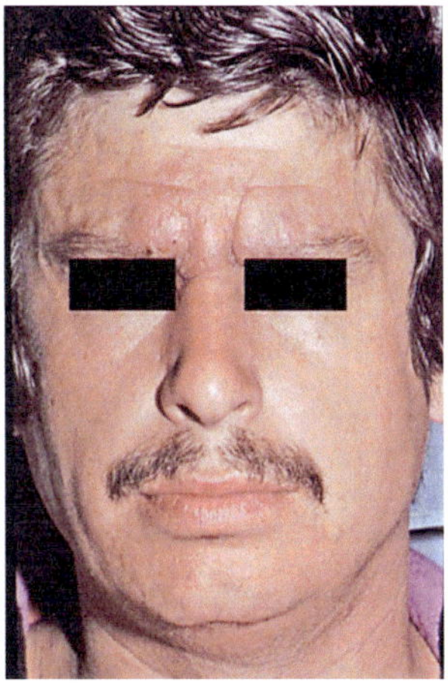

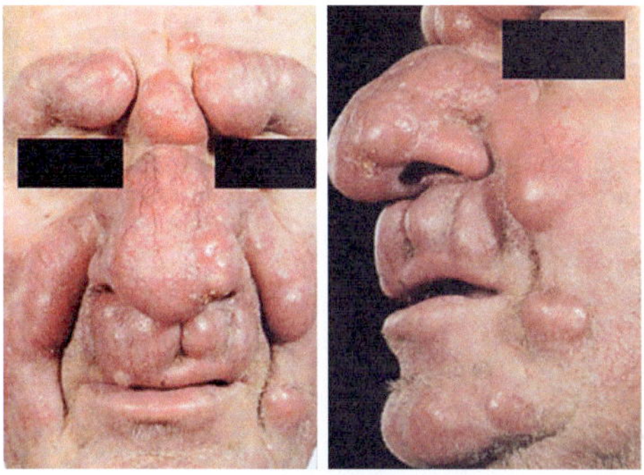

4

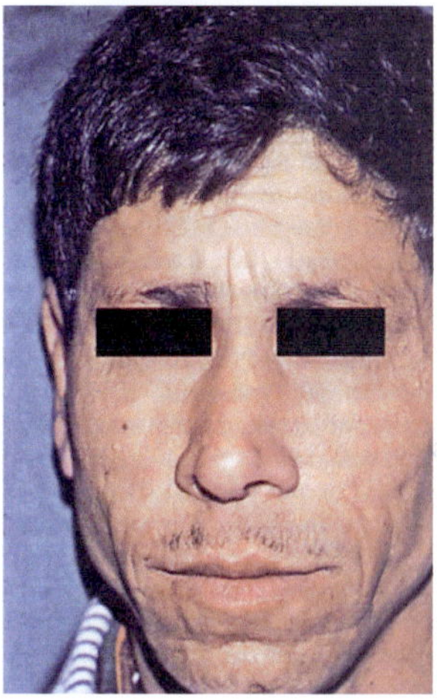

5

Abb. 3 Facies leontina: Wulstige kutane Infiltrate zentrofazial bei einem kutanen T-Zell-Lymphom (Mycosis fungoides) bei einem 34-jährigen Mann.

Abb. 4 Facies leontina: Kutanes zentrofaziales Infiltrat bei chronisch-lymphatischer Leukämie [7]. (Akt Derma 2005; 31: 389, Abb. 1)

Abb. 5 Zentrofaziale kutane Infiltrate einer lepromatösen Lepra bei einem 39-jährigen Mann.

Auch infektiöse Erkrankungen können in seltenen Fällen zum Bild einer Facies leontina führen, wie Lepra (Abb. 5) oder Tuberkulose. Während die Lepra im ausgehenden 19. Jahrhundert in der Schweiz weder endemisch noch in regionalen Kleinepidemien auftrat, also unwahrscheinlich erscheint, kam die Tuberkulose damals in allen Formen und in erschreckender Häufigkeit vor. Ferdinand Hodler kannte die Tuberkulosekrankheit, verlor er doch mehrere Familienmitglieder an Lungen-Tuberkulose. Eine Hauttuberkulose kann also nicht ganz ausgeschlossen werden, obschon diese „fressende Flechte“ (Lulus vulgaris) einen anderen Aspekt hat mit Mutilationen und Vernarbungen, was im Bild ausdrücklich nicht dargestellt ist.

Erstmals erschienen in: Akt Dermatol 2007; 33: 92-95.
DOI: https://doi.org/10.1055/s-2007-966079

Literatur

1 **Thane P (Hrsg).** Das Alter. Eine Kulturgeschichte. Darmstadt: Primus, 2005

2 **Baltes PB.** Hoffnung mit Trauerflor. Lebenslänge contra Lebensqualität- Von der Menschenwürde im Alter. Zürich: NZZ Nr. 258, 6.11.2006

3 **Wagner G, Müller WJ.** Dermatologie in der Kunst. Biberach an der Riss: Basotherm GmbH, 1970

4 **Reitz M.** Kunst und ärztliche Diagnose. Expedition in die Wissenschaft, Band 1. Weinheim: Wiley VCH, 2006: 149–169

5 **Kaenel P.** Fin de vie, fin de siècle. Ferdinand Hodler et la vieillesse. Geronotogie et Societé 1998; 87: 94–111

6 **Plaza T, Seiler B, von den Driesch P.** Rosacea-artige kutane Infiltration des Gesichtes (Facies leontina) bei chronisch-lymphatischer Leukämie. Akt Dermatol 2005; 31: 388–390

7 **Dequeker J.** Der Künstler und der Arzt. Ein anderer Blick auf Gemälde. Leuven: Davidsfonds NV, 2006

8 **Dequeker J, Degreef H, Busschots A-M, Mallia C.** Mycosis fungoides in a painting by Lambert Lombard (1506–1566). Dermatology 2002; 205: 78–79

Cutaneous Lymphomas in the Art of Painting

Kutane Lymphome in der Malerei

Zusammenfassung Kutane Lymphome sind bisher in der Malerei nur selten dargestellt worden, obschon sie evident und gut einsehbar sind. Umso bemerkenswerter ist eine Serie von 4 Bildern des amerikanischen Neorealisten Ivan Albright (1897–1983), der die Entwicklung eines kutanen Lymphoms über 3 Jahre bis zur knotigen Form einer Mycosis fun goides darstellt. Die Eigenständigkeit der malignen Hautkrankheit verdient es herausgearbeitet zu werden, zumal deren Morphologie bisher, sicher unzureichend, als Verstärkung eines Bildprogramms von Alter und Vergänglichkeit (Vanitas) gedeutet wurde. Der bildhaften Gestaltung kutaner Lymphome sollte mehr Beachtung zukommen.

Abstract Cutaneous lymphomas are rarely presented in the art of painting, although they are distinct and evident. The more we have to remark a series of four paintings of the American neorealist Ivan Albright (1897–1983), who presents the development of a cutaneous lymphoma to the malignant form of Mycosis fungoides over three years. It is worthwhile to elaborate this particular and distinct skin disease; which so long was misinterpreted and served only as an increasing element of one of the painters programs, namely aging and vanity. Increased attention should be focused on cutaneous lymphomas in the art of painting.

Der **Blutkrebs, die Leukämie**, wird als eine ganz besondere Form der zum Tode führenden Krankheiten betrachtet. Schicksalhaftigkeit wird unterstellt und Symbolcharakter zuerkannt. Vor allem Jugendliche, im Leben noch „unschuldige Patienten“ symbolisieren gelegentlich „von den Göttern gewährte Auserwähltheit“. Der Blutkrebs hat die medizinische Tabu-Zone überschritten und ist im kulturellen Gedächtnis vielfältig verankert. Beispielhaft sei das Buch von Eric Segal und der entsprechende Kultfilm „Love Story“ von 1970 genannt und die poetischen Widmungen von R. M. Rilke, der selber 1926 an einer Leukämie verstarb. Er schrieb 1922 die „Sonette an Orpheus“ als ein Grab-Mal der im Jahre 1914 mit 19 Jahren an Leukämie verstorbenen Tänzerin Wera Ouckama Knoop, die er in den Sonetten II und XXV des ersten Teils und XXVIII des zweiten direkt anspricht [1]. Sie ist auch gemeint in der zehnten der Duineser Elegien.

Ganz anders verhält es sich mit den epidermotropen Varianten der Blutkrebse, den **kutanen malignen Lymphomen**. Sie sind weniger verankert im allgemeinen Kulturwissen, verbleiben also zumeist im medizinischen Bereich, insbesondere dem der Dermatologie. Dies obschon sie mit den plattenartigen und knotigen Infiltraten der Haut jedermann einsichtig werden. So ist die häufigste morphologische Einheit derselben, die Mycosis fungoides, schon 1806 vom Pariser Dermatologen Jan Alibert [2] erkannt, beschrieben und benannt worden. Nun sind es aber die Maler, die sich doch, wenn auch noch spärlich, der Darstellung kutaner Lymphome zuwenden. Bisher sind diese ausdrücklich als Verstärkungselemente in die Bildprogramme des Alterns, des Zerfalls und der Vanitas eingebaut worden und müssen von uns Dermatologen aus diesen gleichsam herausgeschält und präsentiert werden. Dies soll angegangen werden durch die Analyse eines viergliedrigen Bildprogramms des amerikanischen Neorealisten Ivan Albright aus den Jahren 1927–1930.

Ivan Albright (1897–1983)

Er stammt aus einer Künstlerfamilie und wurde am 20. 2. 1897 als eineiiger Zwilling mit Malvin (später Bildhauer) bei Chicago geboren. An der Art School of Chicago studierte er Malerei und wurde bald einer der erfolgreichsten Maler in USA. Am 18. 11. 1983 verstarb er im 86. Lebensjahr in Woodstock, Vermont, wenige Wochen nach seinem Bruder Malvin.

Zumeist stellt er Menschen dar, Menschen, denen etwas widerfährt, Menschen im Leben, in Not oder Freude, in Arbeit und auch in Familie. Meistens Menschen, die etwas ausdrücken sollen, was diesen geschieht und was den Maler bewegt. Er tut dies in minutiöser Weise, fast in der Art der Altmeister, detailgetreu und sogar mit einem manchmal überzeichnenden Realismus, was ihn zum Vormann des amerikanischen Neorealismus stempelt. Von Anfang an fand er zurück zur Form und blieb diesem Weg sein Leben lang treu.

Natürlich versteht Ivan Albright auch die Zeichen des Alterns und des körperlichen und geistigen Verfalls darzustellen. Das erkennt man am besten anhand seiner über 30 Selbstporträts, die seine Erscheinung, seine Gestalt und seine Haut deutlich zeigen und den Wandel im Laufe der Lebensalter dokumentieren. Sie beschreiben ihn selber von 1933, als er 36 Jahre alt war, immer wieder bis zuletzt im Jahre 1983 im Alter von 86 Jahren. Ab dem 50. Lebensjahr malt er die kontinuierlich zunehmend, grobe Faltenbildung seines immer runder werdenden Gesichts, während er im Stirnbereich die feine Altersfältelung betont.

Auch hier ist er nicht frei von „Übertreibungen", wenn man das Foto von 1981 mit dem Gesicht des Malers in seinem Selbstporträt vergleicht (Fig. 31 in 3). Die kunsthistorischen Analysen [3, 4] beschreiben präzise und wohl sehr zutreffend, wie kundig er die dinglichen Vanitassymbole in seinen Bildern um die menschlichen Gestalten anordnet. Die Menschen aber, ihren Körper, deren Haltung und die Oberfläche von Haut und Haaren, zeichnet er in so drastischer Art, dass die Kunstsachverständigen von „Verwüstung durch fortschreitende Alterung", von Zerfall und „memento mori" schreiben. Entsprechende Benennungen werden denn auch in die belletristische Rezeption seiner Malweise übernommen [5].

Solches lässt sich vergleichend herausarbeiten, wenn man die Bilder mit den Fotographien vergleicht, welche in den beiden umfassenden Dokumentationen über den Künstler und sein Lebenswerk gezeigt werden [3, 4]. Er erkennt und charakterisiert in deutlicher, ja gelegentlich bizarr übertriebener Art die Zeichen des biologischen Alterns des Menschen und dessen chronologischen Fortschritt. Obendrein ermöglicht ihm seine besondere Gabe der deutenden Beobachtung, aber auch der gesuchten Deutung, zusätzliche und das biologische Altern verstärkende und prägende Einflüsse festzumachen und beruflichen und umweltbedingten Expositionen zuzuordnen. Die zusätzliche und bizarre Lichtschädigung der Haut im Gesicht und an den Handrücken mit eigenartigen, groben, wulstig-höckerigen Falten und zerklüfteter Oberfläche zeigt er im Bild des alten Seemanns (1929), bei der Farmersfrau (The Farmer's Kitchen 1933–1934) und im posthumen Bild (1962–1964) seines Schwiegervaters, Captain Joseph Medill Patterson, dem Teilnehmer im 1. Weltkrieg. Umgekehrt zeigt er in seinem Meisterwerk des Dorian Gray (1943–1944) nicht exogene Einflüsse, sondern er malt das für den Titelhelden stellvertretend alternde Gemälde mit der „Schuld im Gesicht".

Es sind dies Ansätze künstlerischer Darstellung von umweltdermatologischen, berufsdermatologischen und psychopathologischen Exempeln. Auch solche durchziehen sein Lebenswerk.

Ivan Albright ist ein faszinierender Maler. Er vermag sehr wohl differenziert und in ausdrucksstarker Weise Vanitasmotive und den Alterungsprozess der Menschen darzustellen. Dies ist in den vielen Selbstporträts über die Jahrzehnte ersichtlich und im Vergleich mit den Fotodokumenten belegbar. Sein subjektiver Realismus ist einerseits gekennzeichnet durch drastische Überzeichnung, manchmal geradezu bizarrer Art, und andererseits durch die Gabe, Stimmungen und Gefühlslagen in den Porträts auszudrücken, die er seinen Objekten unterstellt.

Davon hebt sich eine Serie von vier Bildern besonders und entscheidend ab, denen vordergründig auch Vanitas und Alterungszerfall zugeordnet werden [3, 4], die aber dem Dermatologen nahelegen, dass es sich um eine gezielte und drastische Darstellung der raschen Entwicklung eines **kutanen Lymphoms von Typ der Mycosis fungoides** handelt.

Es sind dies folgende vier Bilder:

1. Memories of the Past 1927, Model war eine junge Sekretärin aus San Diego.

2. Flesh 1928 (Smaller than Tears are the little blue Flowers), Model war Mrs. Arthur Stanford.

3. Women 1928, Model war Mrs. Vina Marion Haywood

4. Ida 1929–30 (Abb. 1: Into the world there came a soul called Ida) Model war Ida Rogers.

Alle vier sind Ölbilder auf Leinwand. Drei sind im Besitz des Art Institute of Chicago, nur Nr. 3 gehört ins Museum of Modern Art in New York.

Alle vier Models waren junge, gesunde Frauen ohne dokumentierte Erkrankungen oder Gebrechen. Es bewahrheitet sich die Aussage [3, 4], dass Ivan Albright die Personen entsprechend seiner eigenen Gedanken malte und er veränderte sie je nachdem, was er ausdrücken wollte. Models sind nur Ausgangspunkte hin zu seinen eigenen Ideen. Er äußerte einmal, dass die Dinge nichts sind, es zählt nur was ihnen geschieht. So auch hier. Er gestaltete jeweils Körper-Kopf-Porträts (Nr. 4, Ida, zusätzlich mit Vanitas-Symbolen bestückt) von reifen, kräftigen, wohlgestalten Frauen, deren Ausdruck und Stimmung er individuell gestaltete und deren Haut er übersäte mit charakteristischen Krankheitszeichen. Nicht was er sah, sondern was er dachte und darstellen wollte. Und dies ist ein rasch progredientes, kutanes Lymphom vom Typ der Mycosis fungoides. Es gibt keine Unterlagen, woher oder wodurch er dazu kam und was ihn bewegte, eine seltene

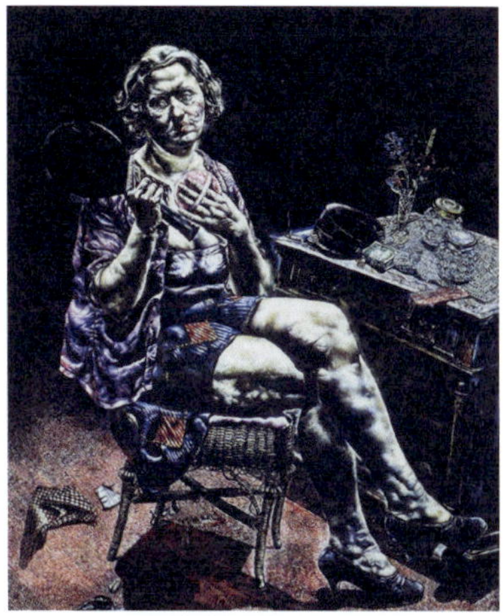

Abb. 1 Ivan Albright, American, 1897 - 1983, Into the World There Came a Soul Called Ida, 1929-30, Oil on canvas, 142.9 × 119.2 cm (56 1/4 × 47 in.), Gift of Ivan Albright, 1977. 34 Reproduction, The Art Institute of Chicago. Beachte die typischen knotigen Infiltrate in und unter der Haut an den Extremitäten, am Stamm und im Gesicht.

Hautkrankheit so exakt und drastisch zugleich darzustellen. Dass er selber 1929 eine Nephrektomie durchmachte, liefert auch keinen entsprechenden Zugang.

Das **erste Bild „Memories"** stellt gleichsam die Ausgangslage dar, eine gesunde junge Frau, deren nostalgische Gedanken ganz in Erinnerungen gefangen sind. Die Haut wirkt gesund, straff, mit wohlgestalter Oberfläche und an den exponierten Armen gleichmäßig gebräunt. Dazwischen allerdings finden sich einige aufgehellte, nicht ganz scharf begrenzte Hautstellen, wie sie bei der Parapsoriasis en Plaque durch verstärkte Abschilferung vorkommen. In Kenntnis des Folgenden könnte man an eine plaqueförmige Vorstufe der Mycosis fungoides denken.

Im **zweiten Bild „Flesh"** wird eine in sich gekehrte, gefasste und wohl auch dem Schicksal ergebene Frau dargestellt. Einzusehen ist die Haut von Gesicht, Hals, Armen und oberer Brust. Fast überall, mit Schwerpunkten aber im Gesicht, am Hals und den Oberarmen finden sich teils aufgereiht, teils in Nestern angeordnete, mittelgroße bis mächtige Knoten, welche teils unter der Haut sitzen und diese mächtig vorwölben, teils aber die Haut von innen durchstoßen und deren Oberfläche, besonders im Gesicht, warzenartig zerklüften; die typische Epidermotropie der kutanen T-Zell-Lymphome.

Das **dritte Bild „Women"** zeigt eine vorsichtige, ängstliche Frau, mit wenigen einsichtigen Hautarealen. Im Gesicht und an der oberen Brust allerdings zeigt sich gegenüber „Flesh" eine deutliche Progredienz der Durchdringung der Haut durch Lymphom-massen mit Zunahme der warzigen Verformung und pergamentartigen Versteifung der Hautoberfläche.

Das **vierte Bild „Ida"** (Abb. 1) stellt eine traurige Frau als Ganzkörperporträt dar in ihrem Boudoir. Dieses ist voller Vanitas-Symbole. Sie resigniert und schaut im Spiegel gleichsam zurück in ihr Leben. Vergänglichkeit, Zerfall und drohender Tod können herausgelesen werden; „The Body is our

Tomb“ [3]. Zusätzlich zu den schon dargestellten Elementen im Gesicht, an Hals und Armen, werden hier an den frei gezeigten Beinen mächtige Konvolute von Tumorknoten unter und in der Haut dargestellt. An den Fußgelenken und den Oberschenkeln ist die großflächige Durchsetzung der Epidermis durch Tumormassen in charakteristischer Weise festgehalten.

Diskussion

Wir haben die konzise Darstellung eines kutanen T-Zell-Lymphoms vor uns in meisterlicher, realistischer Kunstform. Im Laufe von 3 Jahren (1927–1930) entwickelt sich aus patchförmigen Vorstufen (T1, unter 10 % Oberfläche befallen) eine massive Mycosis fungoides mit mächtigen Tumorknoten unter und in der Haut, mit epidermotroper Durchwachsung derselben und beginnendem warzenartigem Zerfall (T3, mehr als 30 % der Oberfläche befallen [6, 7]). Auf den Bildern kann verständlicherweise nichts über den Befall von Lymphknoten oder das Vorliegen von Metastasen ausgesagt werden. Die Mycosis fungoides ist nach wie vor eine chronisch progredient, manchmal recht langsam verlaufende, bösartige Tumorerkrankung mit Beginn an der Haut bis zur knotigen Ausformung (Abb. 2) und erst terminaler Überschwemmung des ganzen Körpers. Heute können effektive Therapieschemata Remissionen und eine Verzögerung des Ablaufs erreichen, zur Zeit der Darstellung durch Ivan Albright allerdings noch nicht.

Dem Künstler ist die Charakteristik der Mycosis fungoides und deren Progredienz meisterlich gelungen, ebenso wie die Erfassung der Abfolge seelischer Zustände während der 3-jährigen Progredienz der Erkrankung, obschon sich noch keine Zeichen von Kachexie zeigen. Es ist dies wohl die einzige und eine einzigartige Darstellung dieser Erkrankung in der Malerei. Deshalb kommt ihr besondere Bedeutung zu.

Es ist aber die Darstellung von Ivan Albright nicht die erste Erwähnung von malignen kutanen Lymphomen in der Malerei. Der belgische Maler **Lambert Lombard** (1506–1566) stellt in seinem Gemälde „Paulus heilt den Vater von Publius“, welcher gemäß der Apostelgeschichte 28,7–9 damals „erster Beamter“ der Insel Malta war, eine Hautkrankheit dar. Diese kann zwangsfrei und sehr wahrscheinlich als typische Mycosis fungoides interpretiert werden. Eine bemerkenswerte Darstellung weit bevor die Mycosis fungoides 1806 als distinktes Krankheitsbild vom Dermatologen Jan Alibert (1766–1837) in Paris erkannt und benannt wurde [2]. Das Bild hängt im Nationalmuseum Malta und die Deutung stammt 2002 vom belgischen Medizinhistoriker Jan Dequeker [8, 9].

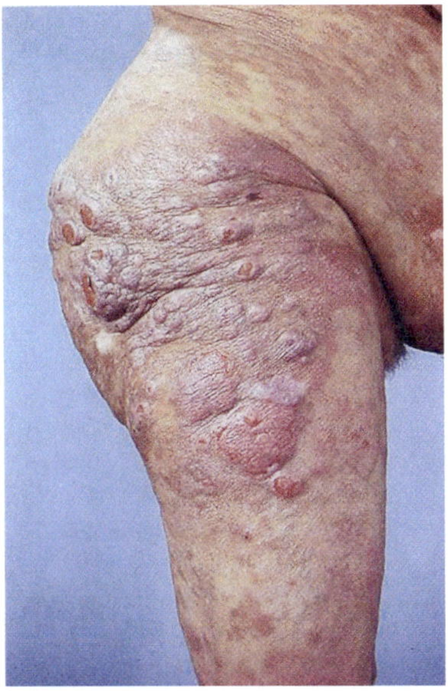

Abb. 2 Knotige Form der Mycosis fungoides am Bein als Vergleich zur Abb. 1. (Bild der Universitätsklinik für Dermatologie, Venerologie und Allergologie Mannheim)

Auch auf dem Gemälde „Enttäuschte Seele" von **Ferdinand Hodler** 1889 wird zur Verstärkung von Alter als Fluch, von Vergänglichkeit und von Resignation noch zusätzlich zu diesen Merkmalen eine knotige Hauterkrankung dargestellt, die als „Facies leontina" imponiert und recht typisch ist für die Mycosis fungoides im Gesicht. Das Bild hängt im Kunstmuseum Basel, die Deutung stammt vom Autor [10].

Nicht zu vergessen oder zu übersehen sind die Moulagen-Sammlungen, die in den vergangenen hundert Jahren in vielen Europäischen Hautkliniken geschaffen wurden und noch gepflegt werden. Die meisten enthalten auch Moulagen von malignen Lymphomen der Haut, besonders deren häufigsten Form, der Mycosis fungoides [11]. **Moulagen** vermögen neben der Echtheit von Farbe und Form, zusätzlich zur Malerei, auch die Echtheit der räumlichen Ausgestaltung abzubilden. Moulagen sind neben dem medizinischen Dokument und dem akademischen Lehrstück auch Werke einer besonderen, eigenen Kunstform.

Es zeichnet sich ab und lässt sich dokumentieren, dass die Malerei die Darstellung kutaner Lymphome als Verstärkungselement in die Bildprogramme des Alterns einbaut, ein Ausdrucksmittel, das in der Kulturgeschichte des Alters [12] noch nicht entsprechend berücksichtigt wird.

Erstmals erschienen in: Akt Dermatol 2007; 33: 481-484.
DOI: https://doi.org/10.1055/s-2007-995371

Literatur

1 **Rilke RM.** Duineser Elegien, Sonette an Orpheus. Frankfurt a. M.: Insel TB, Suhrkamp, 1974

2 **Alibert JLM.** Tableau du plan fongoïde: description des maladies de la peau, observées à l'Hôpital Saint-Louis et exposition des meilleures méthodes suivies pour leur traitement. Paris: Barros l'Aine & Fils, 1806

3 **Rossen SF.** Ivan Albright. New York: Hudson Hills Press, 1997

4 **Croydon M.** Ivan Albright. New York: Abbeville Press, 1978

5 **Kronauer B.** Schwindlig machen– Ivan Albright: „Into the world there came a soul called Ida". Zürich: NZZ Nr. 120, 2007

6 **Jung EG, Moll I.** Dermatologie. 5. Auflage. Stuttgart: Thieme, 2003

7 **Assaf Ch et 14 al.** Kutane Lymphome in Deutschland: Eine Analyse des Zentralregisters Kutane Lymphome der Deutschen Dermatologischen Gesellschaft (DDG)". JDDG 2007; 5: 662–669

8 **Dequeker J.** Der Künstler und der Arzt. Ein anderer Blick auf Gemälde. Leuven: Davidsfonds NV, 2006

9 **Dequeker J, Degreef H, Busschots A-M, Mallia C.** Mycosis fungoides in a painting by Lambert Lombard (1506–1566). Dermatology 2002; 205: 78–79

10 **Jung EG.** Ferdinand Hodler kombiniert im Bild „Enttäuschte Seele" Alter und Enttäuschung mit einer „Facies leontina". Akt Dermatol 2007; 33: 92–95

11 **Moulagen-Sammlung des Universitätsspitals Zürich.** Zollikon bei Zürich: Fröhlich Druck AG, 1993: 42

12 **Thane P (Hrsg).** Das Alter. Eine Kulturgeschichte. Darmstadt: Primus, 2005

Smallpox and Stories About it

Geschichten über Pocken

Zusammenfassung Die WHO erklärte die Welt als „pockenfrei" ab 1980. Zuvor aber traten in Deutschland noch mehrere Kleinepidemien auf, von denen der Einzelfall in Hamburg 1957 der Kleinepidemie in Heidelberg gegenübergestellt wird mit 20 Pockenkranken, von denen zwei verstarben. Zur Verbesserung von Diagnose und Prozedere wurde eine mobile Pockenkommission gegründet, deren Einsatz hier dargestellt wird. Diese Bemühungen wurden beendet, weil die Welt ab 1980 pockenfrei geblieben ist.

Abstract According the WHO smallpox has been eradicated in 1980 completely. During the decades before that date, several small epidemics have been observed in Germany. The single case in Hamburg 1957 and the epidemic in Heidelberg 1958/59 with 20 affected persons, two of them passed away, are especially mentioned and compared. A special and mobile commission has been formed to improve diagnostics and to select consequent procedures as quarantine and vaccination. This found an end because the whole world is free of smallpox since 1980.

Einleitung

Pockenartige Krankheiten sind in den antiken Hochkulturen beschrieben und glaubhaft dokumentiert. Durch Wanderungen und Feldzüge sind sie im frühen Mittelalter nach Europa eingeschleppt und von hier aus im 16. Jahrhundert nach Amerika weitergetragen worden. Und im 18. Jahrhundert werden die Pocken in Europa, nach der Pest, als die schrecklichste der Seuchen bezeichnet. Die Ansteckung erfolgt über Tröpfchen und durch Kontakte, wodurch endemische Herde immer wieder und neu auftreten.

1796 gelang dem Arzt Edward Jenner in England eine Impfung mit Kuhpocken-Exsudat, durch Einritzen in die Haut. Die Klärung der Virusgenese durch ein großes DANN-Virus erfolgte schon 1906, die Typisierung erfolgte später. Das Virus kann im Elektronenmikroskop identifiziert werden. Die Infektion betrifft den ganzen Körper, alle wichtigen Organe sind befallen, und führt zu einem generalisierten Exanthem mit entzündlichen Papeln, die sich synchron pustulös wandeln. Dies steht im Gegensatz zu Windpocken (Varizellen), deren Exanthem polymorph ist; Erytheme, Papeln, Pusteln und Krusten erscheinen neben- und durcheinander, wie die „Sterne am Himmel". Daraus resultieren bei Überlebenden die sog. „Pockennarben". Die Pocken-Infektion (Variola) hat eine hohe Sterblichkeit. Jede Behandlung mag lindern, effektiv zur Verhinderung der Ausbreitung wirken aber nur die Quarantäne der Betroffenen und deren Kontaktpersonen sowie die Massenimpfung der noch gesunden Bevölkerung. Die Dauer der Quarantäne hat sich nach der Inkubationszeit von 8–16 Tagen zu richten.

In Europa und insbesondere in Deutschland sind die Pocken seit dem 2. Weltkrieg praktisch verschwunden. Dennoch sind einzelne Kleinepidemien aufgetreten, jeweils und ausschließlich durch Bewohner, die sich in Endemie-Ländern angesteckt haben, oder durch Immigranten, die nicht mehr krank, aber noch Virusträger waren. Die letzten Pockenepidemien in Deutschland zeigt Tab. 1. Von besonderem Interesse sind die Epidemien in Hamburg 1957 und diejenige von 1958/59 in Heidelberg. Sie werden genauer betrachtet.

Der Hamburger Pockenfall 1957

Im Frühsommer 1957 kehrte ein Hamburger von Ingenieursarbeiten in Indien und Pakistan nach Hause zurück. Mit Pockenverdacht wurde er erkannt, gemeldet, isoliert und betreut. Die 8 Kontaktpersonen wurden ebenfalls isoliert, geimpft und beobachtet, wodurch Sekundärfälle und damit eine Ausbreitung zur Epidemie verhindert werden konnten. Der Vorfall wurde noch ein ganzes Jahr geheim gehalten, wodurch ein Medienrummel verhindert werden konnte. Die Mediziner der Hansestadt und deren Behörden ernteten reichlich Lob für dieses bedachtsame und mutige Vorgehen. Ganz anders ist leider die Epidemie in Heidelberg abgelaufen.

Tab. 1 Die letzten Pockenepidemien in Deutschland

	Anzahl	**davon verstorben**
Hamburg 1957	1	-
Heidelberg 1958/59	20	2
Ansbach 1961	4	1
Düsseldorf 1961	5	2
Lammersdorf 1961/62	33	1
Meschede 1961/62	20	4
Hannover 1972	1	-

Die Heidelberger Pockenepidemie im Winter 1958/59

Der Assistenzarzt der Inneren Medizin und Habilitand J. K. begab sich im Spätherbst 1958 auf eine Indienreise. Obschon er als Kind zweimal gegen Pocken geimpft worden war, verweigerte er, entgegen kollegialem Rat, die Auffrisch-Impfung. Dies obschon damals bekannt war, dass Indien und Pakistan von einer Pockenepidemie gezeichnet waren [1].

Obwohl er sich bei der Rückkehr kränklich fühlte, hat er am 5. Dezember 1958 seinen Dienst in der Ludolf-Krehl-Klinik wiederaufgenommen und Kontakt mit Kollegen, Patienten und Bediensteten gehabt. Er fühlte sich fiebrig, unwohl und suchte kollegiale Hilfe in der Ludolf-Krehl-Klinik für Innere Medizin in Heidelberg. Er wurde untersucht und wegen unklaren Hauterscheinungen auch in der Hautklinik vorgestellt, wo ein Pockenverdacht nicht ausgeschlossen werden konnte. Die elektronenmikroskopische Diagnostik wurde eingeleitet. Am 7. Dezember wird er als Pockenverdachtsfall in der Isolierstation aufgenommen. Ab dem 15. Dezember treten in einer ersten Welle 9 Sekundärfälle auf, die auf der Isolierstation konzentriert werden. Ein Fall der Kinderklinik wird ebenfalls dahin verlegt und die ganze Krehlklinik wird Quarantänestation mit polizeilicher Bewachung.

Die leitende Schwester Ernestine Thren, ausreichend geimpft, meldet sich freiwillig, um in der Quarantäne Dienst zu tun, und bleibt gesund. Im Jahre 1963 erhält sie für ihren selbstlosen Einsatz die Florence-Nightingale-Medaille zuerkannt.

Ab Beginn des Januar 1959 erkrankten in einer zweiten Welle nochmal 11 Personen, eingeschlossen der Klinikdirektor Prof. Dr. med. Karl Matthes (1905–1962). Er nennt es eine besondere Bewährungsprobe seiner Klinik und auch von sich selbst [2]. Dank der Sofortimpfung erkrankten die meisten Patienten der zweiten Welle weniger schwer als diejenigen der ersten Welle.

Insgesamt wurden 20 Menschen pockeninfiziert: Ärzte, Schwestern, Sekretärinnen, der Klinikseelsorger, ein Friseur, ein Kind, eine Putzfrau und mehrere Patienten. Zwei sind leider verstorben, eine Ärztin und eine Patientin.

Im Januar 1959 sind über 25 000 Heidelberger frisch gegen Pocken geimpft worden. Das Echo in den Medien und die Kommentare waren enorm, vielfältig und oft kritisch. Fachleute berichten von einem beträchtlichen Rückgang des Tourismus in Heidelberg, wenigstens vorübergehend.

Gerügt wurden die schleppende Diagnostik, die verzögerte Isolation und die späte Meldung an die Gesundheitsbehörde. Aufgezeigt wurden die Schwächen der Quarantäne einer ganzen Klinik über Feiertage, die trotz geschicktem Einsatz der Polizei oft und phantasiereich durchlöchert wurde [3].

Die Pockengefahr war weiter gefürchtet, wie der Verdachtsfall von Bruchsal vom 11. Januar 1962 zeigt [4]. Ein Fernfahrer hatte eine Panne, übernachtete in Bruchsal und fuhr am nächsten Tag mit einem Mietauto weiter nach Schaffhausen in der Schweiz. Dort wurde wegen Hautveränderungen Pockenverdacht geäußert, worauf in Bruchsal 8 Kontaktpersonen in Quarantäne versetzt und 15 000 Leute geimpft wurden. Ein Medienrummel begann, bis nach 3 Tagen der Alarm durch die Diagnose Varizelle (Windpocken) aus Schaffhausen abgebrochen werden konnte.

Die Pockenkommission Heidelberg

Zum 1. Oktober 1965 trat Prof. Dr. med. Urs W. Schnyder, mein Oberarzt in Zürich, seinen Dienst auf dem Lehrstuhl Dermatologie an der Universität Heidelberg an. Er hatte mich als seinen leitenden Oberarzt mit nach Heidelberg genommen. Im Rahmen dieser Position wurde ich sehr bald in die „Pockenkommission" zugewählt. Der „Pockenschreck von 1958/59" saß den Medizinern und den Behörden in Heidelberg immer noch tief „in den Knochen". Ich sollte, obschon mir keine direkte Pockenerfahrung zukam, unbefangen mitwirken. Es stellte sich alsbald heraus, dass diese Kommission aus nur 2 Personen bestand, neben mir, als erfahrenem Internisten und Infektiologen, der leitende Oberarzt der Krehlklinik, PD Dr. med. Hans Dengler, der die Heidelberger Pockenepidemie als Assistenzarzt der Krehlklinik mitgemacht hatte (später Lehrstuhlinhaber der Inneren Medizin in Gießen, dann Bonn). Ich holte mir Rat und Unterstützung beim leitenden Oberarzt der Frankfurter Dermatologie, PD Dr. Günther Stüttgen (später Lehrstuhlinhaber in Berlin), der v. a. am Flughafen Frankfurt schon reichlich praktische Erfahrung gesammelt hatte.

Hans Dengler und ich, wir bemühten uns, den eigenen Impfschutz durch jährliche Auffrischimpfungen möglichst hoch zu halten. Dann übten wir den praktischen Gebrauch der Ganzkörper-Schutzanzüge mit Helm und Stiefeln, die in den Kliniken gelagert wurden. Wir einigten uns darauf, im Verdachtsfall zusammen aufzutreten mit folgenden Zielen:

- Materialentnahme von Haut, Nase und Rachen zur virologischen Pocken-Untersuchung
- Stellen einer zuverlässigen klinisch-morphologischen Diagnose als Alternative zum Pocken-Verdacht, also ein Ausschluss von Pocken
- Information der Verdachtsträger und der zuständigen Amtsstellen mit Vorschlägen zum weiteren Vorgehen

So gerüstet mussten wir mehrfach „notfallmäßig“ Arztpraxen besuchen, welche dem Gesundheitsamt mögliche Pocken-Verdachtsfälle meldeten. Zumeist waren es Fehlalarme, die wir vor Ort aufklären konnten. Weitere Maßnahmen erübrigten sich. In zwei Fällen war es anders.

Pockenalarm in Pforzheim

Ein Kollege kehrte aus Indien zurück mit grippalem Infekt und aufkommendem Hautausschlag. Er war besorgt und äußerte Pockenverdacht. Wir wurden vom Gesundheitsamt informiert und riefen beim Kollegen an, er und seine Frau mögen im Haus bleiben, niemanden außer uns einlassen und die Garage leeren, damit wir uns umkleiden können. So geschehen, fanden wir einen grippalen Infekt mit einer typischen Pityriasis rosea, Plaque mère und Sekundärelementen, also keine Pocken.

Wir lösten den Alarm auf, entwanden uns der Schutzanzüge und tranken mit den Gastgebern noch einen Kaffee. Der Einsatz war erfolgreich und der Alam gelöst, wenn nicht der überbesorgte Patient selber Abstriche gemacht und diese nach München in die Bayrische Landesimpfanstalt geschickt hätte. Dort war vorerst kein Negativbescheid erlassen worden, worauf das Gesundheitsamt Heidelberg uns Kommissionsmitgliedern eine Quarantäne androhte und die Vorbereitung dazu veranlasste. Glücklicherweise wurde deren Realisierung durch den endgültigen Negativbescheid aus München verhindert.

Pockenverdacht in Heidelberg

Das Klinikum Heidelberg hatte aus Kerala in Indien einen Schwarm Krankenpflegerinnen und Hilfskräfte angeworben und im damals leerstehenden Schlosshotel untergebracht. Eine dieser Schwestern tat auch auf der Infektionsabteilung der Hautklinik Dienst und hatte dabei während 4 Stunden möglichen Kontakt mit einer Patientin mit Gürtelrose (Herpes Zoster). Eine gute Woche später erkrankte sie mit Hautausschlag und blieb im Schlosshotel, betreut durch ihre Kolleginnen. Eine weitere Woche danach erkrankten 12 Kolleginnen, worauf Pockenalarm ausgelöst wurde, Hautveränderungen auf pigmentierter Haut waren alarmierend. Die Kommission ging hin und klärte die Diagnose Varizellen.

Da in Kerala Varizellen nicht epidemisch verbreitet sind, waren die Inderinnen nicht durch den Befall als Kinder geschützt, wie bei uns die meisten, sondern äußerst anfällig. So hatten nach einer weiteren Woche nochmals 10 Inderinnen Varizellen durchzumachen.

Wir richteten das Schlosshotel vorübergehend als Quarantänestation ein und ließen so die Seuche sich austoben. Dann war Ruhe.

Noch immer aber war die Pockenimpfung hilfreich, dringend empfohlen und bei einigen Reisedestinationen sogar Pflicht. Bei den offiziellen Impfstellen aber waren die Impfkomplikationen gefürchtet, die bei erkrankter Haut stark und besonders häufig auftreten. Es sind dies die überstarken lokalen Impfpusteln mit Ablegern um die Impfstelle herum, Variola inoculata (Abb. 1), und die generalisierte makulo-papulöse Impfreaktion (Abb. 2). Solches tritt gehäuft bei der Neurodermitis atopica und auch bei der den Atopikern eigenen, besonders trockenen Haut auf. Meist wurde die Impfung verweigert und die Patienten wurden an uns Hautärzte verwiesen. Dieses Dilemma erkennend, entwickelte die Bayrische Landesimpfanstalt in München (Prof. Dr. Albert Herrlich) einen oralen Pockenimpfstoff, den ich im Rahmen einer Anwendungsprüfung mitverwenden durfte. So habe ich sehr viele Atopiker oral gegen Pocken geimpft, ohne Komplikationen und mit gutem Impfschutz [5].

Was geschah weiter? Der letzte Pockenfall in Deutschland war ein Solitärbefall in Hannover 1972. Die WHO lancierte ein Pocken-Ausrottungsprogramm, das effektiv war. 1977 wurde der letzte Pocken-Patient beschrieben, ein Somalier, und 1980 wurde die Welt „pockenfrei“ erklärt. Nur in zwei Laboren werden Pockenviren im Hochsicherheitsbereich gehalten, in Atlanta und in Novosibirsk.

Unsere Pockenkommission war damit hinfällig geworden, und die Pockenimpfung ebenfalls.

1

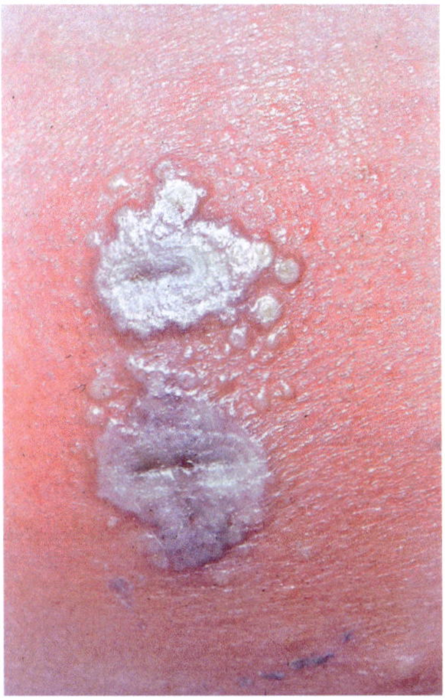

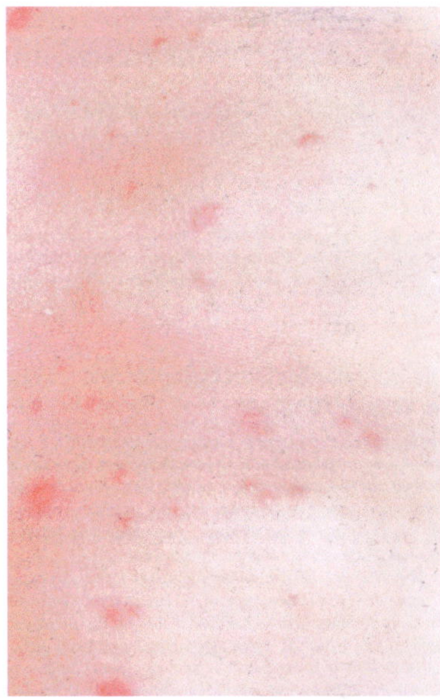

2

Abb. 1 Variola inoculata mit starker pustulöser Reaktion auf Pockenimpfung mit Satellitenpusteln bei Neurodermitis atopica.

Abb. 2 Makulo-papulöses, generalisiertes Exanthem infolge einer Pockenimpfung bei einer 46 Jahre alten Neurodermitikerin.

Erstmals erschienen in: Akt Dermatol 2018; 44: 160–163.
DOI: https://doi.org/10.1055/s-0044-101169

Literatur

Gerardy W. Die Pocken in Heidelberg 1958/59. https://www.psiram.com/de/images/0/08/Heidelberg_Pocken_1958.PDF

Matthes K. Antrittsvorlesung bei der Heidelberger Akademie der Wissenschaften (HAW), Jahresheft 1961/62, 39–42

Pocken. Jagd nach den Tätern. Der Spiegel; 1959; 2: 33–34

Schmitt R. Pocken, Blattern und Variola, wie eine befürchtete Pockenepidemie Bruchsal in Aufruhr versetzte. Bruchsal.org vom 8. Juli 2013: http://archiv.bruchsal.org/story/pocken-blattern-variola

Stickl H, Jung EG. Störungen des Impfverlaufs bei der Oralimpfung gegen Pocken. Dtsch med Wschr 1977; 102: 1118–1119

About Settlers and Migrants

Von Siedlern und Migranten

Meinem Freund, Kollegen und Weggefährten Prof. Constantin E. Orfanos, sesshaft gewordene Migranten wir beide, in herzlicher Zuneigung zu seinem 80. Geburtstag am 28. Juni 2016 gewidmet.

Zusammenfassung Die allgemeinen Probleme, die beim Aufeinandertreffen von Siedlern und Migranten seit jeher entstanden, die Konflikte und die Rituale der Begegnung werden herausgestellt und mit ähnlichen Phänomenen im Mikrobiom unserer Haut verglichen.

Abstract The general problems of settlers and migrants, there conflicts, the merging arrangements and helpful rituals are focussed and compared with similar phenomenons in the microbiom skin.

Seit die Menschen unsere Erde in Zügen und Wellen besiedeln, spielen Siedler und Migranten die entscheidenden Rollen in der Sozialgeschichte der Anthropologie der letzten 2 Millionen Jahre. Dabei spielt unsere Haut eine wesentliche Rolle. Sie ist das Organ zur Trennung von außen und innen. Sie ist es, welche die Begegnung mit und die Abgrenzung von unserer Umwelt zu leisten hat. Unsere Haut ist zudem auch Lebensraum für eine Vielzahl von Organismen, die ihrerseits entweder Siedler, Migranten oder gar Schlepper sind, manchmal sogar einiges zusammen. Die Mechanismen sind im Großen und Kleinen vergleichbar. Dem wollen wir nachgehen.

Die Verteilung und Vermischung durchzieht schon den gesamten Zeitraum von 3,4 Milliarden Jahren der Entwicklungsgeschichte der Biosphäre Erde. Zunächst wurde der Lebensraum Meer erschlossen. Die Lebewesen waren Migranten, wobei sich schon räumliche Zuordnungen und Anreicherungen ausbildeten und sich erste Standorte abzeichneten. Vor 400 Millionen Jahren wurde der Lebensraum Erdoberfläche, dann das Erdinnere und der Luftraum erschlossen. Dabei spielen Migration und bevorzugte Lokalisationen wesentliche Rollen; Standorte werden ausgebildet. Zu dieser

Differenzierung spielen das Klima und auch die Verfügbarkeit von Nahrung maßgeblich mit.

In der Menschheitsgeschichte durchziehen Siedlung und Migration alle Ursprungsmythen, so auch unsere Bibel. In Genesis 3,4 erschlägt der Ackerbauer und Siedler Kain seinen Bruder Abel, den nomadischen Schäfer, und leitet dadurch gleichsam die Siedlungs- und Stadtentwicklung ein.

Wenig später ist Gott über die Unart der von ihm geschaffenen Menschen so erzürnt, dass er jegliche Kreatur in der Sündflut ertränken will. Dies misslingt infolge eines Gnadenaktes an Noah mit seiner Arche. Die Menschheit und die Tierwelt überleben und sie entwickeln sich aufs Neue. Im neuen Bund verpflichtet sich Gott, auf immer von der Vernichtung abzusehen (Genesis 6–9). Ihm reichen zur Regulierung der „entfesselten Menschheit“ als korrektive Elemente die wilden Tiere, die Seuchen und die Naturkatastrophen.

Die wilden Tiere stellen kein Problem mehr dar, Infektionen und Seuchen jedoch allemal, wenn auch in gewandelter Form. Gegen die Hungersnot durch Verknappung der Nahrung etablierte Joseph in Ägypten (Genesis 37–50) mit der Vorratshaltung ein wirksames Modell. Aber Klimakatastrophen endogener und exogener Art drohen nach wie vor.

Betrachten wir uns und im Speziellen unsere Haut als einen beliebten und gerne genutzten Lebensraum, so muss man sich vergegenwärtigen, dass jeder Mensch ein breites Spektrum an Lebewesen, ein vielfältiges Mikrobiom, auf und in sich trägt. Durchschnittlich ist jeder Mensch aus ca. 3 × 1013 menschlichen Zellen zusammengesetzt. Diesen stehen ca. 1,3-mal mehr bakterielle Zellen gegenüber (Cell 164: 337–340; 2016). Sie sind, neben dem Magen-Darm-Trakt, vorwiegend auf oder in der Haut zu Hause.

Das Mikrobiom der Haut

Unsere Haut wird seit der Geburt von Mikroorganismen besiedelt, zumeist Bakterien der verschiedensten Arten. Sogar anaerobe Keime besetzten die Nischen in den Talgdrüsen und den Faltenregionen. Diese Besiedelung ist obligat und trägt zur komplexen Oberflächenbeschaffenheit unserer Haut wesentlich bei. So schult und stimuliert die „Hautflora“ unsere periphere Immunabwehr und sie dient auch als „Platzhalter“ gegen aggressive Fremdkeime. Bakterien vermögen sich sehr rasch durch Auslese resistenter Varianten an geänderte Bedingungen ihrer Umwelt anzupassen. So entwickeln sie Resistenzen gegen Medikamente.

Unsere Haut ist zudem ständig und großflächig von zunächst harmlosen humanen Papilloma-Viren (HPV) besetzt, die uns, den Wirt, kaum stören. Eine Symbiose möglicherweise, doch sind unsere Vorteile nicht ersichtlich, Risiken aber wohl. Bei Störungen der peripheren Immunabwehr oder bei Verletzungen können einzelne der über hundert Stämme lokal zu gutartigen, aber sehr störenden Warzen auswuchern, und andere, maliziöse, sogar zu bösartigen Plattenepithel-Karzinomen mit Metastasen entarten. Neuerding kann eine Impfung davor schützen.

Etwas anders verhalten wir uns gegenüber den Pilzen (Mykosen), die ursprünglich geophil, also im Erdboden beheimatet sind. Sie haben sich auf epidermale Keratine und solche in Haaren und Nägeln der Säugetiere spezialisiert. In differenzierter Koevolution haben sich spezielle Stämme auf Hunden oder Katzen entwickelt. Diese gedeihen aber immer noch auch auf uns Menschen, wo sie beim Durchwachsen der Epidermis eine entzündliche Abwehrreaktion erwartet. Wir aber werden durch deren Rötung und den Juckreiz alarmiert.

Läuse und Flöhe haben sich ebenfalls mit den Säugern differenziert, jedoch nicht sehr spezifisch. So suchen und finden doch regelmäßig bei tierischem Wirtsmangel auch diverse Tierflöhe ihre Blutsnahrung am Menschen. Anderseits haben sich die Läuse des Menschen noch weiter und sogar nach der Lokalisation spezialisiert, die Kopfläuse einerseits und die Filzläuse in der Genitalbehaarung anderseits. Besonders interessant sind die Kleiderläuse, die sich ja wohl erst herausdifferenziert haben können, seit unsere Vorfahren Kleider zu tragen begannen.

Deutlich spezifischer gestaltet sich die Koevolution bei den Krätzmilben, die sich bei den Primaten in großer Vielfalt eingenistet haben. Jede Art hat ihre mitentwickelte Milbenart, auch der Mensch. Diese aber sind artspezifisch und treten nicht mehr gekreuzt auf.

Der Mensch ist also bei Viren, Pilzen und Parasiten zunächst Nebenwirt und erhält im Laufe der Zeit, sowohl durch Expansion der Aggressoren als auch durch deren Anpassung, im Zuge der Koevolution zuweilen die Rolle eines Hauptwirtes.

Uns Menschen ist im Laufe der Zeit auf und in der Haut und deren Anhangsgebilden ein spezielles Mikrobiom zugewachsen mit obligaten und fakultativen Gästen. Diese verhalten sich phasenweise aggressiv und provozieren unsere Abwehr mit vielfältigen Reaktionsmustern – Hautkrankheiten eben.

Bedeutung von Schleppern

Die Haut ist aber nicht nur Siedlungsfläche für permanente und Gelegenheitsgäste, und zuweilen gar Schlachtfeld, sondern auch Durchgangsorgan. So wurde schon im Mittelalter erkannt, dass die Pest-Yersinien durch Flohbisse von Ratten und Mäusen in die Haut der Menschen übertragen werden. Und die Bettwanzen sind nicht besser. Solches gilt auch für viele Tropenkrankheiten. Die tropische Schlafkrankheit wird durch den Biss der Tsetsefliege übertragen und die Malaria durch die Stechmücke Anopheles. Gegenwärtig ist die Tigermücke im Gerede zur Übertragung von Denguefieber und Zikaviren. Die Liste wird immer länger.

Die heimische Borreliose wird durch den Zeckenstich vom Holzbock auf den Menschen übertragen und bewirkt eine generalisierte Krankheit mit deutlichen Früherscheinungen an der Haut. Auch die Zerkariendermatitis wird durch die Trematoden-Larven von Enten über Wasserschnecken beim Schwimmen im sommer-warmen Wasser auf der Haut des Schwimmers ausgelöst.

Es sind dies einige klassische Beispiele, wie Infektionskrankheiten von Tieren durch Träger-Lebewesen auf den Menschen als Nebenwirt übertragen werden.

Man bezeichnet diese neutral als Vektoren, eigentlich sind es aber wahrhaftige Schlepper im übelsten Sinn.

Ausblick

Zurück zu unserer Schöpfungsgeschichte. In der Bibel steht unter Genesis 1,28 der göttliche Auftrag an den Menschen klar formuliert: „… seid fruchtbar und mehret euch und füllt die Erde und macht sie euch untertan.“ Offensichtlich folgte aber jedwelche Kreatur demselben Prinzip und expandiert weltweit, allumfassend und Nischen füllend. Unsere Vorfahren haben die Pol-nahen Kaltgebiete sowie die heißen Äquatorialbereiche bevölkert. Denn hellhäutige Stämme sind noch mit geringem Sonnenlicht in der Lage in ihrer Haut ausreichend Vitamin D zu produzieren, während in den Heißgebieten ein hauteigener Lichtschutz durch das blau-schwarze Pigment Melanin lebensnotwendig ist. Ein fast kontinuierliches Wandern und Ziehen in Wellen und Zügen war die Folge. Neuland wurde besiedelt, kultiviert und bebaut. Mit der aufgetragenen Mehrung begegnen sich Siedler und Migranten immer öfters. Dies geschah in jeder denkbaren Art und Weise, Krieg miteingeschlossen. Eine Begegnungskultur entstand mit

Verständigung, Vertrauensbeweisen und einer Vielzahl von Ritualen. Aber die elementaren Gegensätze von Siedlern und Migranten bleiben, bis jetzt, und sie erscheinen heute in besonders ausgeprägter und archaisch anmutender Form. Migrant und Siedler, Freund und Feind, Gast und Gastgeber sind uralte und gleichzeitig hochaktuelle Begriffe, einst wie jetzt. Begegnung, das Aufeinanderprallen der Gegensätze, Konflikt oder Vermischung aber sind generelle Geschehen und folgen allgemeinen Prinzipien. Dies zeigt sich in der Anthropologie, in der Praxis der Sozialisierung, in der zwischenmenschlichen Gedanken- und Handlungswelt, aber auch in der Biologie auf jeder Stufe und, für uns Dermatologen, ganz speziell auch in und auf der Haut, der gesunden und der erkrankten.

Erstmals erschienen in: Akt Dermatol 2016; 42: 252–253.
DOI: https://doi.org/10.1055/s-0042-106658

My library

Meine Bibliothek

Zusammenfassung Nachdem digitale Suchsysteme die Enzyklopädien ablösten, werden auch die persönlichen Hausbibliotheken in Frage gestellt. Dazu wird ausgeführt, dass sie kleiner sind, fokussiert auf Personen und kulturell fokussierter aufgestellt als die kulturtragenden „Nationalbibliotheken“ und deren Suchmaschinen. Der persönlich gestaltete Werdegang und die dadurch bedingte Vielfalt werden wieder geschätzt und auch gesucht.

Dies gilt besonders für meine persönliche Bibliothek, gewachsen aus dem Schlafzimmer des Gymnasiasten bis hin zu meinen Möglichkeiten als Emeritus. Sie reflektiert die berufliche Reifung ebenso wie meine persönliche kulturelle Entwicklung, und ebenfalls die durchlaufenen Zeiträume. Sie wurde Familienarchiv und Beleg eigener Bemühungen, Ort meines Schaffens, und auch Rückzugort. Ich habe meine Bibliothek bestückt, gestaltet und geformt und immer wieder vermehrt, und ich bemerke nun, dass auch meine Bibliothek wesentlich zu meinem Werden beitrug, mich auch geformt hat. Eine bemerkenswerte Einsicht.

Abstract The modern digital information systems replace nowadays the encyclopaedia's and they endanger the small personal libraries as well. But, in contrast to the extensive and comprehensive „National Libraries“, the personal libraries are personally focussed, are memory and archive, und they give evidence on the author' formation and interest. It is a document of the long way from the gymnasium's student on to the Emeritus. My way is traced und the formation and its fluctuation is documented, in addition. It is evident, that my growing personal library reflects my live, but, looking backwards, I realize, that my library "vice versa" influenced conclusively me and my live, too. Another reason to preserve it.

Die Bücher einer Bibliothek haben ihre Geschichte und meine Bibliothek ist meine eigene Geschichte und dient mir zur Erinnerung. Dies wird mir bewusst durch die Kolumne des Wiener Philosophen Konrad Paul Liessmann in der NZZ vom 2. Juli 2019, der den Untergang von Hausbibliotheken auf Kosten digitaler Instrumente mit Entsetzen entdeckt. Er beginnt mit Elias Canetti (1905–1994) und dessen Schilderung einer Bibliothek von mindestens 20.000 Büchern in seinem Erstlingsbuch „Die Blendung" von 1936 und konzediert den persönlichen Hausbibliotheken geringere, jedoch selbst zusammengetragene Größe. Canettis Schilderung stammt aus dem Wien der Jahre 1931/32, hundert Jahre nach dem Ableben von Johann Wolfgang von Goethe, einem Kernstück jeder Hausbibliothek, und zudem aus dem Jahre meiner Geburt 1932 im Schweizerischen Winterthur. Ich versuche die Zeitspanne zu begreifen, wenn ich in meiner Bibliothek sitze und die Bücher betrachte, welche ich herausgreife und gelegentlich umordne, andere zurücksetze und meine Gedanken fliegen lasse. Ordnung aber ist keine, doch Erinnerung reichlich und innere Bündelung wohl auch.

Meine Bibliothek ist mit mir gewachsen und gewandert, vom Schülerzimmer an der St. Gallerstrasse 17 in Winterthur über zwei Wohnungen in Zürich, vier im Raum Heidelberg, um endlich seit 1987 in unserem Haus am Maulbeerweg 20 in Heidelberg zu landen. Hier fühle ich mich auch zu Hause.

Ich beginne mit dem Buch „Die Bibliothek von Pila" von Iso Camartin aus dem Jahre 1994, worin ein rekonvaleszenter Herzpatient sich im Oberengadin im Haus seiner Bücher isoliert und den Weg zurück ins Leben schildert. Ein eindrücklicher Anruf, den ich mehrfach erfuhr und dem ich sehr zu Dank verpflichtet bleibe; dem Buch und dem Autor, den ich aus seiner Heidelberger Zeit kenne und später zur Präsentation in den „Grünen Salon" ebendort bat.

Ganz oben steht Rainer Maria Rilke (1875–1926), Gesamtausgabe, Biografie und Gedichtbändchen als Erinnerung meiner jungen Jahre und Begleitung durch die Jahrzehnte. Zu jedem Aufenthalt im Krankenhaus begleiteten mich die Duineser Elegien, boten Rückhalt und halfen, die Welt darnach wieder zu erschließen. Des Öfteren fand ich mich in der Rolle des Verzweifelten, angerührt durch die Eröffnung von Rilkes „Wer, wenn ich schriee, hörte mich denn...". Daneben steht Hermann Hesse mit all den Büchern aus dem Nachlass meiner Mutter, 18 zusammen aus der Zeit ihrer Ausbildung zur Kindergärtnerin nach Dr. Maria Montessori (1870–1952) und den Träumen der 1920er Jahre. Und zwischen Rilke und Hesse steht eine fast übergroße Sanduhr. Absichtlich steht sie da, um die Zeit als Symbol der Vanitas nicht außer Acht zu lassen. Zuweilen haben Enkel Silvan und ich daran die Zeit gewogen.

An meine Zeit als Militärarzt, Hauptmann der Sanität, erinnern neben der „unsichtbaren Flagge“ aus dem Jahre 1952 von Peter Bamm (1897–1975) die Bücher von und die Monografie über den Germanisten an der ETH Zürich, Schweizerischen Militärtheoretiker und universellen Geisteskämpfer Karl Schmid (1907–1974). Solches wird abgerundet durch die Lebenserinnerungen der Gattin Elsie Attenhofer „Réserve du Patron“, die 1989 im Rothäusler-Verlag zu Stäfa erschienen sind. Hierher gehört auch die Rede von Carl Spitteler (1845–1924), „Unser Schweizer Standpunkt”, mit welcher er die Schweizer 1914 am Beginn des Ersten Weltkrieges zu eigenständiger Haltung beschwor. Geistiges Gepäck allemal.

In der Mitte der Bücherwand stehen die deutschsprachigen Klassiker, Gesamtausgaben aus den Bibliotheken meiner Eltern und Großeltern. In deren Mitte findet sich ein handlicher Band von Goethes Faust aus dem Jahr 1900. Er stammt aus der Bibliothek von Piet Deutsch, dem Bruder meiner Großmutter, aus welchem ich den Kindern und Enkeln jeweils zu Ostern die Passage: „Vom Eise befreit sind Strom und Bäche...“ vorlas, was mich immer wieder beeindruckte, mehr oft als die Jugend.

Schon bevor mich Konrad Paul Liessmann mit seiner entsetzlichen Entdeckung der Gefährdung meiner Bibliothek durch digitale Suchmaschinen aufschreckte, habe ich mir von den Enkeln einen Computer installieren lassen und die 25 Bände des Meyer-Lexikons, welche Lili mir zum 50. Geburtstag stiftete, als entbehrlich weiterverschenkt. Der Thieme/Becker aber bleibt mir und mit ihm viele Bilder, die auch in meine Bibliothek eindrangen; ja jeden freien Platz beanspruchen, sei es auch in der zweiten Reihe.

Meine Bibliothek ist auch mein Schreibzimmer und mein Raum der Erinnerung. Ich sitze auf einem Rollenstuhl, mal vor dem PC, mal am Schreibtisch vor dem Fenster, Blick nach Osten. Das Fenster ist umrahmt von zwei Landschaften in Öl, links der Herbst, rechts der Frühling, von Rudolf Zender (1901–1988), dem Winterthurer „Lyriker der Farbe“. So nennt ihn 2017 sein Biograf Matthias Frehner. Rudolf Zender war Schulfreund und Porträtist meines Vaters und lebte in Winterthur und Paris, immer da, wo es friedlicher war. In unserer Wohnung hingen über 10 Bilder und Zeichnungen von ihm. Er ist uns gegenwärtig. Die Bildbände zeugen vom Bemühen, zu jedem Bild zusätzliche Information über den Maler bereitzustellen. Dazu gesellt sich ein Geschenk der Freunde, der gewichtige Band „1000 Kunstwerke“, ein Überblick über 30.000 Jahre Kunst.

In der Bibliothek begleitet mich eine „Mittelmeerküste“ des norddeutschen Landschaftsmalers Gustav Marx von Söhnen (1882–1960), der seinen Lebensabend in Heidelberg und Umgebung verbrachte. Dann eine Originalradierung des „Heidelberger Kornmarktes“ von Josef Austermayer

(1877–1960), der „Narrenturm 12/75“ von Alfred Finsterer (1908–1996) und ein bunter „Gockel“ von 1992 des zeitgenössischen Schwetzinger Malers Heinz Friedrich. Eine bunte Welt der Kurpfalz ist vereint, wozu sich noch eine Lithografie „Butt“ gesellt vom Ladenburger Maler Alfred Menrad aus einer Serie von 1980. Immerwährend beeindruckte mich, und tut es immer noch, ein Aquarell „Provenzalisches Dorf“ aus dem Jahr 1983, ein Symbol gleichsam für die kubistische Dekonstruktion der Objekte, hier dargestellt an den unterschiedlich beleuchteten und ausgerichteten Dächern der Häuser und der Kirche. Es stammt vom G. Glockner, einst der Leiter des Tiefbauamtes Mannheim. Eine eindrückliche und gelungene Aussage für mich.

Und es steht eine Skizze an vom Winterthurer Maler und Zeichner August Weckesser, der im Café Colonna zu Rom seinen Förderer Dr. Zehnder aus Zürich auf den Schiefertisch zeichnete. Mein Urgroßvater Ernst G. C. Jung (1841–1912, der Architekt) war dabei und druckte diese in sein Skizzenbuch der italienischen Reise 1869 ab, woraus ich die Skizze einrahmen ließ. Blicke ich aber aus dem Fenster meiner Bibliothek, so streife ich den fruchtbaren Feigenbaum, den ich zur Öffnung des Ausblickes jedes Jahr zurechtschneide, damit ich die Forsythie und des Nachbarn Lorbeerstrauch im Frühjahr blühen sehe. Und im Hintergrund steht der dreistämmige Ahorn-Riesenbaum, der das ganze Quartier mit Schatten und Samenfülle bestückt, jeglichen Boden und auch die letzte Ritze nützend.

So mit allen Schattierungen von Pflanzengrün gesättigt, wende ich mich wieder dem Bestand meiner Bibliothek zu. Über den Klassikern stehen die Philosophen und unsere Bibeln, deutsch und französisch, neue und alte, so die Lutherbibel, die mein Großvater Ernst Jung (1871–1949) am Palmsonntag 1888 zur Konfirmation erhielt. Und es findet sich die Konfirmationsbibel von Andrée Jaton vom Mai 1920. Daneben steht großformatig die Wattländer Hochzeitsbibel von Lilis Eltern Andrée Liliane Jaton und Hans Rudolf Schmid zur Weihe ihrer Hochzeit am 9. Juni 1933. Die Neue Zürcher Bibel steht da und das Buch Mormon sowie ein neues Testament des Gideonbundes in drei Sprachen: Bekenntnisse und Geschenke von Besuchern. Dazu gehört auch die 1885 erschienene „Dogmatik“ und ein Sammelband mit Vorträgen und Aufsätzen (1885) meines Ur-Ur-Urgroßvaters Alois Emanuel Biedermann (1819–1885), seinerzeit Professor der Theologie an der Universität Zürich und 1875 deren Rektor. Schwere Kost.

Neben Schopenhauer und Kant stehen die Bücher von Friedrich Nietzsche (1844–1900), der mich im Gymnasium und in der Studienzeit enorm beschäftigte. So sammelte ich die Taschenausgabe Band für Band, wie diese im Antiquariat Wiener in der Rathauspassage zu Winterthur sich einfanden. Sechs konnte ich mit der Zeit erwerben, bis mein Großvater Ernst Jung mir am 17. November 1948 den Band 7 „Also sprach Zarathustra" mit einer warnenden Widmung besorgte. Und drei Tage vor seinem Tod am 7. August 1949 schenkte er mir auch noch sein Gesamtwerk von Nietzsche in zwei Bänden. Eine markante Erinnerung an Nietzsche und an meinen Großvater, zwei so unterschiedlich, mich aber nachhaltig beeindruckende Menschen. Beladen mit solchen Erinnerungen habe ich das Nietzschehaus in Sils-Maria im Engadin besucht, die Halbinsel Chastè umrundet und die Sentenz am Nietzschestein verinnerlicht.

Auf Griffhöhe stehen die Bände meines berühmten Großonkels, Carl Gustav Jung (1875–1961), meterweise möchte man glauben, wenn die sekundäre Literatur sowie die Biografien einbezogen werden. Nicht zu vergessen „Das rote Buch", die Aufzeichnungen, welche die Stiftung der Werke von C. G. Jung 2009 endlich veröffentlichte, und die Monografie (2009) über die Villa Jung in Küsnacht am Zürichsee, die vom Enkel Andreas Jung und Familie nicht nur beschrieben, sondern auch bewohnt wird. Und dazu gehören auch die Quellen, welche ich seinerzeit angeschafft habe, als ich in der Studentenzeit bei meinen Pfadfindertreffen über die Jung'schen Gedanken referierte. Es sind dies die Gespräche von Kungfutse, I Ging, das Buch der Wandlungen, das Tibetanische Totenbuch und Tao te King von Lao-Tse.

Zweimal hatte ich die Gelegenheit, Kamingespräche mit dem berühmten Großonkel mitzumachen im Hause Dr. Ignaz und Sabi Tauber, meiner Patentante. Später haben sie mich zu einem Referat im Psychologischen Club Zürich eingeladen und 1985 habe ich an der Eranostagung in Ascona teilgenommen, die C. G. Jung 1933 mitbegründet hatte. Meine Suche nach weiterführenden Nachfolgern blieb allerdings weitgehend unerfüllt. Eine Ausnahme stellt der Basler Zoologe und philosophische Anthropologe Adolf Portmann (1897–1982) dar, dessen „Einführung in die vergleichende Morphologie der Wirbeltiere" 1959 uns in der Vorklinik begeisterte, der Eranos einige Jahre mittrug und den wir 1972 als Gastreferent zu dem Treffen der Schweizerischen Hochschuldozenten in der BRD geladen hatten.

Später habe ich auf dem Monte Verità in Ascona mehrfach an den Balint-Tagungen als Mitglied des Kuratoriums und als Referent teilgenommen, die der rührige und weltgewandte Psychosomatiker Boris Luban-Plozza (1923–2002) gegründet und belebt hatte. Ich berichtete über die psychosomatischen Aspekte bei den häufigen Hautkrankheiten Psoriasis und Neurodermitis, und Lili begleitete mich. Einmal besuchte ich in der Villa Serodine in Ascona den Kunsthändler und Antiquar Wladimir Rosenbaum, der mir viel aus seinem Leben erzählte. Dazu besorgte ich mir die Biografie, verfasst von Peter Kamber, und diejenige von Eveline Halser über Aline Valangin, erste Frau von Wladimir Rosenbaum.

Dies alles findet sich in meiner Bibliothek, aber auch andere Gänge des Geistes. So das Lehrbuch der „Klinischen Psychologie“ von Meinrad Perret, meinem Kollegen im Kuratorium der Frauenzeitschrift „Für Sie“ über viele Jahre, der im Schweizerischen Freiburg lehrte. Dazu gehören auch die Bücher über „Gehirn, Psyche und Körper “ meines Heidelberger Kollegen Johann Caspar Rüegg (1930–2018), der hier einen Lehrstuhl für Physiologie innehatte, den ich schon aus dem Militärdienst in der Feste Savatan kannte und mit dem wir jährliche Familientreffen in Graubünden genossen. Und die spannenden „Fiktionen“ von Carl Djerassi, dem „Vater der Pille“ gehören dazu. Und dazwischen liegen die CDs unseres flötenspielenden Sohnes Martin Jung, scheinbar zufällig, aber immer dabei.

An der kurzen linken Seitenwand stehen gebundene Bände in Serien, so die „Aktuelle Dermatologie“, deren Schriftleitung ich seit der Gründung 1977 angehörte und deren Redaktion ich als Emeritus noch drei Jahre führte. Dazu gehört auch der Band zum 30. Jubiläum dieser dermatologischen Fachzeitschrift im Jahre 2007. Es folgen die Jahrbücher der Heidelberger Akademie der Wissenschaften, deren ordentliches Mitglied ich seit 1980 bin, und die Geschichte meiner Universität Heidelberg aus dem Jahre 1986, herausgegeben zum Anlass der 600-Jahr-Feier. Und auch meine eigenen Bücher stehen da: das „Lehrbuch der Dermatologie“ in der Dualen Reihe des Georg Thieme-Verlags Stuttgart, wozu ich die ersten fünf Auflagen, über 100.000 Exemplare, herausgab, und die Monografie „Kleine Kulturgeschichte der Haut“, welche ich zu meinem 75. Geburtstag auflegte. Und natürlich auch unser Lions-Buch „Heidelberg – die Stadt, in der wir leben“, das ich mit drei Lions-Kollegen 2012 herausbrachte. Hier schließen sich neun Bände Gedichte an, womit mein Kollege Wolfgang Böker, zwei Jahrzehnte Leiter der Psychiatrischen Klinik in Bern, die Demenz und den Verlust seiner Gattin mit eindringlichen und anrührenden Gedichten zu bewältigen anhebt. Thematisch greift er immer weiter um sich, und ich durfte zwei Bände davon mit einem persönlichen Vorwort versehen und herzlich empfehlen.

Aber auch meine frühen Jahre sind vertreten. Wir hatten das Glück, dass in Zürich und Basel freie Bühnen deutscher Sprache verblieben und reichlich Kulturschaffende jüdischer Provenienz, vom Nationalsozialismus aus Deutschland vertrieben, sich hier ansammelten. Wir genossen die Pfauenbühne und erlebten schon in der Gymnasialzeit, besonders aber während des Studiums, die klassischen, später die modernen Stücke mit steigendem Interesse. Davon zeugen Max Frisch, Friedrich Dürrenmatt, Bert Brecht, Erich Maria Remarque und Thornton Wilder, Günter Grass, Ernest Hemingway, Oscar Wilde, Erich Kästner und Gottfried Benn, der poetische Dermatologe. Hierzu gehören auch die Gedichte von Kurt Tucholsky, Joachim Ringelnatz, Georg Trakl, Paul Celan, Stefan George, Erich Fried und von Hilde Domin (1909–2006), die sich uns mehrfach anvertraute. Dazu gehört die alles zusammenfassende „Geschichte der literarischen Moderne“ von Helmuth Kiesel, dessen Vorlesungen ich als Emeritus mit hohem Genuss besuchte. Und vom „Alten Rektorat Ulmer“ erhielt ich zum 65. Geburtstag den Schober „1000 Deutsche Gedichte“, zusammengestellt von Marcel Reich-Ranicki 1994; eine Fundgrube fürwahr. Und alle sind griffbereit!

Daneben bewahre ich unter anderem vom zeitgenössischen Philosophen Hans Georg Gadamer (1900–2002) kleine Widmungsbändchen über Europa, Sprache und Musik sowie das Feiern. Dabei steht, mit Bildbänden, ein Pulk Bücher über Schönheit und Hässlichkeit, Aspekte und Ästhetik von Umberto Eco, Karl Rosenbaum, Hans Belting, Stefan Majetschak, Peter-André Alt und eben auch H. G. Gadamer. Dies themengebunden als Ordnungsprinzip.

Weit darunter lagern die Schriften über die Hölzerlips-Bande und deren Mord an meinem Winterthurer Landsmann Jakob Rieder am 1. Mai 1811 in der Nähe von Hemsbach, nördlich von Heidelberg. Ein Grabstein steht im Garten der Heidelberger Peterskirche und ein Gedenkstein am Ort des Überfalls.

Meine Bibliothek ist im Erdgeschoss beim Wohnbereich angesiedelt in unserem Haus am Maulbeerweg 20 in 69120 Heidelberg, und enthält den Buchanteil des Familienarchivs Jung, das zudem Schränke im Keller und eine Truhe im Schlafstock füllt. Im Bücherregal werden also folgende Bücher behütet:

- „Aus den Tagebüchern meines Vaters“ K. G. Jung, herausgegeben vom Sohn Ernst C. G. Jung, dem Architekten, 1911, es umfasst die Jahre 1849 bis 1864 auf 312 Seiten.

- „Animadversiones“, eine Monografie über seltene Missbildungen des Schädels von C. G. Jung, Basel 1827, in lateinischer Sprache, 34 Seiten und 4 Zeichnungen.

- „Ich hab’s gewagt! Das Leben des Ludwig von Mühlenfels (1793–1861)“ von Martin Herzig, Nora-Verlag Berlin 2008, 208 Seiten. Mit Verweisen auf K. G. Jung, auch ein verfolgter „Demagoge“.

- Poesiebüchlein von Rudolf Jung (1836–1857), erster Sohn von Prof. C. G. Jung und Sophie Frey, ein Bruder des Architekten, er verstarb mit 21 Jahren an Tbc.

- „Erinnerungen, Wanderungen, Erfahrungen“ von Emanuel Biedermann (über seine Jahre 1808 bis 1816), gedruckt im J. Meyer-Verlag, Trogen 1828, in zwei zusammengebundenen Bänden von 214 und 205 Seiten, und,

- neu aufgelegt, der zweite Band „Von Malta bis Waterloo“ beim Hallwag-Verlag, Bern 1941, mit 207 Seiten und 16 Abbildungen.

- „Aus dem Leben meines Vaters“, herausgegeben vom Sohn Prof. Aloys Emanuel Biedermann, 65 Seiten.

- Georg Andreas Reimer, Erinnerungen aus seinem Leben, herausgegeben vom Sohn Dr. Herrmann Reimer in dessen Verlag, 1900, 56 Seiten mit diversen Bezügen zu K. G. Jung.

Zugeordnet sind auch zwei „Phantasien“ von Angehörigen der Familie:

- Emanuel Christoph: „Ferne Zeiten“, Pegasus Verlag 1941 (?), 302 Seiten. Rudolf Jung (1882–1958) verwendete dieses Pseudonym. Er war Sänger, Heldentenor, und er verarmte während des Ersten Weltkrieges und lebte ärmlich und dankbar für Unterstützungen der Familie in La Croix sur Lutry im Lavaux bei Lausanne. Er ist ein Bruder meines Großvaters und selber der Großvater meiner leider früh verstorbenen Cousine Brigitte Jung.

- Herbert Tauber: „Die Silbermöwe“, Artemis Verlag Zürich, 1966, 301 Seiten. Herbert Tauber (1912–1986) ist der Bruder von Dr. Ignaz Tauber, dem Ehemann meiner Gotte Sabi Tauber, geb. Scheitlin, der Schwester meiner Mutter. Er war Journalist und kam als Auslandskorrespondent weit herum. Und Schriftsteller war er auch, zuweilen.

Ernst C. G. Jung, der Architekt, mein Urgroßvater väterlicherseits, und Dr. h. c. Emil Scheitlin, mein Großvater mütterlicherseits, beide waren Mitglieder der Freimaurerloge Akazia an der Schwalmenackerstrasse 7 in Winterthur. Jung war auch der Erbauer dieses Haus der Loge. Dazu gehören folgende Bücher:

- Zindel, Heini: „Freimaurerloge Akazia Winterthur. Geschichte der Logenräume 1820–1995", Struplerpeter Druck 1997, Winterthur.
- Zindel, Heini: „Freimaurerloge Akazia Winterthur. Geschichte der Loge 1828 bis 2000", Struplerpeter Druck 2004, Winterthur.
- Zindel, Heini: „Das Logenhaus der Freimaurerloge Akazia, anlässlich der Renovation 1993/94".
- Flury-Rova, Moritz und 4 Mitautoren: „Im Orient von Winterthur. Freimaurer und die Architektur der Gründerzeit", Neujahrsblatt der Stadtbibliothek Winterthur, Bd. 336 (2005), 105 Seiten.
- Flury-Rova, Moritz: „Backsteinvillen und Arbeiterhäuser. Der Winterthurer Architekt Ernst Jung (1841–1912)", Neujahrsblatt der Stadtbibliothek Winterthur Bd. 339 (2008), 270 Seiten mit Werkverzeichnis.

Dazu gehören zahlreiche Skizzen- und Zeichenbücher des Architekten Ernst C. G. Jung aus seinen Italienreisen.

Nun schweifen die Gedanken in die Zeit zurück, als in Winterthur die Kunstszene einen Wandel durchmachte. Es war im Jahre 1907, als mein Urgroßvater, der Architekt Ernst C. G. Jung, welcher fast 30 Jahre dem Kunstverein vorstand, durch eine „Revolution" der jungen Generation der Familien Reinhart, Hahnloser, Bühler und Zugewandten abgesetzt wurde. Der internationale Raum wurde erschlossen und der Impressionismus sowie die Nabis beigeholt, die Personen und die Bilder, im Kunstmuseum und privat. Als wir anlässlich meines 60. Geburtstages meine Heidelberger Freunde mit der Familie und den Schweizer Freunden in die Kartause Ittingen bei Frauenfeld einluden, besichtigen wir auch den Greuterhof bei Frauenfeld und in Winterthur die „Flora"; Haus und Sammlung, vorgestellt durch unsere Zeitgenossen Vreni und Röbi Steiner-Jäggli. Dabei zeigten sie uns den sog. Revolutionstisch in ihrem Salon, und wir übergaben an diesem als Gastgeschenk eine Zeichnung unseres Urgroßvaters, dem einst „Abgesetzten". Geste für Geste!

Nostalgie kommt auf. Und sie wird getragen durch die Bücher über die „Geschichte des Kunstvereins Winterthur" und über die „Revolution beim schwarzen Kaffee" als Biografie der „Flora"-Gründerin Hedy Hahnloser-Bühler, verfasst von ihrer Enkelin Bettina Hahnloser 2008 im NZZ-Verlag. Sie halten die Erinnerung wach. Daneben stehen die Bücher über die Geschichte und das Werden von Winterthur, meiner ursprünglichen Heimatstadt. Vieles steht, geordnet nach dem Gang der Erinnerung. Dazu gehört auch das Jubiläumsbuch über die Firma Sulzer 2015, worin mein Urgroßvater väterlicherseits Jung, der Architekt, und mein Großvater mütterlicherseits, der Ingenieur Dr. hc Emil Scheitlin, angemessen gewürdigt werden. Hier mengen sich auch allgemeine Bände zur Geschichte bei; der „Große Ploetz", ein Band über Seemacht, ein anderer über den 30-jährigen Krieg, und die „Geschichte der Schweiz" von Thomas Maissen, nach einer interessanten Vorlesung 2010 frisch aufgelegt.

In Griffnähe stehen die Fotobücher unserer Feiern und Geburtstage sowie die Zusammenstellungen biografischer Notizen einzelner Vorfahren, Reminiszenzen zum Familienarchiv, und die Ordner meiner Arbeiten als Emeritus und meiner Gedichte. So bin ich den Vorfahren recht nahe und mir selber auch.

Ein gutes Gefühl.

Und die neuere Literatur wird in waghalsigen Türmen hinter der Eingangstür, vom Boden bis zur Decke gestapelt. Weniger räumlich, aber thematisch wohl eindeutig, erscheint mir zentral der Roman „Small World", 1997 von Martin Suter im Diogenes-Verlag, welcher in mehrere Sprachen übersetzt und zudem ab 2012 auch verfilmt wurde. Die Biografie einer sich abzeichnenden Demenz und deren persönliche und soziale Zerwürfnisse werden so differenziert wie auch eindrücklich aufgezeigt. Eine Steigerung zu den vorgehenden acht „Allmen-Krimis" ist evident und führt weiter zu einem bunten Strauß weiterer Romane kriminalistischer Art. Darum herum stapeln sich Romane und Werke der deutschsprachigen Zeitgenossen, Frauen wie Männer, und eingesprengt auch Bücher in französischer Sprache. Dies nicht zuletzt durch unsere Mitgliedschaft im deutsch-französischen Kulturkreis, der auch Autoren einschließt aus den einstigen Kolonialgebieten. Der Literaturkreis von Lili erweist sich zudem als ein kräftiger Motor.

Nochmals schweifen die Gedanken zurück, diesmal zum Widmungsbecher, den die Freunde am 21. November 1841 meinem Ur-Ahnherren Prof. Karl Gustav Jung in Basel zum 25. Doktorjubiläum schenkten. Er steht zwischen meinen Büchern und erinnert früherer Bräuche, der runden Wiederkehr der Promotion zu gedenken. Dies ist verloren gegangen. So jährte sich meine Promotion an der Uni Zürich schon zum 59. Male, ohne je ein Echo provoziert zu haben. Ich promovierte 1960 in Zürich mit einer Publikation über den Gerinnungsfaktor Nr. VIII, in englischer Sprache und spezieller Genehmigung, da die Arbeit in der Fachliteratur ebenso erschien. Mit großer Freude und enormer Dankbarkeit habe ich meinem gymnasialen Englischlehrer Prof. Walter ein Exemplar zugedacht. Mühe lohnt.

Es bietet sich an, zum Schluss nochmals der Anfänge zu gedenken. Zufällig kam mir ein besonderes Buch in die Hände, damals in der Gymnasialzeit, dem Lebensabschnitt, in welchem das Lesen und damit das Bewahren eigener Bücher seinen Anfang nimmt. Es war die Zeit meiner Pubertät und das Buch „La Bibliothèque de mon Oncle", 1832 in Genf herausgegeben von Rodolphe Töpffer (1799–1846) hat mich angestoßen, eine eigene Bibliothek zu gestalten. Dies hat sich bis jetzt bewährt. Sie ist gewachsen, umgestaltet worden und hat immer wieder ihre eigene Form und Ordnung erhalten. So bleibt sie mir vertraut und hilfreich. Sie dient auch der „Quellensicherung" im Bereiche der Familie und verfolgt ebenfalls meine Entwicklung mit Vertiefungen, Überschreibungen und Kumulation. Es sind auch Schichtbildungen evident als Ausdruck gesteigerter Beschäftigung und bleibender Bedeutung. Meine Bibliothek ist und bleibt ein Teil von mir.

Wer immer diese Bibliothek übernehmen, verteilen oder gar auflösen sollte, möge zuvor sich meine Gedanken dazu nochmals durchsehen.

Über den Autor

Prof. Ernst G. Jung wurde am 3. März 1932 in Winterthur/Schweiz geboren. Er studierte Medizin an den Universitäten Lausanne, Kiel und Zürich, wo er 1958 erfolgreich abschloss und 1960 mit einer gerinnungsphysiologischen Arbeit promovierte. An der Dermatologischen Klinik in Zürich wurde er zum Facharzt für Dermatologie ausgebildet. Von 1965 bis 1975 war er leitender Oberarzt der Universitätshautklinik Heidelberg, dort habilitierte er sich 1968 mit einer Arbeit über Lichtdermatosen. Im Jahre 1975 wurde er auf den Lehrstuhl für Dermatologie an die Fakultät für klinische Medizin Mannheim der Universität Heidelberg berufen und übernahm damit auch die Direktion der Hautklinik Mannheim Seine klinischen und experimentellen Schwerpunkte waren Lichtbiologie, Photodermatologie, klinische Genetik und Dermatoonkologie. 1991 wurde er dafür in Ulm mit dem Gottron-Just-Wissenschaftspreis ausgezeichnet. Er diente seiner Fakultät 3 Jahre als Dekan und 5 Jahre als Studiendekan sowie der Universität Heidelberg als Prorektor 1995 bis 1997. Seit 1981 ist er ordentliches Mitglied der Heidelberger Akademie der Wissenschaften und seit 1997 korrespondierendes Mitglied der Schweizerischen Akademie der medizinischen Wissenschaften. Über 400 wissenschaftliche Publikationen entstammen seiner Feder und mehr als zehn Bücher, darunter das Thieme-Lehrbuch „Dermatologie“ der Dualen Reihe in mehreren Auflagen. 30 Jahre war er Mitherausgeber der Fachzeitschrift „Aktuelle Dermatologie“ (AD), welcher er, nach der Emeritierung 2000, in den Jahren 2004 bis 2006 als federführender Herausgeber diente.

Druck und Bindung
Books on Demand GmbH, Norderstedt